C. Zalpour, G. Ginski

Checklisten Anatomie und Physiologie

Christoff Zalpour, Greta Ginski

Für die Physiotherapie

Checklisten Anatomie und Physiologie

1. Auflage

ELSEVIER

Elsevier GmbH, Bernhard-Wicki-Str. 5, 80636 München, Deutschland
Wir freuen uns über Ihr Feedback und Ihre Anregungen an kundendienst@elsevier.com

ISBN 978-3-437--45137-9
eISBN 978-3-437-05416-7

1. Auflage 2023

Wichtiger Hinweis
Die medizinischen Wissenschaften unterliegen einem sehr schnellen Wissenszuwachs. Der stetige Wandel von Methoden, Wirkstoffen und Erkenntnissen ist allen an diesem Werk Beteiligten bewusst. Sowohl der Verlag als auch die Autorinnen und Autoren und alle, die an der Entstehung dieses Werkes beteiligt waren, haben große Sorgfalt darauf verwandt, dass die Angaben zu Methoden, Anweisungen, Produkten, Anwendungen oder Konzepten dem aktuellen Wissensstand zum Zeitpunkt der Fertigstellung des Werkes entsprechen.
Der Verlag kann jedoch keine Gewähr für Angaben zu Dosierung und Applikationsformen übernehmen. Es sollte stets eine unabhängige und sorgfältige Überprüfung von Diagnosen und Arzneimitteldosierungen sowie möglicher Kontraindikationen erfolgen. Jede Dosierung oder Applikation liegt in der Verantwortung der Anwenderin oder des Anwenders. Die Elsevier GmbH, die Autorinnen und Autoren und alle, die an der Entstehung des Werkes mitgewirkt haben, können keinerlei Haftung in Bezug auf jegliche Verletzung und/oder Schäden an Personen oder Eigentum, im Rahmen von Produkthaftung, Fahrlässigkeit oder anderweitig übernehmen.

Für die Vollständigkeit und Auswahl der aufgeführten Medikamente übernimmt der Verlag keine Gewähr.
Geschützte Warennamen (Warenzeichen) werden in der Regel besonders kenntlich gemacht (®). Aus dem Fehlen eines solchen Hinweises kann jedoch nicht automatisch geschlossen werden, dass es sich um einen freien Warennamen handelt.

Bibliografische Information der Deutschen Nationalbibliothek
Die Deutsche Nationalbibliothek verzeichnet diese Publikation in der Deutschen Nationalbibliografie; detaillierte bibliografische Daten sind im Internet über https://www.dnb.de abrufbar.

23 24 25 26 27 5 4 3 2 1

In ihren Veröffentlichungen verfolgt die Elsevier GmbH das Ziel, genderneutrale Formulierungen für Personengruppen zu verwenden. Um jedoch den Textfluss nicht zu stören sowie die gestalterische Freiheit nicht einzuschränken, wurden bisweilen Kompromisse eingegangen. Selbstverständlich sind **immer alle Geschlechter** gemeint.

Planung: Julia Lux, München
Projektmanagement: Marion Kraus, München
Redaktion: Christel Hämmerle, München
Bildrechteklärung: Max Goldschmidt, München
Herstellung: Dietmar Radünz, Leipzig
Satz: STRAIVE, Puducherry/Indien
Druck und Bindung: Drukarnia Dimograf Sp. z o. o., Bielsko-Biała/Polen
Umschlaggestaltung: SpieszDesign, Neu-Ulm
Umschlagabbildung: © HildenDesign unter Verwendung mehrerer Bilder von © Shutterstock.com

Aktuelle Informationen finden Sie im Internet unter www.elsevier.de

Vorwort

Anatomie und Physiologie sind hochinteressante Wissensgebiete, deren umfassende Kenntnis unerlässlich für die wirksame Ausübung der Physiotherapie ist. Ohne eine detaillierte Vorstellung darüber, wie die einzelnen Körperstrukturen aufgebaut sind und wie sie (miteinander) funktionieren, kann eine wirksame physiotherapeutische Untersuchung und Behandlung nicht gelingen. Das Konzept der Checklisten ist nicht dazu gedacht, das Durcharbeiten umfangreicher Lehrbücher zu ersetzen, sondern vielmehr dahingehend zu ergänzen, um sich z.B. zur Prüfungsvorbereitung schnell einen Überblick über die wesentlichen Inhalte verschaffen zu können. Das dient zum einen dazu, bereits Gelerntes zu rekapitulieren und für die Prüfung komprimiert aufzufrischen, und es zeigt zum anderen aber auch mögliche Wissenslücken auf, die unter Umständen durch ein erneutes Lehrbuchstudium geschlossen werden müssen.

Damit ist die Checkliste die perfekte Ergänzung sowohl zur Lernzielkontrolle als auch zum Training, wesentliche Inhalte aus Anatomie und Physiologie stichwortbezogen abrufbereit zu sichern. Fachliche Grundlage für diese Checkliste ist das Buch *Anatomie, Physiologie – für die Physiotherapie* in der aktuellen 5. Auflage.

In alphabetischer Gliederung finden Sie in den vorliegenden Checklisten die elementaren Stichpunkte zu anatomischen Strukturen und physiologischen Vorgängen. Alle Informationen sind auf das Wesentliche beschränkt und werden auf (meist) maximal zwei Seiten pro Thema beschrieben. 50 Abbildungen dienen der zusätzlichen Veranschaulichung.

Die *Checklisten Anatomie und Physiologie* sind alphabetisch überwiegend nach den deutschen Bezeichnungen gegliedert. Suchen Sie beispielsweise Informationen zum „Immunsystem", schlagen Sie bitte unter dem Stichwort „Abwehr" nach. Innerhalb eines Themas finden sich dann selbstverständlich auch alle lateinischen Fachbegriffe. Diese sind in der Regel *kursiv* geschrieben. Komplexe Themen sind in mehrere Teilabschnitte gegliedert. Das erleichtert es Ihnen, ohne Umwege genau die Information nachzuschlagen, nach der Sie suchen.

Wir wünschen Ihnen viel Spaß beim Lesen und viel Erfolg bei Ihrer Prüfung.

Hamburg/Osnabrück, im Juni 2023
Greta Ginski & Christoff Zalpour

Adressen

Prof. Dr. med. Christoff Zalpour
Elbestr. 49
48145 Münster
Deutschland

Greta Ginski
Gilbertstr. 24
22767 Hamburg

Abbildungsnachweis

Der Verweis auf die jeweilige Abbildungsquelle befindet sich bei allen Abbildungen im Werk am Ende des Legendentextes in eckigen Klammern. Alle nicht besonders gekennzeichneten Grafiken und Abbildungen © Elsevier GmbH, München.

F471-006	Mittlmeier, T. et al.: Klinische Ganganalyse. In: Der Unfallchirurg, Vol. 108, Issue 8, Pages 614-629. Springer Nature, Aug. 2005
L190	Gerda Raichle, Ulm
L231	Stefan Dangl, München

Inhaltsverzeichnis

Warum Checklisten zur Anatomie und Physiologie? IX

Abkürzungsverzeichnis XI

Anatomie und Physiologie von A–Z 1

Register 305

Warum Checklisten zur Anatomie und Physiologie?

Um sich die wichtigsten Fakten zu Anatomie und Physiologie vor der Prüfung in der Physiotherapieausbildung zu vergegenwärtigen und mögliche Wissenslücken schnell und effektiv zu schließen, gibt es die Checklisten Anatomie und Physiologie. Sie sollen detaillierte Lehrbücher zum Thema nicht ersetzen, sondern – speziell in der Zeit der Prüfungsvorbereitung – ergänzen.

In alphabetischer Gliederung finden Lernende in den Checklisten die elementaren Stichpunkte zu anatomischen Strukturen und physiologischen Vorgängen. Alle Informationen sind auf das Wesentliche beschränkt und werden auf maximal zwei Seiten pro Thema beschrieben. Annähernd 50 Abbildungen dienen der Veranschaulichung der menschlichen Anatomie.

Jedes Thema in den *Checklisten Anatomie und Physiologie* ist nach der gleichen Struktur gegliedert:

- Definition
- Beteiligte Strukturen/Organe
- Funktion/Funktionsmechanismen
- Wichtige Erkrankungen

Einer kurzen und prägnanten *Definition* folgen unter *Beteiligte Strukturen/Organe* stichpunktartige Informationen über die anatomischen Gegebenheiten von Organen und die physiologischen Vorgänge.

Der *Funktion* oder den *Funktionsmechanismen* (Physiologie) ist bei jedem Thema ein eigener Abschnitt gewidmet. Ebenso werden *wichtige Erkrankungen* benannt, womit die Checklisten Anatomie und Physiologie den Brückenschlag zur Krankheitslehre leisten.

In einigen Kästen werden spezielle Informationen hervorgehoben: Der Kasten *Merke* führt wichtige Lerninhalte auf, *PT-Praxis* nennt spezielle Informationen zur physiotherapeutischen Umsetzung. Im Kasten *Besondere Informationen* werden weiterführende Hinweise zu Gesundheitsvorsorge und Pflege dargestellt.

Komplexe Themen sind in mehrere Teilabschnitte gegliedert. Das erleichtert es Ihnen, ohne Umwege genau die Information nachzuschlagen, nach der Sie suchen. Das Hauptthema Blut gliedert sich beispielsweise in die Abschnitte Grundlagen, Gelöste Bestandteile, Zellen, Atemgastransport und pH-Wert, Blutstillung und Blutgerinnung sowie Blutgruppen.

Querverweise, die Anknüpfungspunkte für vernetztes Lernen bieten, sind durch ➤ dargestellt und im Sachwortregister am Ende der Checklisten können Sie gezielt nach bestimmten Begriffen suchen.

Abkürzungsverzeichnis

A	Arterie
best.	bestimmte/r/n
bes.	besonders
chron.	chronisch/e/r/n
cm	Zentimeter
etw.	etwas
gg.	gegen
i.d.R.	in der Regel
i.m.	intramuskulös
i.v.	intravenös
l	Liter
M.	Musculus
mg	Milligramm
min.	mindestens
mm	Millimeter
N.	Nervus
NaCl	Natriumchlorid
O_2	Sauerstoff
o./od.	oder
p.c.	post conceptionem, nach Empfängnis
PNS	Peripheres Nervensystem
seitl.	seitlich/e/r/n
sog.	sogenannte/r/s/n
SSW	Schwangerschaftswoche
tgl.	täglich
tw.	teilweise
u.	und
u.a.	unter anderem
V.	Vene
v.	von/m
v.a.	vor allem
z.B.	zum Beispiel
z.T.	zum Teil
zeitl.	zeitlich
ZNS	Zentrales Nervensystem
zw.	zwischen

Fehler gefunden

An unsere Inhalte haben wir sehr hohe Ansprüche. Trotz aller Sorgfalt kann es jedoch passieren, dass sich ein Fehler einschleicht oder fachlich-inhaltliche Aktualisierungen notwendig geworden sind.
Sobald ein relevanter Fehler entdeckt wird, stellen wir eine Korrektur zur Verfügung. Mit diesem QR-Code gelingt der schnelle Zugriff.

https://else4.de/978-3-437-45137-9

Wir sind dankbar für jeden Hinweis, der uns hilft, dieses Werk zu verbessern. Bitte richten Sie Ihre Anregungen, Lob und Kritik an folgende E-Mail-Adresse: kundendienst@elsevier.com

Abwehr – allgemeine Grundlagen

Definition

Die Abwehr schützt den Körper vor eindringenden Krankheitserregern und eliminiert entartete Körperzellen. Zur Abwehr gehören mechanische Schutzeinrichtungen (z. B. Haut), spezifische Abwehrzellen und chemische Stoffe. Menschenpathogene Mikroorganismen sind *Bakterien, Viren, Prionen, Pilze* und *Parasiten.*

Beteiligte Strukturen

- Örtliche Barrieren: Haut (mechanische Barriere u. Säuremantel); Schleimhäute (mechanische Barriere, antimikrobielle Substanzen); Säureschutz des Magens u. der Vagina
- Lymphatische Organe:
  - Primäre lymphatische Organe: Ort der Produktion u. Reifung v. Abwehrzellen: Knochenmark, Thymus. Abwehr-Zellen „lernen" hier Unterscheidung v. körperfremd u. körpereigen
  - Sekundäre lymphatische Organe: Hauptorte, an denen Abwehrzellen ihren Aufgaben nachgehen: Lymphknoten, Milz, Mandeln (*Tonsillen*), Inseln lymphat. Gewebes im Magen-Darm-Trakt u. auf anderen Schleimhäuten
- Krankheitserreger:
  - Bakterien: 0,2 bis 5 µm, kein Zellkern (Prokaryot), ungeschlechtliche Fortpflanzung
  - Viren: 0,02–0,4 µm, haben DNA/RNA, aber keine Zellstruktur o. eigenen Stoffwechsel → brauchen lebenden Wirt
  - Pilze: pflanzenähnliche Lebewesen, Eukaryoten
  - Parasiten: Lebewesen, das Wirtsorganismus befällt u. auf dessen Kosten ernährt
  - Prionen: bestehen nur aus einem einzigen Protein

Funktionsmechanismen

Es gibt 4 miteinander vernetzte Teilsysteme:
- Spezifische Abwehr (erworben) vs. unspezifische (angeborene) Abwehr
- Zelluläre Abwehr vs. *humorale* (lösliche) Abwehr

Daraus ergeben sich folgende Kombinationen:
- Spezifisch-zellulär: T-Zellen; antigenspezifisch
- Spezifisch-humoral: Antikörper, produziert v. Plasmazellen (= reifen B-Zellen)
- Unspezifisch-zellulär: *Makrophagen, neutrophile Granulozyten,* natürliche Killerzellen. Reaktion auf unspezifische Bestandteile v. Krankheitserregern (insbes. Bakterien)
- Unspezifisch-humoral: *Komplement, Zytokine, Lysozym*
- Mechanische Barrieren (Haut, Schleimhaut) u. Säureschutzmäntel gehören zur unspezifischen Abwehr

Wichtige Erkrankungen

Reagiert das Abwehrsystem auf eigtl. harmlose Fremdstoffe extrem stark, liegt eine Allergie vor. Unterschieden werden 4 verschiedene Allergie-Typen. Die bekannteste ist die Sofortreaktion vom Typ I. Im schlimmsten Fall kann es zum anaphylaktischen Schock mit Schwellungen am Kehlkopf, Verengung der Atemwege u. lebensbedrohlichem Blutdruckabfall kommen.

MERKE

- Bei einer *Aktivimmunisierung* (Schutzimpfung) wird erreicht, dass der Körper Antikörper gegen vom Impfstoff „präsentierte" Fremdantigene bildet, die dann bei einer ernsten Infektion zur Verfügung stehen.
- Bei einer *Passivimmunisierung* werden spezifische Antikörper übertragen.

PT-PRAXIS

Strengere Hygienevorschriften gelten bei immungeschwächten Menschen (Intensiv-, Transplantations-, bei Menschen mit HIV-Erkrankungen, onkologischen Erkrankungen od. Neugeborenen), um *nosokomiale* Infektionen zu verhindern.

Abwehr – lösliche Bestandteile

Definition

Zu den löslichen (*humoralen*) Bestandteilen der Abwehr gehören das Komplementsystem, verschiedene Botenstoffe (*Zytokine*), das antibakterielle Enzym *Lysozym*, sowie als Teil der spezifischen Abwehr von Plasmazellen produzierte Antikörper.

Beteiligte Stoffe

Antikörper:
- Teil der spez. Abwehr
- „Immunglobuline“ (kurz: Ig)
- V. Plasmazellen produzierte Proteine
- Grundform: Y-förmig; Antigen-Bindungsstellen: sehr variabel, antigenspezifisch
- IgG: Grundtypus, Y-Form; IgM: 5 Y-förmige Untereinheiten (auch mit nur einer Untereinheit auf der Membran v. B-Zellen); IgA: 2 Y-förmige Untereinheiten; IgE: eine Y-förmige Untereinheit; IgD: eine Y-förmige Untereinheit, auf der Membran v. B-Zellen

Komplementsystem:
- Teil der unspez. Abwehr
- System v. Proteinen im Plasma (durchnummeriert: C1–C9)
- Inaktive Formen d. Proteine werden durch an Antigene gebundene Antikörper („klassischer Weg“) od. durch bakt. Antigene („alternativer Weg“) aktiviert

Zytokine:
- Interleukine (Il)
- Interferone
- Tumor-Nekrose-Faktor (TNF)

Lysozym:
- Enzym in Tränenflüssigkeit, Speichel, Bronchialsekret

Funktionsmechanismen

Antikörper:
- Muss genau passend für Zielstruktur sein („Schlüssel-Schloss-Prinzip“)
- Wenn Antikörper auf passendes Antigen trifft → Antigen-Antikörper-Komplex
- *Agglutination:* Antikörper (bes. IgM) binden Zielstrukturen aneinander
- *Komplementaktivierung:* führt zur Auflösung der Zielzelle
- *Opsonierung:* Antikörper markieren Strukturen für Abbau durch Phagozyten

Komplementsystem:
- Läuft stufenweise als Kaskade ab: aktiviertes Molekül einer niedrigen Stufe aktiviert viele Moleküle einer höheren Stufe („Schneeballprinzip“)
- C3: opsonieren Bakterien
- C3 + C5: locken Entzündungszellen an (*Chemotaxis*)
- C5–C9 → Membranangriffskomplex: bilden eine Art Loch in zu beseitigender Zelle u. lösen sie auf

Zytokine:
- Interleukine: verschiedene Funktionen, z. B. Vermehrung von Abwehrzellen und Fibroblasten stimulieren, Fieber auslösen, chemotaktische Funktion

- Interferone: werden v. mit Viren befallenen Zellen freigesetzt → lösen in Nachbarzellen Programm zur Virenabwehr aus
- Tumor-Nekrose-Faktor: zytotoxische Wirkung auf tumorös entartete Zellen

Lysozym:

- löst Bakterienwand auf

Wichtige Erkrankungen

Beim Plasmozytom (Multiples Myelom), einem Lymphom, vermehrt sich eine Plasmazelle ungezügelt u. ohne die normalerweise notwendige Stimulation v. anderen Zellen bzw. Antigenen → im Blut finden sich massenweise (nutzlose) Antikörper bzw. Antikörperfragmente.

Abwehr – Organe

Definition

Der Vorgang der Abwehr spielt sich in allen Organen und Geweben ab. Lymphatische Organe sind Hauptort der Abwehr.

Beteiligte Organe

Primäre lymphatische Organe:
- ➢ Knochenmark
- *Thymus:* besteht aus 2 Lappen, liegt im vorderen Mediastinum (zw. Lungen u. vor dem Herz)

Sekundäre lymphatische Organe:
- Lymphknoten (➢ Lymphsystem)
- Mandeln (*Tonsillen*)
- ➢ Milz
- Lymphatisches Gewebe im Magen-Darm-Trakt (Peyer-Plaques)

Funktionsmechanismen

Primäre lymphatische Organe: produzieren u. prägen Abwehrzellen.
- Knochenmark:
  - Bildung aller Blut- u. Abwehrzellen aus undifferenzierten Vorstufen (= Stammzellen)
  - Erste Reifungsschritte v. B- u. T-Zellen
  - Abschluss der Reifung v. Zellen der nicht-spezifischen Abwehr
- Thymus:
  - Ort der T-Zellen-Reifung
  - Bei Kindern u. Jugendlichen gut entwickelt; im Alter fast nur noch Fettgewebe u. deutl. kleiner

Sekundäre lymphatische Organe: Abwehrzellen werden in Kontakt mit *Antigenen* (= spezifische molekulare Merkmale v. Krankheitserregern) gebracht.
- B-Zellen erkennen „ihre“ spezifischen Antigene u. wandeln sich in Plasmazellen um

MERKE

Körperzellen haben spezifische *MHC-Moleküle,* die als „Selbsterkennungsmoleküle“ fungieren und einen Angriff des Immunsystems auf körpereigene Zellen verhindern.

Abwehr – Zellen

Definition

Oberbegriff für alle Abwehr-Zellen ist *Leukozyten* (weiße Blutkörperchen). Sie lassen sich unterteilen in Zellen der unspezifischen Abwehr (*Makrophagen, Granulozyten, natürliche Killerzellen*) und Zellen der spezifischen Abwehr (T- und B-*Lymphozyten*). Es gibt auch Zellen, die anderen Zellen Antigene präsentieren (B-Zellen, Makrophagen, spezialisierte dendritische Zellen).

Beteiligte Strukturen

Einteilung der Abwehr-Zellen in *myeloische* Reihe (ganze Reifung im Knochenmark: *Monozyten*/Makrophagen, Granulozyten) u. *lymphatische* Reihe (Teil der Reifung in lymphat. Organen: B-, T-Zellen).

- Monozyten:
  - Größten Zellen im Blut (12 bis 20 µm)
  - Verweilen ein bis zwei Tage im Blut, wandern dann in verschiedene Organe und werden zu ortsständigen *Makrophagen*
- Granulozyten:
  - *Neutrophile* Granulozyten (ca. 95 % der Granulozyten): junge Neutrophile Granulozyten: stabkernige Neutrophile mit zusammenhängendem Kern; ältere Neutrophile Granulozyten: segmentkernige Neutrophile
  - *Eosinophile* Granulozyten (ca. 3 % der Granulozyten): im Routineblutausstrich rote *Granula* im *Zytoplasma*
  - *Basophile* Granulozyten (ca. 2 % der Granulozyten): im Routineblutausstrich blaue Granula im Zytoplasma
- B-Zellen:
  - Bildung im Knochenmark
  - Sehr großer Kern
- T-Zellen:
  - Bildung im Thymus
  - Sehr großer Kern
  - Unterscheidung in T-Helferzellen, T-Supppressorzellen, zytotoxische T-Zellen und T-Gedächtniszellen
- Natürliche Killerzellen:
  - Untergruppe der Lymphozyten

Funktionen

- Makrophagen:
  - Aufnahme u. Auflösung v. Mikroorganismen u. Fremdkörpern → *Phagozytose*
  - Am effizientesten bei mit Antikörpern o. Komplementfaktoren markierten (= *opsonierten*) Zielen
- Granulozyten:
  - Neutrophile Granulozyten: Phagozyten; wandern bei Entzündungen aus Blutbahn zum Ort der Entzündung
  - Eosinophile Granulozyten: Bekämpfung v. Parasiten, Würmern, Bedeutung bei Allergien
  - Basophile Granulozyten: wenig bekannt, beteiligt bei allergischen Reaktionen u. Parasitenabwehr
- B-Zellen:
  - Bei Stimulierung durch spezifische Fremdkörper bzw. Teile v. Mikroorganismen Umwandlung in Plasmazellen → Produktion v. Antikörpern
  - B-Gedächtniszellen: Immungedächtnis

- T-Zellen:
  - T-Helferzellen: Stimulation v. anderen Abwehrzellen
  - T-Suppressorzellen: verhindern überschießende Immunantworten
  - Zytotoxische T-Zellen: Zerstörung v. virusinfizierten od. Tumorzellen; geben *Perforin* ab
  - T-Gedächtniszellen: Immungedächtnis
- Natürliche Killerzellen:
  - Wirken v. a. gegen virusinfizierte und tumorartig veränderte Zellen

Wichtige Erkrankungen

Bei Leukämie handelt es sich um eine bösartige Erkrankung der weißen Blutzellen mit unkontrollierter, krebsartiger Vermehrung von unreifen Stammzellen im Rahmen der Leukopoese.

MERKE

Eine Vermehrung der Leukozytenzahl im Blut über 9 000/µl bezeichnet man als *Leukozytose*, die Verminderung unter 4 000/µl als *Leukopenie*.

BESONDERE INFORMATION

Regelmäßige Bewegung hat positive Effekte auf das Immunsystem: Studien zeigen einen Anstieg und eine erhöhte Effektivität von Immunzellen (z. B. NK-Zellen und Makrophagen) durch regelmäßig körperliches Training.

PT-PRAXIS

Bei nicht schmerzhaften Lymphknotenvergrößerung → Überweisung an Arzt.

Achsen und Lagebezeichnungen

Definition

Achsen, Richtungs- und Lagebezeichnungen sind wichtig für die Orientierung am Körper. Lagebezeichnungen verstehen sich vom Patienten aus gesehen.

Achsen und Ebenen

(➤ Abb. 1)

- *Sagittalachse* = v. vorne nach hinten
- *Horizontalachse* = Querachse, seitl. durch Körper
- *Longitudinalachse* = Längsachse, senkrecht durch Körper
- *Sagittalebene* = Longitudinal- + Sagittalachse
- *Transversalebene* (Horizontalebene) = Sagittal- + Horizontalachse
- *Frontalebene* = Longitudinal- + Horizontalachse; parallel zur Stirn

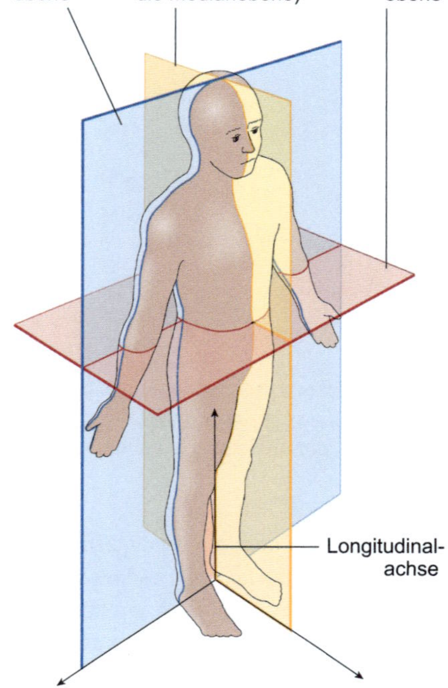

Abb. 1 Die Hauptachsen und -ebenen des menschlichen Körpers [L190]

Richtungen und Lagen

(➤ Abb. 2)

- *Superior* = oben; *inferior* = unten; oder auch *kranial* = kopfwärts; *kaudal:* steißwärts
- *Superficialis* = oberflächlich; *profundus* = tief
- *Externus* = außen; *internus* = innen
- *Anterior* = vorne; *ventral* = bauchwärts; *posterior* = hinten; *dorsal* = rückenwärts
- *Dexter* = rechts; *sinister* = links
- *Lateral* = seitwärts, außen; *medial* = innen
- *Distal* = vom Rumpf entfernt; *proximal* = nahe am Rumpf
- *Volar, palmar* = zur Handfläche hin; *plantar* = zur Fußsohle hin
- *Radial* = am Unterarm zur Speiche hin; *ulnar* = zur Elle hin
- *Nasal* = zur Nase hin; *temporal* = in Richtung Schläfe
- *Frontal* = zur Stirn hin; *okzipital* = in Richtung Hinterhaupt

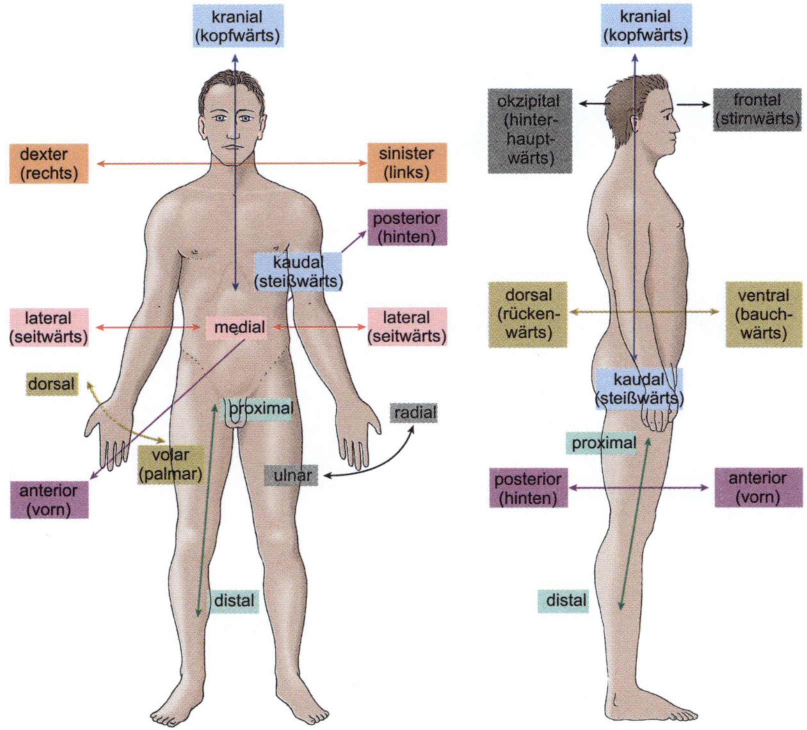

Abb. 2 Die wichtigsten Richtungsbezeichnungen am Körper [L190]

Bewegungsrichtungen

Die Bewegungen, die das Skelett durch den aktiven Bewegungsapparat ausführt, werden nach ihrer Richtung mit Fachwörtern benannt:

- *Extension* = Streckung; *Flexion* = Beugung
- *Anteversion:* = Heben nach vorne; *Retroversion:* = Heben nach hinten
- *Elevation:* = Anheben
- *Adduktion* = zum Körper hin; *Abduktion:* = vom Körper weg
- *Endorotation* = Innenrotation/Einwärtsdrehung; *Exorotation* = Außenrotation/Auswärtsdrehung
- *Pronation* = Einwärtsdrehung Fuß/Hand; *Supination* = Auswärtsdrehung Fuß/Hand
- *Zirkumduktion* = kreisförmige Drehung

Körperhöhlen

Es gibt 3 große Körperhöhlen.

- *Schädelhöhle:* wird von Schädelknochen und Hirnhäuten gebildet
- *Brusthöhle:* wird durch Rippen, Brustwirbelsäule, Brustbein und Zwerchfell begrenzt und besteht aus drei Teilräumen: den

beiden Pleurahöhlen und dem Mediastinum (Mittelfellraum)

- *Bauch-Becken-Raum:* wird durch die äußere Bauchmuskulatur, durch die Lendenwirbelsäule, durch das Zwerchfell und den knöchernen Beckenring begrenzt

MERKE

Merkhilfe Pronation/Supination: Um **Bro**t zu schneiden, sind die Unterarme in **Pro**nationsstellung, um **Sup**pe zu tragen, in **Sup**inationsstellung.

Altersabschnitte von Kindern und Jugendlichen

Der Zeitraum von der Geburt bis zum Ende des körperlichen Wachstums wird in verschiedene Altersabschnitte unterteilt. Jeder Abschnitt setzt in der Entwicklung des Kindes eigene Schwerpunkte und ist von unterschiedlicher Dauer.

Die Entwicklungsstufen pro Altersabschnitt sind der nebenstehenden Tabelle (> Tab. 1) zu entnehmen.

Tab. 1 Die Altersabschnitte von Kindern und Jugendlichen

Altersstufe	Zeitraum	Schwerpunkte der Entwicklung
Säuglingsalter	1. Lebensjahr	Entwicklung aufrechter Gang wird vorbereitet
Kleinkindalter	2.–6. Lebensjahr	Selbstständigkeit; Verbesserung v. Motorik, Koordination u. Spracherwerb
Schulkindalter	7. Lebensjahr bis Beginn Pubertät	Ausprägung spezieller Bewegungsmuster; Erwerb allgemeiner Kenntnisse u. sozialer Kompetenzen
Pubertät	V. Erscheinen der ersten sekundären Geschlechtsmerkmale bis zur körperlichen Geschlechtsreife	Veränderung körperlicher Parameter; Persönlichkeitsentwicklung
Adoleszenz	V. Eintritt der Geschlechtsreife bis zum Abschluss des Körperwachstums • Mädchen:16–18 Jahren • Jungen: 18–20 Jahren	Ausbildung individueller Persönlichkeitsstrukturen; Entwicklung eigener Lebensziele

Arterien – Kopf

Definition

Die Arterien am Kopf versorgen das Gehirn, Organe und Muskeln des Kopfes sowie des Halses. Die Blutversorgung des Kopfes speist sich aus der *A. subclavia* (über Wirbelschlagader, *A. vertebralis*) und *A. carotis communis*. Der venöse Abfluss des Gehirns findet hauptsächlich über die Hirnoberfläche (Konvexität) statt.

Beteiligte Strukturen

Die A. carotis communis teilt sich auf in:

- *A. carotis ext.*
- *A. carotis int.*
  - Teilt sich auf in *A. cerebri ant.* und *A. cerebri med.*
  - Bildet über Verbindungen (*A. communicans ant., Aa. communicantes post.*) zur Schädelbasisarterie (*A. basilaris* aus den *Aa. vertebrales*) Aderring an der Hirnbasis (*Circulus arteriosus Willisii*)

Die Aa. vertebrales:

- Vereinigen sich zur *A. basilaris:*
  - Gibt Äste zu Kleinhirn u. Hirnstamm ab
  - Verzweigt sich in *Aa. cerebri post.*

Funktionen

- A. carotis ext.: versorgt Schilddrüse, Kehlkopf, Mundhöhle, Kaumuskulatur u. Gesicht
- A. cerebri ant. u. med.: versorgen vordere u. mittlere Großhirngebiete
- A. cerebri post.: versorgt hintere Großhirngebiete
- Die hirnversorgenden Arterien sind in einem Kreislauf, dem Circulus Willisii, zusammengeschlossen: verminderte Blutzufuhr über ein Gefäß kann durch ein anderes ausgeglichen werden → Ischämieschutz des Hirngewebes

Wichtige Erkrankungen

Durch Verschluss od. Riss eines Hirngefäßes kommt es zum Schlaganfall (*Apoplex*). Durch intensives Training und eine frühzeitige Behandlung (!) können sich Ausfallerscheinungen in der Folge eines Schlaganfalls bessern od. sogar verschwinden.

MERKE

Das *Neglect-Phänomen* beschreibt neurologische Störungen nach einem Hirnschaden, bei dem eine Körperseite nicht mehr wahrgenommen wird. Die physiotherapeutische Behandlung fokussiert sich auch auf das Bewusstmachen der betroffenen Körperhälfte.

PT-PRAXIS

Die gehirnversorgende A. vertebralis zieht durch die *Foramina transversariae* der Zervikalwirbel und ist sensibel für Dehnreize. Im Rahmen der zervikalen Mobilisation sollte vorab ein Gefäßtest durchgeführt werden (z. B. Standing-Rotation-Test).

Arterien – Rumpf

Definition

In den Leibeshöhlen des Rumpfes finden sich Arterien beider Kreisläufe: Der Lungenkreislauf entspringt mit dem Lungenarterienstamm (*Truncus pulmonalis*) der rechten Herzkammer, der Körperkreislauf entspringt mit der aufsteigenden Aorta der linken Herzkammer.

Beteiligte Strukturen

Lungenkreislauf:

- Truncus pulmonalis: teilt sich unter dem Aortenbogen auf in *A. pulmonalis dextra und A. pulmonalis sinistra;* diese teilen sich in d. Lunge auf u. folgen im Verlauf den Bronchien

Körperkreislauf:

- *Aorta ascendens:* beschreibt Bogen nach links hinten (Aortenbogen). Abgehende Gefäße:
  - *Truncus brachiocephalicus:* verzweigt sich in *A. subclavia dextra* u. A. *carotis communis dextra*
  - Links gehen Halsschlagader u. Schlüsselbeinarterie als einzelne Gefäße vom Aortenbogen ab
- *Aorta descendens:* läuft in Nachbarschaft zur Wirbelsäule, heißt nach Durchtritt durchs Zwerchfell Bauchaorta (*Aorta abdominalis*); gibt im Bauchraum ab:
  - Als erstes: *Truncus coeliacus*
  - *A. mesenterica sup., A. mesenterica inf.*
  - *Aa. renales*
- Aorta teilt sich vor Eingang ins Becken in A. *iliaca communis dextra* u. *sinistra*
  - Diese teilen sich in A. *iliaca ext.* u. *int.*

Funktionen

- A. pulmonalis: Transport sauerstoffarmen Bluts zur Lunge
- A. subclavia: wird zu A. *axillaris* u. zieht zum Arm
- Truncus coeliacus: Gibt Gefäße zu Leber, Bauchspeicheldrüse, Milz, Zwölffingerdarm u. Magen ab
- A. mesenterica sup.: versorgt Darm bis etwa zur linken Kolon-Flexur
- A. mesenterica inf.: versorgt Darm etwa ab linker Kolon-Flexur
- A. iliaca int.: versorgt Beckeneingeweide
- A. iliaca ext.: wird haupts. zur Oberschenkelarterie (*A. femoralis*)

Wichtige Erkrankungen

Die Aussackung einer Arterie heißt Aneurysma. Am häufigsten kommt das Bauchaortenaneurysma vor. Wird der Durchmesser zu groß u. reißt die Aorta und Verletzte können innerhalb v. Minuten verbluten.

Atmung – Atemantrieb

Definition

Um die Aufnahme von Sauerstoff und die Abgabe von CO_2 in der Lunge stets auf die Bedürfnisse des Körpers anzupassen, erzeugen Nervenzellen im Atemzentrum des Gehirns einen Grundrhythmus, in dem die Atemmuskulatur erregt wird. Die Atmung kann zwar willentlich unterbrochen werden, jedoch wird der Atemantrieb aus dem Atemzentrum dann immer größer und schließlich unbeherrschbar.

Beteiligte Organe

- Atemzentrum in *Medulla oblongata* im Hirnstamm, besteht aus Inspirations- und Exspirationskernen
- Chemorezeptoren:
  - *Peripher:* Glomus caroticum u. Paraganglion caroticum an Aortenbogen, Karotisgabel
  - *Zentral:* im verlängerten Mark, nahe des Atemzentrums
- Mechanorezeptoren: im Bronchialbaum
- Zahlreiche Hirnareale, die das Atemzentrum beeinflussen

Funktionsmechanismen

Das Atemzentrum erregt *Motoneurone,* die die Atemmuskulatur steuern → Kontraktion → Einatmung. Am Ende der Einatmung hemmt das Atemzentrum die Motoneurone → Ausatmung → Beeinflussung des Atemzentrums:

- *Chemorezeptoren:*
  - Reagieren auf Sauerstoff-, CO_2-Gehalt u. pH-Wert des *arteriellen* Blutes
  - Hoher CO_2-Gehalt steigert Atemantrieb am meisten; niedriger Sauerstoffgehalt: nennenswertes Kriterium erst bei sehr niedrigen Werten od. bei best. Krankheiten
- *Mechanorezeptoren:* starke Dehnung des Bronchialbaums (= starke Einatmung) führt zu Hemmung der Nervenzellen im Atemzentrum → Ausatmung beginnt (Hering-Breuer-Reflex)
- Andere Einflüsse:
  - Körperl. Anstrengung steigert Atmung, noch bevor CO_2-Gehalt im Blut ansteigt → Gehirnzentren für Muskelerregung u. Rezeptoren in Muskeln erregen auch Atemzentrum
  - Psychische Erregung steigert Atmung → *limbisches* System („Emotionszentrum") erregt Atemzentrum
  - Fieber, Schmerz steigern Atmung → Rezeptoren der Haut erregen Atemzentrum
  - Best. Hormone (z. B. Schilddrüsenhormone) erregen Atemzentrum (➤ Hormone – Schilddrüsenhormon)

PT-PRAXIS

Die reflektorische Atemtherapie (RAT) integriert 3 wichtige Teilbereiche der Physiotherapie: die Wärmebehandlung, die manuelle Therapie und die Atemgymnastik.

MERKE

Nach einer Intubation ist eine Atemtherapie indiziert, da es zu vermehrter Schleimbildung kommt.

Atmung – Atemmechanik

Definition

Die Lunge wird durch Kräfte, die von außen einwirken, gedehnt oder komprimiert → Einatmung (*Inspiration*), Ausatmung (*Exspiration*). Die Atemmechanik beschreibt das Zusammenspiel der Kräfte, die in Ein- und Ausatmung resultieren.

Beteiligte Organe

- Knöcherner Thorax: Rippen, verbunden mit Brustbein, Wirbelsäule
- Muskulatur (➢ Tab. 2):
  - *Diaphragma*
  - *Mm. intercostales externi* u. *Mm. intercostales interni*
  - Innervation: N. phrenicus
- Inspiratorische Atemhilfsmuskulatur (➢ Tab. 3):
  - *M. sternocleidomastoideus*
  - *Mm. scaleni*
  - *M. pectoralis major u. minor*
  - *M. serratus*
- Exspiratorische Atemhilfsmuskulatur (➢ Tab. 3):
  - Bauchmuskeln
  - *M. quadratus lumborum*
  - *M. iliocostalis*
  - *M. longissimus*
  - *M. latissimus dorsi*
- Brustfell (*Pleura* mit Pleuraspalt):
  - 2 Pleurablätter: *Pleura parietalis* (an Rippen befestigt) u. *Pleura visceralis* (überzieht Lungen)

Tab. 2 Die Atemmuskulatur. Wichtigster Atemmuskel ist das Zwerchfell. Bei seiner Kontraktion wird die Lunge nach unten gezogen (Einatmung), bei der Erschlaffung steigt sie passiv nach oben (Ausatmung)

Muskel	Ursprung	Ansatz	Funktion
Zwerchfell (Diaphragma)	Sternum, Knorpel unterer sechs Rippen, Lendenwirbel	Centrum tendineum (Sehnenplatte in Mitte Zwerchfell)	Wichtigster Atemmuskel: Kontraktion führt zur Einatmung
Mm. intercostales externi (äußere Zwischenrippenmuskeln)	Unterer hinterer Rand der 1.–11. Rippe (schräger Verlauf)	Oberer Rand 2.–12. Rippe	Heben Rippen beim Einatmen, vergrößert Durchmesser Thorax
Mm. intercostales interni (innere Zwischenrippenmuskeln)	Oberer hinterer Rand 2.–12. Rippe	Unterer Rand 1.–11. Rippe	Ziehen bei schneller Ausatmung Rippen aneinander; verkleinert Durchmesser Thorax

Tab. 3 Übersicht über die Atemhilfsmuskulatur

Muskel	Ursprung	Ansatz	Funktion
M. pectoralis major	Pars clavicularis: mediales Drittel Klavikula Pars sternocostalis: Sternum, Knorpel 2.–6. Rippe Pars abdominalis: sehnig v. d. Rektusscheide	Crista tuberculi majoris d. Humerus	• Bei fixiertem Ursprung: Extension (gehobener Arm), Adduktion, Innenrotation, Flexion gesenkter Arm • Bei fixiertem Ansatz: Einatemhilfsmuskel (hebt Rippen)
M. pectoralis minor	Ventral an 2.–5. Rippe, nahe Knorpel-Knochen-Grenze	Spitze Proc. coracoideus	• Bei fixiertem Ursprung: Depression u. Abduktion der Skapula • Bei fixiertem Ansatz: Einatemhilfsmuskel (hebt Rippen)
M. serratus anterior superior	1. u. 2. Rippe	Angulus superior scapulae	• Bei fixiertem Ursprung: Abduktion d. Skapula • Bei fixiertem Ansatz: Einatemhilfsmuskel (hebt Rippen)
M. serratus posterior superior	Dornfortsätze 6. und 7. Hals- sowie 1. und 2. Brustwirbel	Am Oberrand 2.–5. Rippe, lateral Angulus costae	Einatemhilfsmuskel (hebt 2.–5. Rippe), unterstützt Extension BWS
Mm. scaleni	Querfortsätze Halswirbel, Tubercula anteriores	1.–3. Rippe	Einatemhilfsmuskeln (Heben der obersten 2 Rippen), Übertragung des Thoraxgewichts auf Wirbelsäule
M. sternocleidomastoideus	Caput sternale: langsehnig von der Ventralfläche Sternum Caput claviculare: kurzsehnig vom medialen Drittel Klavikula	Proc. mastoideus, Linea nuchae superior	• Bei fixiertem Ursprung: – Kraniale HWS: Flexion – Kaudale HWS und Kopfgelenke: Extension • Bei fixiertem Ansatz: Einatemhilfsmuskel (hebt Sternum u. Klavikula)

  - Pleuraspalt: mit dünnem Flüssigkeitsfilm gefüllt, in ihm herrscht leichter Unterdruck
- ➢ Lunge, Atemwege

Funktionsmechanismen

Kräfte in der Lunge:

- Elastische Rückstellkräfte: Lunge ist elastisch u. bestrebt nach Einatmung wieder in Atemruhelage zurückzukehren
- Thoraxkräfte: mit ihnen dehnt Muskulatur die Lunge gegen ihren elastischen Widerstand

Einatmung:

- Unterdruck im Pleuraspalt saugt Lunge an Rippen u. *Diaphragma* fest → Lunge folgt den Bewegungen v. *Diaphragma* u. Brustkorb
- *Diaphragma* wird angespannt → *Diaphragmakuppeln* flachen ab → ziehen Lungenflügel nach unten → dehnen Lunge
- Äußere Zwischenrippenmuskeln werden angespannt → heben Rippen an, erweitern Brustkorb → dehnen Lunge
- Atemhilfsmuskulatur: kommt bei starken Atemwegswiderständen, bzw. Atemnot, zum Einsatz

Ausatmung:

- Zwerchfell u. äußere Zwischenrippenmuskeln erschlaffen → elastische Rückstellkräfte ziehen Lunge in Atemruhelage
- Bei forcierter Exspiration: innere Zwischenrippenmuskeln werden angespannt → Brustkorb senkt sich

Wichtige Erkrankungen

- Beim Pneumothorax gelangt Luft in Pleuraspalt → Sogwirkung fällt aus → Lunge fällt in sich zusammen
- Bei Asthma bronchiale schwellen Bronchien an → erhöhter Atemwiderstand, bes. beim Ausatmen

MERKE
Der Kutschersitz kann als atemerleichternde Position bei an Atemnot Leidenden eingesetzt werden.

Atmung – Gasaustausch

Definition

Der Gasaustauch findet in den Alveolen statt. Durch ihn wird im Körper angefallenes CO_2, das mit dem Blut in die Lunge kommt, durch Sauerstoff aus der Luft ersetzt. Im Gewebe läuft der Vorgang andersherum ab: Sauerstoff aus dem Blut wird gegen in den Zellen angefallenes CO_2 ausgetauscht.

Beteiligte Strukturen

- Lunge: Wand der Alveolen + Endothel der Blutkapillaren = Blut-Luft-Schranke. Sie ist extrem dünn, um auch bei kurzer Kontaktzeit große Gasdiffusion zu erreichen
- Blut: als Transportmedium für gelöste Gase
- Peripherie: Kapillarendothel u. Gewebe, Zellen

Funktionsmechanismen

Die Menge der in der Lunge effektiv mit dem Blut ausgetauschten Gase ist abhängig v.:

- *Ventilation:* Menge der in Lunge aufgenommenen Gase
- *Perfusion:* Durchblutung der Lunge (nicht ventilierte Lungenareale werden auch fast nicht perfundiert – Euler-Liljestrand-Reflex)
- *Diffusion:* je kürzer die Diffusionsstrecke, desto mehr Gas wird in kurzer Zeit ausgetauscht
- Partialdrücke:
  - Luftdruck auf Meereshöhe: 760 mmHg
  - Sauerstoff in Einatemluft: 21 % → Sauerstoffpartialdruck (pO_2) 21 % v. 760 mmHg = 159 mmHg
  - Nach Abzug von Wasserdampfdruck: pO_2 = 150 mmHg
  - Stoffe diffundieren immer entlang eines Konzentrationsgradienten (viel Sauerstoff in Alveole, wenig im Blut → Sauerstoff diffundiert ins Blut)
  - CO_2 im Blut: physikalisch gelöst, als Bikarbonat od. an Hämoglobin gebunden

Wichtige Erkrankungen

Wird die Alveolenwand u. damit die Blut-Luft-Schranke dicker (z. B. bei Lungenfibrose), wird die Diffusion erschwert. In Ruhe kann evtl. noch genügend Sauerstoff aufgenommen werden, bei Belastung kommt es aber zu Atemnot (*Dyspnoe*).

Atmung – Ventilation

Definition

Die Ventilation ist der Vorgang, bei dem Luft aus der Umgebung durch ➤ Nase, Rachen, ➤ Kehlkopf und Luftröhre in die ➤ Lunge hinein- und wieder herausgelangt.

Beteiligte Organe

- Obere Atemwege: Nase, *Nasopharynx, Mesopharynx, Hypopharynx*
- Untere Atemwege: *Larynx, Trachea, Bronchien, Bronchiolen*
- Lunge
- Atemmuskulatur

Funktionsmechanismen

Angetrieben v. d. Atemmuskulatur u. beeinflusst v. d. Elastizität des Thorax u. der Dehnbarkeit der Lunge gelangt je nach Bedarf Luft in die Lunge.

- Atemminutenvolumen (AMV – Luftmenge, die pro Minute ein- und ausgeatmet wird): 7,5 l
- Inspiratorisches Reservevolumen (IRV – Luftmenge, die nach normalem Einatmen zusätzl. eingeatmet werden kann): 2,0–3,0 l
- Exspiratorisches Reservevolumen (ERV – Luftmenge, die nach normalem Ausatmen zusätzl. ausgeatmet werden kann): 1,0 l
- Residualvolumen: Luftmenge, die auch nach völligem Ausatmen noch in der Lunge bleibt
- Forciertes exspiratorisches Volumen in der 1. Sekunde (FEV1 – Menge Luft, die nach max. Einatmung in der ersten Sekunde höchstens ausgeatmet werden kann)

Werden Atemvolumina addiert, heißt das Ergebnis Kapazität:

- Vitalkapazität (VC = inspiratorisches Reservevolumen + Atemzugvolumen + exspiratorisches Reservevolumen): 4,5 l
- Totalkapazität (TLC = inspiratorisches Reservevolumen + Atemzugvolumen + exspiratorisches Reservevolumen + Residualvolumen): 6 l
- Funktionelle Residualkapazität (FRC = exspiratorisches Reservevolumen + Residualvolumen)
- Atemminutenvolumen (AMV = Atemzugvolumen × Zahl der Atemzüge pro Minute): bei 0,5 l AZV u. 12–16 Atemzügen pro Minute ca. 7,5 l

Wichtige Erkrankungen

- Restriktive Atemwegserkrankungen (z. B. Lungenfibrose): Ausdehnung von Lunge und Thorax eingeschränkt, z. B. durch Pleuritis
- Obstruktive Lungenfunktionsstörungen (z. B. chronische Bronchitis, Asthma bronchiale): erhöhte Strömungswiderstände in Atemwegen; Ausatmung fällt schwer
- Perfusionsstörungen der Lunge: z. B. Lungenembolie o. Lungenödem

PT-PRAXIS

Das Giebelrohr ist ein Atemtrainer, mit dem der Atemantrieb und die Ventilation der Lunge verbessert werden kann.

BESONDERE INFORMATION

Auch der biochemische Prozess, bei dem Zellen unter Sauerstoffverbrauch Energie gewinnen, heißt Atmung. Um ihn klar v. der äußeren Atmung in der Lunge zu unterscheiden, wird er Zellatmung od. innere Atmung genannt.

Auge – Augapfel

Definition

Der Augapfel (*Bulbus oculi*) ist der runde, von außen teilweise sichtbare Teil des Sehorgans. Er liegt geschützt in der knöchernen Augenhöhle (*Orbita*) und enthält die lichtbrechenden und -verarbeitenden Strukturen.

Beteiligte Strukturen

(➤ Abb. 3)

Der Augapfel ist umgeben v. 3 Häuten:

- Äußere Augenhaut, besteht aus Lederhaut (*Sklera*) u. transparenter, gefäßfreier Hornhaut (*Kornea*)
- Mittlere Augenhaut (*Uvea*) besteht aus:
  - Im hinterem Teil Aderhaut (*Chorioidea*); reich an Blutgefäßen
  - Ziliarkörper *(Corpus ciliare);* enthält Ziliarmuskel – wichtig für Akkommodation, Ursprung der Zonulafasern

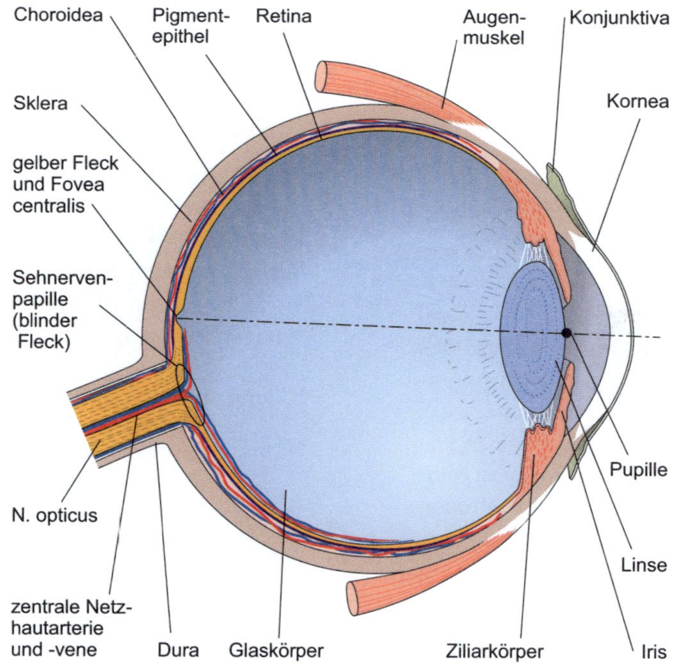

Abb. 3 Struktur des Augapfels mit Hornhaut und Sehnerv. [L190]

  - Regenbogenhaut (*Iris*); runde Scheibe mit Loch (*Pupille*) in d. Mitte, pigmentiert (→ Augenfarbe), enthält Muskeln
- Innere Augenhaut, besteht aus Netzhaut (*Retina*) u. Pigmentepithel

Der Augapfel enthält 3 Kammern:

- Vordere Augenkammer: zw. Iris u. Hornhaut
- Hintere Augenkammer: zw. Linse u. Iris
- Glaskörper: gallertig

Bei der Netzhaut liegt ein komplexer Aufbau aus mehreren Schichten vor:

- Sinneszellenschicht
- Schicht der Stäbchen u. Zapfen: Außensegmente der eigentlichen Sehsinneszellen.
  - Stäbchen: Hell-/Dunkelsehen, hohe Lichtempfindlichkeit, v. a. in der Netzhautperipherie
  - Zapfen: Farbsehen (rot, grün, blau), geringe Lichtempfindlichkeit, höchste Dichte im gelben Fleck (*Macula lutea*, Ort des schärfsten Sehens)

Schutz- u. Hilfseinrichtungen:

- Augenlider
- Wimpern u. Augenbrauen
- Bindehaut (*Konjunktiva*)
- Tränenapparat

Funktionen

- Sklera: schützt Augapfel u. verleiht ihm kugelige Form
- Choroidea: Ernährung der Retina, verhindert Lichtreflexe im Augapfel
- Corpus ciliare: über Zonulafasern Aufhängung der Linse; Bildung v. Kammerwasser; Ziliarmuskel wichtig für Akkommodation
- Iris: passt Pupillengröße an Lichteinfall an („Blende“)
- Retina (Netzhaut): Ort, an dem Licht in elektrische Nervensignale umgewandelt wird
- Glaskörper: trägt zur Lichtbrechung bei
- Schutz- und Hilfseinrichtungen → Schutz vor Fremdkörper und Austrocknen
- Sehen:
  - Umwandlung des Lichts in Nervenimpulse erfolgt in der Netzhaut. Die Informationen erreichen die Großhirnrinde im Bereich der primären Sehrinde im Okzipitallappen
  - Sehnervenkreuzung (*Chiasma opticum*): → Gesichtsfeldhälften werden jeweils im kontralateralen Okzipitallappen abgebildet

Wichtige Erkrankungen

Ist der Abfluss des Kammerwassers gestört, erhöht sich der Augendruck → Grüner Star (*Glaukom*) → kann zur Erblindung führen.

Auge – Muskulatur

Definition

Am und im Auge gibt es Muskeln mit folgenden Aufgaben:
- Bewegen d. Augapfels
- Regulieren d. Pupillenweite
- Scharfes Sehen ermöglichen durch Verstellen der Linse
- Heben und Senken der Augenlider

Beteiligte Strukturen

Jeder Augapfel wird durch 6 quergestreifte Muskeln bewegt:
- *M. rectus sup.*: Heben u. Einwärtsrollen des Auges
- *M. rectus inf.*: Senken u. Auswärtsrollen des Auges
- *M. rectus lat.*: Auswärtsbewegung (*Abduktion*)
- *M. rectus med.*: Nasalbewegung
- *M. obliquus sup.*: Abduktion, Einwärtsrollen, Blicksenken; Sehne wird an Trochlea umgelenkt
- *M. obliquus inf.*: Blickhebung, Abduktion, Außenrollen

Die Pupillenweite wird vom vegetativen Nervensystem durch 2 glatte Muskeln reguliert:
- *M. dilatator pupillae;* Sympathikus, Weitstellen (*Mydriasis*)
- *M. sphincter pupillae;* Parasympathikus, Engstellen (*Miosis*)

Der ringförmige, parasympathisch innervierte Ziliarmuskel (*M. ciliaris*) regelt *Akkommodation* (Fern- u. Naheinstellung) der Linse.

Funktionen

- Die quergestreiften Augenmuskeln ermöglichen:
  - Bilder auch v. sich bewegenden Objekten auf Netzhaut zu fixieren
  - Durch koordinierte Bewegung beider Augen räumliches Sehen
  - Bei nahen Objekten durch Einwärtsdrehung beider Augen (*Konvergenzreaktion*) Doppelbilder zu verhindern
- Bei starkem Lichteinfall, der Nahakkommodation od. Parasympathikusaktivität, verengt M. sphincter pupillae d. Pupille → verhindert Schaden der Retina durch zu viel Licht u. Verbesserung d. Schärfe bei Abbildung naher Gegenstände
- Bei wenig Licht od. Sympathikusaktivität erweitert M. dilatator pupillae d. Pupille

Wichtige Erkrankungen

- Im Alter nehmen Flexibilität der Linse u. damit die Fähigkeit zur Nahakkomodation ab → Altersweitsichtigkeit (*Presbyopie*)
- Bestimmte neurologische Störungen (z. B. Ischämie im Mittelhirn) können zu anormalen Lichtreaktionen der Pupille führen (z. B. nur einseitige Lichtreaktion)

Bauchspeicheldrüse – endokrine Funktion

Definition

Die *endokrinen* Anteile der Bauchspeicheldrüse (*Pankreas*) stellen die Langerhans-Inseln dar. In ihnen werden Hormone hergestellt, die den Kohlenhydratstoffwechsel des Körpers maßgeblich beeinflussen.

Beteiligte Strukturen

- Langerhans-Inseln: 0,2 mm große Gruppen dicht stehender, heller Zellen im Pankreas-Gewebe
- A-Zellen: Glukagon-Produktion
- B-Zellen: Insulin-Produktion
- D-Zellen: Somatostatin-Produktion
- PP-Zellen: Produktion v. pankreatischem Polypeptid

Funktionen

Glukagon:
- Setzt Glukose aus Glykogen-Speichern in Leber frei
- Ausgeschüttet bei Unterzucker (*Hypoglykämie*)

Insulin:
- Bringt Muskel- u. Fettzellen dazu, Glukose aus Blut aufzunehmen
- Bringt Leberzellen dazu, Glukose in Glykogen-Speicher einzubauen
- Ausgeschüttet bei hohem Blutzucker (*Hyperglykämie*)
- Bewirkt Eiweiß- u. Fettaufbau (= anabole Wirkung)

Somatostatin:
- Unterdrückt Ausschüttung v. Insulin u. Glukagon

Wichtige Erkrankungen

Zuckerkrankheit (*Diabetes mellitus*):
- Typ 1: „Jugendlicher D. m.“: B-Zellen werden durch Autoimmunreaktion zerstört
- Typ 2: „Altersdiabetes“: Fettgewebe reagiert nicht mehr auf Insulin

Bauchspeicheldrüse – exokrine Funktion

Definition

Die Bauchspeicheldrüse (*Pankreas*) ist eine Drüse mit *endokriner* und *exokriner* Funktion. Als exokrine Drüse stellt sie Verdauungsenzyme her.

Beteiligte Strukturen

Lage (➢ Abb. 4):
- Hinter dem Magen zw. Leber, Zwölffingerdarm u. Milz
- *Retroperitoneal* → nur an Vorderfläche mit Bauchfell bedeckt

Aufbau:
- Kopf: wird C-förmig vom Zwölffingerdarm umschlungen
- Körper
- Schwanz: nahe Milz

Ausführungsgang:
- Bauchspeichelgang (*Ductus pancreaticus*) durchzieht ganzen Pankreas in Längsachse, mündet meist mit Gallengang an Vater-Papille (*Papilla vateri*) im Zwölffingerdarm

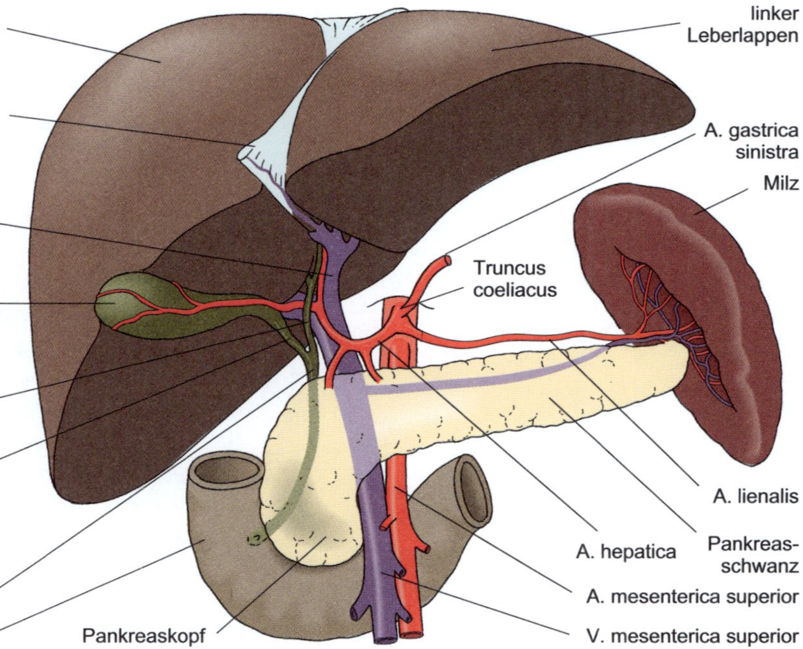

Abb. 4 Die Oberbauchorgane in der Vorderansicht [L190]

- Manchmal zusätzl. Ausführungsgang (*Ductus pancreaticus accessorius*) mit eigener Mündung neben Vater-Papille
  Gefäßversorgung: Äste aus *Truncus coeliacus* u. A. *mesenterica superior*

Funktionen

Pankreassaft:

- 1–1,5 l pro Tag
- Pankreassaft enthält Bikarbonat→ saurer pH des Speisebreis aus Magen wird abgepuffert
- Drüsenzellen geben Verdauungsenzyme ab
  Enzyme (u. a.):
- Eiweißspaltend:
  - Trypsin, Chymotrypsin: werden als inaktive Vorstufen (Trypsinogen, Chymotrypsinogen) abgegeben u. erst im Dünndarm aktiviert → Schutz des Pankreas vor Selbstverdauung
  - Carboxypeptidase
- Stärkespaltend: α-Amylase: spaltet Stärke zu *Maltose* (Zweifachzucker)
- Fettverdauung: Lipase: spaltet Fettsäuren v. Triglyzeriden ab

Wichtige Erkrankungen

Bei einer akuten Pankreas-Entzündung (*Pankreatitis;* am häufigsten, wenn Gallensteine die Vater-Papille verschließen od. als Folge v. Alkoholmissbrauch) werden Pankreas-Enzyme nicht erst im Dünndarm, sondern schon im Pankreas aktiviert → Pankreas verdaut sich selbst.

Bauchmuskulatur

Definition

Die Bauchmuskulatur bildet zusammen mit Haut und Unterhautfettgewebe die Bauchwand und umschließt die Bauchhöhle.

Beteiligte Strukturen

(➢ Abb. 5, ➢ Tab. 4)

- *M. rectus abdominis:*
  - Bildet Vorderwand der Bauchhöhle (mit *Rektusscheide u.* Aponeurose)
  - Läuft vom Sternum bis zur Symphyse, v. *Rektusscheide* umhüllt
  - Mehrbäuchiger Muskel mit Zwischensehnen („Sixpack“)
  - Wird in der Mitte v. senkrecht laufender Sehne (*Linea alba*) unterbrochen
- *M. obliquus internus abdominis, M. obliquus externus abdominis:*
  - Fasern laufen senkrecht zueinander (Externus schräg abwärts, Internus schräg aufwärts)
  - Setzen an kräftigen Sehnenblättern (*Aponeurose*) an, die über Rektusscheide seitl. in Linea alba einstrahlen

Tab. 4 Muskulatur der vorderen Rumpfwand

Muskel	Ursprung	Ansatz	Funktion
M. rectus abdominis	Knorpel 5.–7. Rippe, Proc. xiphoideus	Oberer Rand Schambein zw. Tuberculum pubicum u. Symphyse	Bauchpresse, nähert Thorax u. Becken einander an, beugt also Rumpf od. hebt Becken
M. obliquus externus abdominis	Untere acht Rippen	Darmbeinkamm, Spina iliaca anterior superior, Leistenband, Tuberculum pubicum	Bauchpresse, Neigung Rumpf nach vorne, Hebung Becken; einseitige Drehung Rumpf zur entgegengesetzten Seite, seitliche Rumpfbeugung
M. obliquus internus abdominis	Fascia thoracolumbalis, Crista iliaca, Spina iliaca anterior superior (= vorderer oberer Darmbeinstachel), Leistenband	Knorpel der letzten drei bis vier Rippen, Linea alba	Bei doppelseitiger Anspannung gleiche Funktion wie M. obliquus externus; einseitige Rumpfdrehung nach der gleichen Seite, seitliche Rumpfbeugung
M. transversus abdominis	Knorpel der sechs letzten Rippen, Procc. costarii der LWS, Crista iliaca, Spina iliaca ant. sup., Leistenband	Linea alba	Einziehen u. Spannen Bauchwand, Bauchpresse

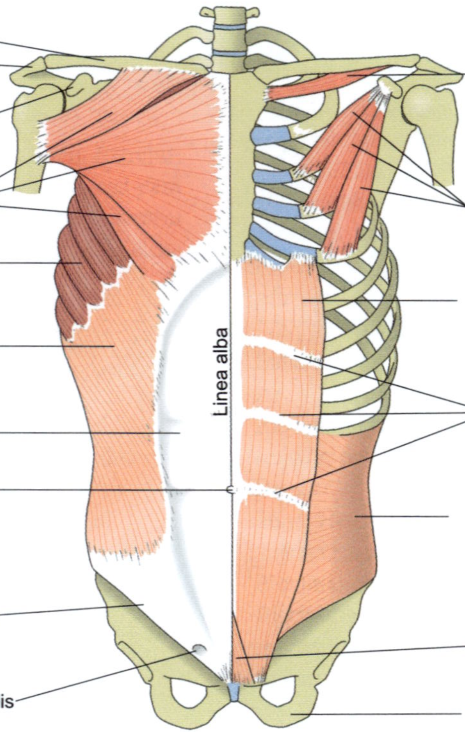

Abb. 5 Die vordere Rumpfwandmuskulatur. Auf der rechten Seite sieht man die oberflächliche Muskulatur, links die tieferen Muskelschichten. [L190]

- *M. transversus abdominis:*
  - Setzt über Rektusscheide an Linea alba an
  - Ist über die *Fascia thoracolumbalis* mit Rückenmuskulatur verbunden
- Innervation: aus *Rami anteriores* der Spinalnerven
- Leistenkanal (*Canalis inguinalis*):
  - Röhre zw. Bauchhöhle u. Schamgegend
  - Durchtritt durch Lücken im M. obliquus externus (äußerer Leistenring) u. M. transversus abdominis (innerer Leistenring)
  - Verlauf v. innen-lateral-oben nach außen-medial-unten
  - Enthält beim Mann den Samenstrang, bei der Frau ein bindegewebiges Band

Funktionen

- Mitwirkung bei Rumpfbewegungen
- Zusammenpressen der Bauchhöhle (Bauchpresse u. a. bei Stuhlgang u. Geburt)
- Muskeln, die das Abdomen umgeben (abdominal football), sind am Aufbau des intraabdominellen Drucks (IAD) beteiligt

Wichtige Erkrankungen

Ein Durchtritt v. Material aus der Bauchhöhle durch Lücken in der Muskulatur (natürlich: Nabel, Leistenkanal; künstl.: nach Operationen) heißt Bruch (*Hernie,* z. B. Leistenhernie, Nabelhernie). Werden Darmschlingen dabei abgedreht (*inkarzeriert*), können diese absterben u. perforieren → Lebensgefahr!

MERKE

Bei Bauchschmerzen od. nach Operationen im Bauchraum entspannt ein Kissen unter den Knien die Bauchdecke u. verschafft Linderung.

Becken – Gelenke und Bänder

Definition

Das Becken verfügt über straffe Gelenke (*Iliosakralgelenke, Articulatio sacroiliaca*), ein unechtes Gelenk, das die beiden Schambeine verbindet (*Symphyse, Symphysis pubica)* und über echte Gelenke, die Hüften (*Articulatio coxae*), die eine Verbindung zum Oberschenkel und damit zur oberen Extremität herstellen. Alle Gelenke werden durch Bänder gesichert.

Beteiligte Strukturen

Iliosakralgelenk (ISG):
- Straffes Gelenk *(Amphiarthrose)*
- Facies auricularis ossis sacralis (Gelenkfläche am Os sacrum) verzahnt mit Facies auricularis ossis ilii (Gelenkfläche am Os ilium) → Federung, geringe Beweglichkeit
- Gesichert durch straffe Gelenkkapsel u. starke Bänder (➤ Abb. 6):
  - *Ligg. iliolumbales superior* und *inferior:* verbinden lumbale Wirbel (L4 und L5) mit Os ilium

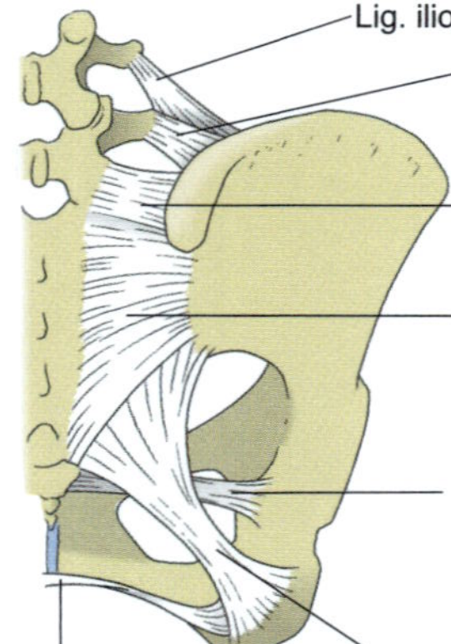

Abb. 6 Iliosakrale Ligamente: Beckenansicht von dorsal [L190]

  - *Ligg. sacroiliaca interossea* (tiefliegend) und *Lig. sacroiliacum posterius* und *Ligg. sacoiliaca anteriora et ventralia* (oberflächlich): verstärken Gelenkkapsel
  - *Lig. sacrospinale* u. *Lig. sacrotuberale:* ziehen vom Sakrum zur Spina ischiadica bzw. Tuber ischiadicum; bilden Foramen sciaticum

Symphyse: Diskus aus Faserknorpel, verbindet beide Schambeine (*Synarthrose*)
- Straffes Gelenk mit wenig Bewegungsspielraum, gesichert durch Bänder (*Lig. pubicum superius, Lig. pubicum posterius* und *Lig. pubicum anterius*)

Art. coxae:
- *Facies lunata* und *Fossa acetabuli* bilden konkave Gelenkfläche am Pelvis, *Facies articularis capitis femoris* bildet konvexe Gelenkfläche am Femurkopf
- *Labrum acetabuli* dient der Vervollständigung der Gelenkfläche (faserknorpeliger dreiseitiger Ring)
- In *Fossa acetabuli* der *Fascies lunata* liegt Fettkissen mit Lig. capitis femoris: dieses zieht durch die *Fovea capitis femoris* (Grube im Femurkopf) und umhüllt Arterie, die den Femur versorgt

- Als Kugelgelenk (Art. sphaeroidea) hat das Art. coxae einen großen Bewegungsumfang
- Bänder v. Hüfte zum Oberschenkel sichern Gelenk (dorsale Sicherung überwiegend muskulär, ventrale Sicherung v. a. durch Ligamente)
- Längsachse des Collum femoris und Corpus femoris stehen in 126°-Winkel zueinander: *CD-Winkel* (Collum-Diaphysenwinkel)
- Transversalachse der Femurkondylen und Längsachse des Collum femoris stehen im 12°-Winkel zueinander (*Antetorsionswinkel*)
- Winkel zwischen den Senkrechten durch den Mittelpunkt des Caput femoris und der Verbindungslinie zwischen Zentrum und Pfannenerker: *CE-Winkel* (Zentrum-Eckenwinkel): dient als Indikator für mechanische Qualität des Hüftgelenks

Funktionen

- Iliosakralgelenk, Symphyse: federndes Zusammenhalten des Beckenrings
- Bewegungsachse etwa in Höhe von S2:
  - Nutation: Basis des Os sacrum translatiert nach ventral und kaudal
  - Kontranutation: Basis des Os sacrum translatiert nach dorsal und kranial
- Symphyse: Knorpel wird während Schwangerschaft elastischer → leichtere Passage des Kindes
- Hüftgelenk: beim Gang Tragen des gesamten Rumpfgewichtes
- Passive Stabilität des Hüftgelenkes:
  - Extension: Lig. iliofemorale superius et inferius, Lig. pubofemorale u. Lig. ischiofemorale
  - Flexion: keine ligamentäre Hemmung, Kapselligamente werden gespannt
  - Exorotation: Lig. iliofemorale superius u. Lig. pubofemorale
  - Endorotation: Lig. ischiofemorale
  - Abduktion: Lig. pubofemorale u. Lig. ischiofemorale
  - Adduktion: Lig. iliofemoral superius

Wichtige Erkrankungen

- Bei Neugeborenen: Hüftgelenkdysplasie → zu flaches Acetabulum → Femurkopf rutscht heraus
- Im Alter: Gelenkabnutzung Hüftgelenk → *Coxarthrose*

Becken – Knochen

Definition

Das Becken (*Pelvis*) ist ein Ring aus dem *Os sacrum* und den *Ossa coxae.* Es bildet das Bindeglied zwischen Rumpf und Beinen.

Beteiligte Strukturen

(➢ Abb. 7)

Os sacrum: aus 5 zusammengewachsenen Wirbeln aufgebaut

Os coxae: aus 3 zusammengewachsenen Knochen:

- 1. *Os ilium* besteht aus *Corpus ossis ilii und Alae ossis ilii* (schaufelförmige Platte)
  - Hat 4 Vorsprünge: *Spina iliaca anterior superior* (SIAS), *Spina iliaca anterior inferior* (SIAI), *Spina iliaca posterior superior* (SIPS), *Spina iliaca posterior inferior* (SIPI)
  - Begrenzungen: *Linea arcuata ossis ilii* und *Christa iliaca* (hat *Labium internum* und *externum)*
  - *Facies glutealis:* Ursprungsstelle der Glutealmuskulatur (Linea glutealis posterior, anterior und inferior)
  - *Facies auricularis:* bildet als Gelenkfläche Verbindung mit Sakrum
- 2. *Os pubis:* mit *Tuberculum pubis,* oberer (*Ramus superior ossis pubis*) u. unterer Schambeinast (*Ramus inferior ossis pubis*)
- 3. *Os ischii* mit *Tuber ischiadicum* u. (*Spina ischiadica,* nach hinten gerichtet)
- Beide Hüftbeine (Os sacrum/Os coxae) sind über die *Symphyse* (Diskus aus Faserknorpel, mit Bändern gesichert) zw. den Schambeinen miteinander verbunden
- Alle 3 Hüftbeinknochen sind an Hüftgelenkspfanne (Azetabulum) beteiligt
- *Os pubis* u. Os coxae umrahmen Hüftbeinloch (*Foramen obturatum,* durch Membrana obturatoria verschlossen)
- 4 paarige *Foramina sacralia* stehen mit Canalis sacralis in Verbindung
- Am Beckeneingang Übergang vom großen Becken z. kleinem Becken:
  - Gedachte *Linea terminalis* markiert Übergang
  - Verläuft v. Oberrand d. Symphyse über oberen Schambeinast; am Unterrand der Darmbeinschaufeln (*Linea arcuata*) zum Kreuzbein

Funktionen

- Das Becken bildet Verbindung zw. Rumpf u. unterer Extremität
- Rumpfgewicht wird im Stehen auf Femurkopf übergeleitet, ruht im Sitzen haupts. auf Sitzbeinhöckern
- Durchtritt des kindl. Kopfes bei der ➢ Geburt

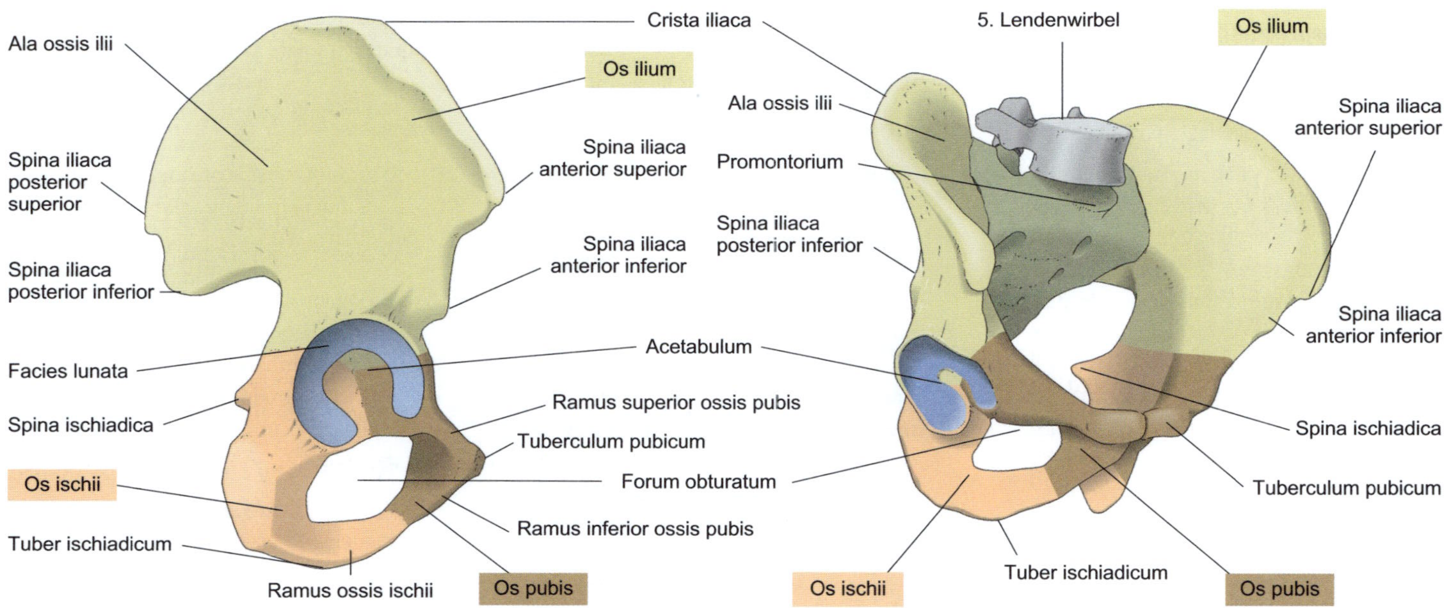

Abb. 7 Das rechte Os coxae von dorsolateral und gesamte Beckenring von ventrolateral [L190]

Becken – Muskulatur

Definition

Am Becken entspringen zahlreiche Muskeln, die zum Oberschenkel ziehen, sowie die Muskulatur des Beckenbodens.

Beteiligte Strukturen

Äußere Hüftmuskulatur (➤ Tab. 5) diese wird durch die Fascia lata zusammengehalten: Verstärkung lateral (Tractus iliotibialis).

- *M. gluteus maximus:* Ursprung: Kreuzbein, Darmbein, Steißbein; Ansatz strahlt in den *Tractus iliotibialis* am Oberschenkel ein; großer, kräftiger Muskel
- *M. gluteus medius:* Ursprung: Darmbein; Ansatz: *Trochanter major* d. Femurs; Abduktion d. Oberschenkels, unterm M. glutaeus maximus gelegen
- *M. gluteus minimus:* wie M. gluteus medius, aber unter diesem liegend
- Auf Höhe des Trochanter major liegen die Bursa trochanterica m. glutei maximi/medii/minimi
- *M. tensor fasciae latae*
- *M. piriformis:* Ursprung: Os sacrum Innenfläche; Ansatz: *Trochanter major*
- *N. ischiadicus* zieht durch das Foramen infrapiriforme
- *M. obturatorius externus:* Ursprung an Außenfläche d. *Membrana obturatoria;* Ansatz zw. den Trochanteren d. Femurs
- *M. gemellus superior, M. gemellus inferior:* Ursprung: Sitzbein; Ansatz: Sehne d. M. *obturatorius internus*
- *M. quadratus femoris:* Ursprung: Sitzbeinhöcker; Ansatz: zw. Trochanteren

Innere Hüftmuskulatur:

- *M. iliopsoas,* zusammengesetzt aus *M. psoas major* u. M. *iliacus:* Ursprung: *Os ilium* u. Lendenwirbel; Ansatz: gemeinsam am *Trochanter minor*
- Zwischen *M. iliopsoas* und *Os coxae:* Bursa iliopectinea; Funktion: Polsterung des M. iliopsoas
- *M. obturatorius internus:* Ursprung: Innenfläche d. Membrana obturatoria; Ansatz: zw. Trochanteren d. Femurs (läuft um den Hüftknochen herum zur Dorsalseite)

Beckenboden – Platte aus Muskeln u. Sehnen (➤ Tab. 6):

- *M. coccygeus* u. M. *levator ani* (besteht aus M. puborectalis, M. pubococcygeus u. M. iliococcygeus) bilden *Diaphragma pelvis;* Trichter mit Levatorschlitz zum Durchtritt v. Darm- u. Urogenitalöffnung
- *M. transversus perinei profundus, M. transversus perinei superficialis:* mittlere u. oberflächliche Muskelschicht, nur im ventralen Bereich (Damm-Bereich). Bilden zusammen mit Lig. transversum perinei das *Diaphragma urogenitale*
- *M. bulbospongiosus, M. sphincter ani externus:* umschließen Urogenital- bzw. Analöffnung

Funktionen

- Innere u. äußere Hüftmuskulatur bewegen Oberschenkel

Tab. 5 Hüftmuskeln

Muskel	Ursprung	Ansatz	Funktion	Innervation
Spinofemorale Muskulatur				
M. iliopsoas **M. psoas major**	Wirbelkörper, Proc. costarii und Disci Th12–L5	Femur, Trochanter minor	Hüftflexion, Adduktion u. Exorotation sowie lumbale Lordosierung (wichtig bei normalen Gehbewegungen)	Plexus lumbalis
Pelvifemorale Muskulatur				
M. iliopsoas **M. iliacus**	Fossa iliaca Ileum u. Spina iliaca anterior inferior	Femur, Trochanter minor	Hüftflexion, Adduktion u. Exorotation sowie Anteriorrotation Ileum (wichtig bei normalen Gehbewegungen)	Plexus lumbalis
M. gluteus maximus	**Tiefer Teil:** Ala ossis ilii (Facies glutealis) u. Lig. sacrotuberale **Oberflächlicher Teil:** Fascia thoracolumbalis, Crista iliaca, SIPS, dorsale Fläche Sakrum und Os coccygis	Tractus iliotibialis u. Tuberositas glutealis femoris	Hüftextension, Exorotation u. etwas Abduktion (laterale Fasern)	N. gluteus inferior
M. gluteus medius	Ala ossis ilii, Facies glutealis	Femur, Trochanter major (lateral)	Hüftabduktion, ventrale Fasern auch Flexion u. Endorotation, dorsale Fasern auch Retroversion u. Exorotation	N. gluteus superior
M. gluteus minimus	Ala ossis ilii, Facies glutealis	Femur, Spitze des Trochanter major	➤ M. gluteus medius	N. gluteus superior
M. pectineus	Pecten ossis pubis	Femur, Linea pectinea	Hüftadduktion, Flexion und Exorotation	N. femoralis und N. obturatorius
M. adductor longus	Os pubis, Ramus superior und inferior	Femur, Linea aspera (Mitte)	Hüftflexion, etwas Adduktion und Exorotation	N. obturatorius
M. adductor brevis	Os pubis, Ramus inferior	Femur, Linea pectinea (distal) und Linea aspera (proximal)	Hüftadduktion, Flexion und Exorotation	N. obturatorius

Tab. 5 Hüftmuskeln (*Forts.*)

Muskel	Ursprung	Ansatz	Funktion	Innervation
M. adductor magnus	**Pars superior:** Os pubis, Ramus inferior und Ramus ossis ischii **Pars media:** Ramus ossis ischii **Pars inferior:** Tuber ischiadicum	Linea aspera (proximal) Linea aspera (distal) Tuberculum adductorium	Hüftadduktion und -extension Exorotation Exorotation Endorotation	N. obturatorius N. obturatorius N. tibialis
Sakrofemorale Muskulatur				
M. piriformis	Os sacrum, Facies pelvica	Femur, Trochanter major	Hüftexorotation u. Abduktion	Plexus sacralis
M. obturatorius internus	Os coxae u. Membrana obturatoria (Innenseite)	Femur, Fossa trochanterica	Hüftexorotation	Plexus sacralis
M. obturatorius externus	Os coxae u. Membrana obturatoria (Außenseite)	Femur, Fossa trochanterica	Hüftexorotation	N. obturatorius
M. gemellus superior	Spina ischiadica	Femur, Fossa trochanterica	Hüftexorotation	Plexus sacralis
M. gemellus inferior	Tuber ischiadicum	Femur, Fossa trochanterica	Hüftexorotation	
M. quadratus femoris	Tuber ischiadicum (lateral)	Femur, Crista intertrochanterica	Hüftexorotation u. Adduktion	

- M. gluteus maximus: wichtiger Strecker, Aufrichten d. Hüfte (wichtig für aufrechtes Stehen)
- M. gluteus medius: Abduktion; wichtig für aufrechten Gang (Anspannung auf d. Standbeinseite verhindert Abkippen d. Hüfte zur Spielbeinseite; beteiligt ist auch M. gluteus minimus)
- M. piriformis: Außenrotation, Abduktion
- M. gemellus superior, M. gemellus inferior, M. obturatorius externus, M. quadratus femoris: in untersch. Maße Außenrotation u. Adduktion
- M. obturatorius internus: Außenrotation
- M. iliopsoas: beugt Wirbelsäule zur Seite, wichtiger Oberschenkelbeuger
- Beckenbodenmuskulatur: ➤ Kontinenz

PT-PRAXIS

Beckenbodengymnastik nach Geburt kann einer möglichen Harninkontinenz oder sogar einem Uterusprolaps vorbeugen.

Tab. 6 Beckenbodenmuskeln

Muskel	Ursprung	Ansatz	Funktion	Innervation
Diaphragma pelvis: M. coccygeus				
M. coccygeus	Spina ischiadica	Os sacrum (lateraler Rand) u. Os coccygis (oberer Teil)	Trägt u. unterstützt Beckeneingeweide u. erhöht intraabdominalen Druck	Plexus sacralis
Diaphragma pelvis: M. levator ani				
M. puborectalis	Corpus ossis pubis	Os coccygis u. Lig. anococcygeum	Trägt u. unterstützt Beckeneingeweide u. erhöht intraabdominalen Druck	Plexus sacralis
M. pubococcygeus	Arcus tendineus m. levatoris ani			
M. iliococcygeus	Spina ischiadica			
Diaphragma urogenitale				
M. transversus perinei profundus	Verläuft zw. Rami der Ossa ischii	Rami ossa ischii	Trägt u. unterstützt Beckeneingeweide	N. pudendus
M. transversus perinei superficialis	Tuber ischiadicum	Corpus perineale		

Becken – Nerven und Gefäße

Definition

Durch das Becken verlaufen Nerven und Gefäße, die Beckenorgane und -muskulatur versorgen und zur unteren Extremität weiterziehen.

Beteiligte Strukturen

Arterien:

- *A. iliaca communis:* teilt sich auf in
  - *A. iliaca ext.*: läuft parallel zur Linea terminalis; läuft im Gefäßfach (*Lacuna vasorum*) unter Leistenband durch, wird dann zur *A. femoralis*
  - *A. iliaca int.*: zieht ins kleine Becken, gibt Äste zur Beckenmuskulatur, zu Beckenorganen u. zu äußeren Geschlechtsorganen ab
- Innere Beckenarterien: *A. iliolumbalis, A. glutea superior, A. glutea inferior, A. obturatoria* u. A. *pudenda interna*

Venen:

- Parallel zu Arterien; Mündung in *V. cava inf.*

Nerven:

- *N. femoralis:* zieht neben *A. u. V. femoralis* unter Leistenband durch, allerdings im Muskelfach (*Lacuna musculorum*) (Merkregel: IVAN: v. Innen: Vene, Arterie, Nerv)
- *N. ischiadicus:* tritt zw. Gesäßmuskulatur an Dorsalseite des Beckens hervor, läuft zur Oberschenkelrückseite
- Zahlreiche kleinere Nerven zu Bauch-, Oberschenkel- u. Beckenmuskulatur

Funktionen

- Arterien: Versorgung v. Muskulatur u. Beckenorganen
- N. femoralis: Versorgung Beuger im Hüftgelenk u. Strecker im Kniegelenk (großer Teil d. vorderen Oberschenkelmuskulatur)
- N. ischiadicus: versorgt Unterschenkel

MERKE

Bei *intramuskulären* (i. m.) Injektionen in die Gesäßmuskulatur ist auf ausreichend Abstand zu den Nerven zu achten, bes. zum N. ischiadicus.

BESONDERE INFORMATION

Der N. ischiadicus ist der größte Nerv im Körper.

Bindegewebe – allgemeine Grundlagen

Definition

Im Bindegewebe sind die Zellen von *Interzellularsubstanz* (extrazelluläre Matrix, Zwischenzell- oder Interzellularsubstanz) umgeben, die von ihnen selbst gebildet wird. Bindegewebe fungiert u. a. als Gerüst des Körpers und der Organe (*Stroma*). Im Bindegewebe gibt es ortsständige und mobile Zellen. Die Eigenschaften des jeweiligen Bindegewebes werden von der Interzellularsubstanz bestimmt. Ein wichtiges Protein der Interzellularsubstanz ist *Kollagen.*

Beteiligte Strukturen

Es entwickelt sich aus dem *Mesoderm.* Es gibt mehrere Arten v. Bindegewebe:

- Lockeres Bindegewebe: locker verteiltes Kollagen, einzelne elastische Fasern; Stroma der meisten Organe
- Straffes Bindegewebe: dicht gepackte Kollagenbündel; in Sehnen, Bändern, Lederhaut, vielen Organkapseln
- *Retikuläres* Bindegewebe: netzartige Kollagenstruktur; Stroma v. lymphatischen Organen
- *Mesenchym:* embryonales Bindegewebe
- Stützgewebe: ➢ Knorpel, ➢ Knochen
- ➢ Fettgewebe

Ortsständige Bindegewebszellen:

- *Fibroblasten:* bilden Bindegewebe
- Mesenchymzellen: Vorläuferzellen der Fibroblasten

Mobile Bindegewebszellen: ➢ Abwehrzellen

➢ Grundsubstanz

- Hoher Polysaccharidanteil, geringer Proteinanteil: Proteoglykane und Glykoproteine
- Negative Ladung → bindet Wasser

Funktionen

- Halt- und Bindefunktion: gewährleistet Beweglichkeit
- Gerüst (*Stroma*) v. Organen
- Stützgewebe: Knochen, Knorpel, Fett; Aufrechterhalten der Körpergestalt
- Mobile Zellen: Abwehrzellen
- Wundheilung: bessere Regenerationsmöglichkeiten als Parenchym
- 3 Phasen der Wundheilung:
  - Entzündungsphase (vaskuläre Phase): Blutgerinnung, Entzündungsreaktionen
  - Proliferationsphase (Fibroblastenphase): Synthese v. Matrixkomponenten u. Kollagen
  - Umbauphase: Gefäßnetz wird reorganisiert, Nervengewebe wächst

BESONDERE INFORMATION

Immobilisation schwächt das Bindegewebe (Veränderungen in der Matrixzusammensetzung durch den Abbau von Proteoglykanen sowie Verminderung der Wasserbindung u. Bildung von Cross-links). Sind diese durch länger andauernde Immobilisation einmal strukturell im Gewebe festgelegt, ist eine schnelle Mobilisierung nicht mehr möglich.

PT-PRAXIS

Therapeutische Maßnahmen richten sich nach Phase der Wundheilung:

- Entzündungsphase: Heilungsprozess unterstützen (Blutstillung, Entlastung, Kühlung, Kompression, Hochlagern)
- Zelluläre Phase: partiell immobilisierende Maßnahmen, Bewegung im schmerzfreien Bereich, um Kollagensynthese (Typ III) zu fördern
- Proliferationsphase: leichte mobilisierende Techniken, keine intensive Mobilisation da Gewebe noch instabil ist
- Umbauphase: Funktioneller Bewegungen unter Belastungsanpassung

Bindegewebe – muskuläres Bindegewebe

Definition

Das muskuläre Bindegewebe unterscheidet sich vom eigentlichen Funktionsgewebe der Muskulatur, dem kontraktilen Teil.

Beteiligte Strukturen

Aufbau des Muskelbindegewebes:
- Muskel ist v. Bindegewebshülle (*Faszie*) umgeben
- Unter Faszie liegt äußere Bindegewebshülle (*Epimysium*)
- Bindegewebssepten (*Perimysium*) umgeben einzelne Gruppen v. Muskelfasern
- Bindegewebshülle umgibt jede einzelne Muskelfaser (*Endomysium*)
- *Titine* (Konnektine): elastisches Protein, das Myosin mit Z-Scheibe verbindet; sind an der passiven Spannung bei Verlängerung beteiligt

Sehnen:
- Als zugfeste kollagene Fasern am Ende des Muskels
- Sind umgeben von lockeren Bindegewebsschichten (*Paratenon*); Fasern sind umgeben von *Endotenon*, mehrere Faszikel vom *Epitenon*
- Anheftung des Muskels am Knochen
- Übertragung der Muskelkräfte auf den Knochen

Sehnenscheide (*Vagina tendineum*):
- Mit *Synovia* gefüllte Hülle um Sehne, die Gleitfähigkeit der Sehnen verbessern
- Aufbau: ein- od. zweischichtig

Golgi-Sehnenorgane:
- Knötchenartige Nervenendigungen, umgeben von fibröser Kapsel
- Muskelspannungsdetektoren
- ➢ Faszien
- Intermuskuläres Septum
- Muskelscheidewand zwischen unterschiedlich wirkenden Muskeln
- Macht Verschiebung möglich, verhindert aber Kraftübertragung nicht

Aponeurosen:
- Flächenartige Sehnenstruktur (Sehnenplatte)

Retinaculum:
- Ringförmiges Halteband gewisser Sehnen od. Knochen
- Meistens lokale Verstärkung einer Faszie (z. B. longitudinale u. transversale Retinaculae an Patella)

Funktionen

- Stütz- u. Trägerfunktion
- Schutz- u. Stoßdämpferfunktion
- Propriozeption
- Biochemische Funktion
- Rolle in der Hämodynamik
- Modell des Muskelverhaltens nach Hill
- 3 Komponenten: serienelastische Komponente, paraelastische Komponente u. kontraktiles Element

BESONDERE INFORMATION

Unterschiedliche Modelle zum Verständnis des Bewegungssystems:

- Tensegrity-Modell: Veränderung an einer Stelle im Bewegungssystem durch Zug- u. Druckkräfte resultiert in Anpassungen u. Veränderungen im ganzen Bewegungssystem
- Biotensegrität: Zugspannung des Fasziengewebes u. Druckspannung auf Knochengewebe
- Dynament-Modell: dynamische Kombination von aktiven u. passiven Geweben zwischen Skelettteilen (Ligamente nicht passiv)

PT-PRAXIS

Sehnenverletzungen:

- Ursprunge, Ansätze und Muskel-Sehnen-Übergänge atrophieren schneller als der mittlere Teil der Sehne → Verletzungsanfälligkeit
- Verkleben von Sehnen in der Heilungsphase durch regelmäßiges Bewegen vorbeugen (Einsatz von automatisierte Bewegungsschienen [CPM = continuous passive motion])

Bindegewebsfasern

Definition

In die Zwischenzellsubstanz sind verschiedene Typen von Fasern eingelagert.

Beteiligte Strukturen

- Drei Fasertypen – kollagene, elastische und retikuläre Fasern.
- *Kollagene* Fasern:
  - Prokollagenmoleküle bilden Querverbindungen (sog. Cross-links)
  - Mehrere Kollagenmoleküle bündeln sich zu kollagenen Fibrillen, mehrere Fibrillen bilden kollagene Faszikel
  - Kollagentyp I: in Geweben, die unter Zugbelastung stehen; macht etwa 80 % des Kollagens aus
  - Kollagen Typ II: in Geweben, die regelmäßig Kompressionsbelastungen ausgesetzt sind
  - Kollagen Typ III: das erste Kollagen, das bei Wundheilung im Gewebe produziert wird
- *Elastische* Fasern:
  - Elastizität wird durch das Protein Elastin möglich
  - Anteil im Bewegungsapparat ca. 4 %
- *Retikuläre* Fasern (Typ-III-Fasern):
  - Dünne Form von Kollagenfasern (Gitterfasern)
  - Netzartig

Funktionen

- Die Funktion hängt vom jeweiligen Fasertypen ab.
- *Kollagene* Fasern:
  - Befinden sich im ganzen Körper, v. a. in Sehnen und Bändern
  - Besitzen hohe Zugfestigkeit (Haltefunktion)
- *Elastische* Fasern:
  - Hohe Anteile in Organen, bei denen Dehnbarkeit wichtig ist (wie Lunge o. Haut)
- *Retikuläre* Fasern:
  - Insb. im roten Knochenmark, Rachenmandeln, Lymphknoten und Milz
  - Insb. in Geweben, in denen Wundheilung stattfindet
  - Zugelastizität gering, Biegungselastizität höher als in elastischen Fasern

PT-PRAXIS

Bei Regenerationsvorgängen dauert die Synthese der Kollagenmoleküle Tage bis Wochen, bis Bildung aller Querverbindungen abgeschlossen ist. Querverbindungen können als Reaktion auf Belastungen in der die Phase, in der „Gewebe auf Probe" sind, noch einfach abgebaut werden und werden erst nach einigen Wochen stabilisiert.

Biomechanik – allgemeine Grundlagen

Definition

Die Biomechanik befasst sich mit Bewegungsabläufen von Lebewesen.

Grundbegriffe und Messverfahren

- Kinematik als Teil der Mechanik, der Bewegungsvorgänge unabhängig von zugrunde liegenden Kräften beschreibt mit folgenden Messverfahren:
  - *Kinemetrie:* Erfassung von Bewegungsbahnen, Geschwindigkeit o. Geschwindigkeitsveränderungen
  - *Anthropometrie:* Messung von (Teil-)körperschwerpunkten
- Dynamik – Bewegungsvorgänge und zugrundeliegender Kräfte; wird unterteilt in *Statik* (Gleichgewichtslehre) u. *Kinetik* (Bewegungslehre) mit folgenden Messverfahren:
  - Dynamometrie: Messung von Kräften
  - Isokinetik: gleiche Geschwindigkeit von Bewegung

Angewandte Biomechanik

Primäre Belastungsarten:
- Zugbelastung: dehnt Gewebe
- Druckbelastung: komprimiert das Gewebe
- Schubbelastung: verschiebende Wirkung

Sekundäre Belastungsarten:
- Scherkräfte o. Biegekräfte: Struktur wird um Querachse gebogen. Kombination von Zug und Druck auf das Gewebe (z. B. Querfraktur ist Folge von Scherkräften)
- Verdrehen: Struktur wird um Längsachse gebogen. Schubbelastung u. Zug- und Druckkräfte (z. B. Torsionsfraktur)

Gang (➤ Abb. 8):
- Beim Gehen entsteht labiles Gleichgewicht → abwechselnde Beschleunigung und Verzögerung sowie Rotationsbewegungen des Körpers notwendig

PT-PRAXIS

Kinemetrie:
- Visuelle Hilfsmittel wie Lichtspuraufnahme, 3D-Infrator Bewegungsanalyse (GRAIL) o. stroboskopische Aufnahmen

Dynamometrie:
- Isokinetische Kraftmessung/Trainingmethode: (z. B. Quadrizepsbank): Kraftentwicklung bei konstanter Geschwindigkeit
- Kontaktmatten: Messung von z. B. Reaktionskräften im Fuß (z. B. Absprungs- oder Landekräfte)
- EMG (Elektromyographie): analysiert elektrische Vorgänge bei Bewegungen, z. B. Aktionspotenziale

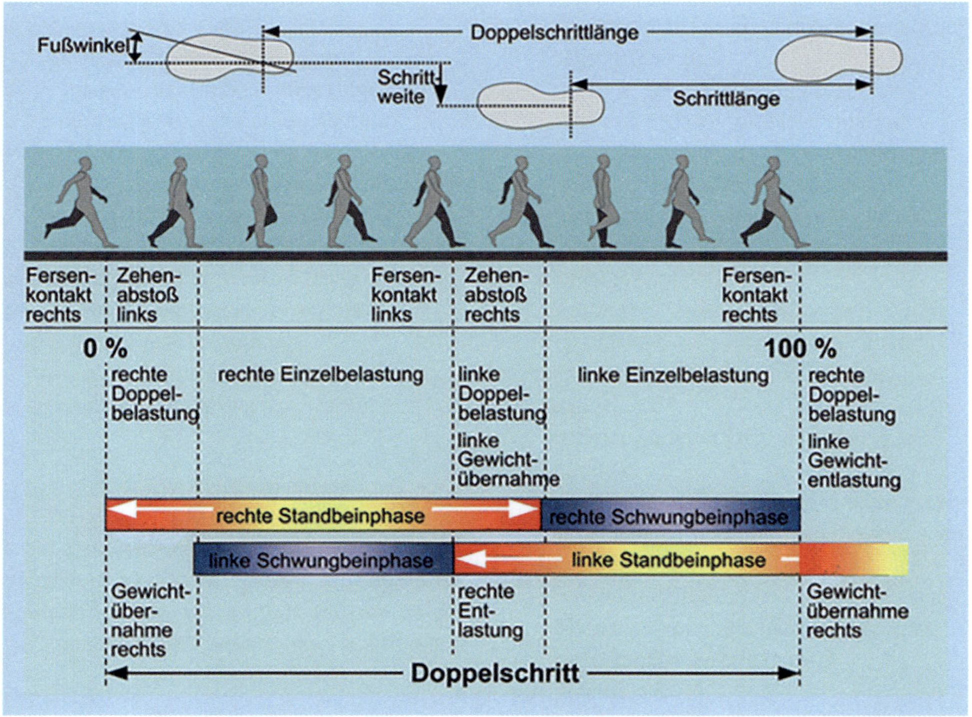

Abb. 8 Der Gangzyklus [F741–006]

Biomechanik – physikalische Grundlagen

Definition

Die Biomechanik, welche die Bewegungen von Mensch und Tier mithilfe der Gesetze der Mechanik untersucht, beruht auf physikalischen Grundgesetzen.

Beteiligte Parameter und Prozesse

- Masse: Wird durch Art und Anzahl der Atome bestimmt, ändert sich weder durch Kraft noch Beschleunigung

Kraft – gültig sind 3 Newton-Gesetze:
- *Trägheitsgesetz* (Körper verharrt in Zustand der Ruhe, sofern er nicht gezwungen wird, seinen Zustand zu ändern)
- *Aktionsgesetz* (Kraft = Masse x Beschleunigung)
- *Reaktionsgesetz* (Aktion = Reaktion)
- Kräfte können grafisch durch Pfeile (Vektoren) dargestellt werden.
- Arbeit = Kraft x Weg

Beschleunigung:
- Geschwindigkeitsveränderung
- Negative Beschleunigungen werden auch Verzögerung genannt

Schwerpunkt:
- Punkt, an dem die Schwerkraft, die an allen Molekülen eines Gegenstandes zieht, wirkt

Drehmoment:
- Zentraler Punkt um den sich eine Masse dreht

Standfestigkeit/Gleichgewicht (➤ Abb. 9):
- Kräftegleichgewicht: entsteht, wenn die Summe aller einwirkende Kräfte und Drehmomente Null beträgt
- Verschiedene Gleichgewichtsarten:
  - *Stabiles:* kehrt nach Gleichgewichtsstörung in Ausgangssituation zurück
  - *Indifferentes:* kehrt nach Gleichgewichtsstörung nicht in Ausgangssituation zurück, aber gerät nicht erneut aus Gleichgewicht
  - *Labiles:* kehrt nach Gleichgewichtsstörung immer wieder aus dem Gleichgewicht

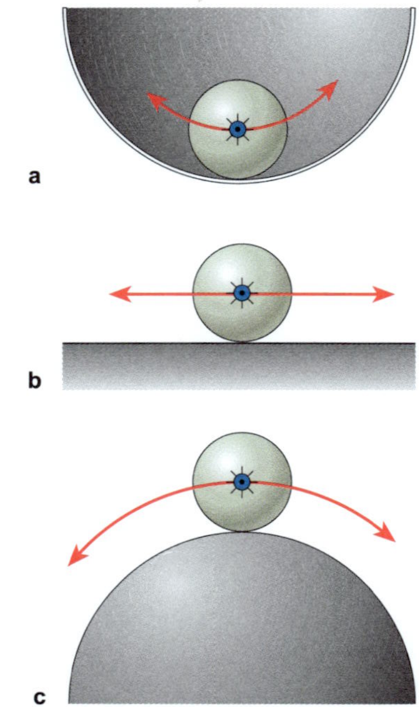

Abb. 9 Verschiedene Formen von Gleichgewicht [L190]

Hebel – starrer Gegenstand, der um eine feste Achse gedreht werden kann:

- Hebel der 1. Ordnung (Kneifzange): z. B. Hüftabduktoren
- Hebel der 2. Ordnung (Schubkarre): z. B. Beugen der Finger
- Hebel der 3. Ordnung (Pinzette): z. B. Pinzettengriff der Finger (Lumbricalis- und Interossei-Muskeln)
- Hebelgesetz: ein Hebel befindet sich im Gleichgewicht, wenn die Summe der Momente der Kräfte, die auf den Hebel einwirken, in Bezug zum Drehpunkt gleich Null ist

Rollen:

- Form des Hebelprinzips (z. B. relevant beim Schlingentisch)
- Man unterscheidet feste und lose Rollen

Hydrostatik/Hydrodynamik:

- Hydrostatik: ruhendes Wasser
  - Auftrieb: entsteht, weil Krafteinwirkung von unten größer als von oben
- Hydrodynamik: bewegtes Wasser
  - Strömungswiderstand: bremst Bewegung im Wasser ab

BESONDERE INFORMATION

Der durchschnittliche Körperschwerpunkt lieg bei einem erwachsenen Mann etwa 2 cm ventral des ersten Sakralwirbels, bei einer erwachsenen Frau etwas tiefer und bei einem Kind oberhalb des ersten Sakralwirbels.

MERKE

Es gibt folgende Teilkörperschwerpunkte.

- Extremitäten: proximaler Teil und distaler Teil 4,5:5,5
- Kopf und Rumpf: Höhe Th6
- Kopf, Rumpf und Arme: Höhe Th10

Blut – allgemeine Grundlagen

Definition

Blut ist die Körperflüssigkeit, die im ➤ Herz-Kreislauf-System zirkuliert. Ein Erwachsener besitzt etwa 5 Liter Blut.

Beteiligte Strukturen

Blut besteht aus zellulären (festen) u. gelösten (flüssigen) Bestandteilen. Zelluläre Bestandteile (machen ca. 40–45 % des Blutes aus):

- Rote Blutkörperchen (*Erythrozyten*):
  - In der Mitte eingedellte Scheiben, 7,5 µm Durchmesser, mit je einer zentralen Delle oben u. unten (→ bikonkave Form)
  - Verlieren während ihrer Entwicklung (*Erythropoese*) Zellkern u. -organellen
  - Für rote Blutfarbe verantwortlich: *Hämoglobin* (roter Blutfarbstoff)
  - Hämoglobin: Proteinanteil (*Globin*) mit eisenhaltigem Farbstoffmolekül (*Häm*); 4 Häm pro Hämoglobin; bindet Sauerstoff in der Lunge und gibt ihn im Gewebe wieder ab
  - Abbau erfolgt in Leber und Milz
- Weiße Blutkörperchen (*Leukozyten*)
- Blutplättchen (*Thrombozyten*):
  - Kleine (1–4 µm) Scheiben, kein Zellkern
  - Schnüren sich v. Vorläuferzelle (*Megakaryozyt*) im Knochenmark ab

Gelöste Bestandteile:

- *Blutplasma:* Gesamtheit der flüssigen/gelösten Bestandteile
- *Serum* → Plasma ohne Gerinnungsfaktoren

Funktionen

- Transport: Nährstoffe, Stoffwechselprodukte, Gase, Hormone u. a.
- ➤ Wärmeregulation
- Abdichtung v. Lecks in Gefäßen (Gerinnung)
- Pufferfunktion: Aufrechterhalten pH-Wert
- Erythrozyten:
  - Tragen Blutgruppenantigene
  - Lebenszeit: ca. 120 Tage
- Leukozyten:
  - Abwehr; Lebenszeit: stark unterschiedlich, Lymphozyten tw. Jahrzehnte
- Thrombozyten:
  - Blutstillung, Lebenszeit: 1–2 Wochen (➤ Blut – Blutstillung)

- Atemgastransport, Häm bindet O_2 (➤ Atmung – Gasaustausch)
- Sind stark verformbar: passen durch Kapillaren mit nur 3–5 µm Durchmesser

BESONDERE INFORMATIONEN

- Die Blutgruppen des Menschen beruhen auf unterschiedlichen Oberflächenmolekülen, die bekanntesten sind A, B und 0.
- Ein weiteres, klinisch wichtiges Blutgruppensystem ist das Rhesussystem (Komplikation der Rhesusunverträglichkeit: Morbus haemolyticus neonatorum).

MERKE

Beim Umgang mit Blut sollten immer flüssigkeitsdichte Handschuhe getragen werden (Infektionsgefahr durch Krankheitserreger im Blut).

Blut – Atemgastransport und pH-Wert

Definition

Mit dem Blut werden die Atemgase CO_2 u. O_2 transportiert. Der Großteil des O_2 wird an *Hämoglobin* gebunden, der Großteil des CO_2 als Bikarbonat (HCO_3^-) transportiert. Als wichtigstes Puffersystem (Puffer = Substanz, die pH-Entgleisungen abfangen kann) im Blut hilft HCO_3^-, den pH-Wert des Blutes konstant bei etwa 7,4 zu halten. So hängen Atmung und pH-Wert direkt zusammen.

Beteiligte Strukturen

- *Erythrozyten:*
  - O_2 bindet an Häm des Hämoglobins
  - Geringe Mengen CO_2 binden an Globinketten des Hämoglobins
  - Enthalten Carboanhydrase (Enzym zur Umwandlung v. CO_2 zu HCO_3^-)
- Blut: transportiert Atemgase physikalisch gelöst
- Puffersysteme:
  - Bikarbonatpuffer (mit Abstand größte Bedeutung)
  - Proteinpuffer: Proteine im Blut können saure H^+-Ionen abfangen
  - Hämoglobinpuffer: Globinkette kann saure H^+-Ionen abfangen

Funktionsmechanismen

Atemgastransport:

- *Häm* bindet O_2 bei hohem O_2-Partialdruck (in Lunge); O_2 löst sich v. Häm bei niedrigem O_2-Partialdruck, begünstigt durch hohe Temperatur, niedrigen pH-Wert u. Vorhandensein best. Stoffwechselprodukte (→ Bedingungen wie in arbeitender Muskulatur)
- Größter Teil des CO_2 wird bei hohem CO_2-Partialdruck durch Carboanhydrase mit einem H_2O zu HCO_3^- u. einem H^+-Ion umgewandelt
- Niedrigerer CO_2-Partialdruck: Carboanhydrase macht aus HCO_3^- u. H^+ wieder CO_2 u. H_2O (in Lunge); aber: gewisse HCO_3^--Konzentration ist immer vorhanden (längst nicht alles wird abgeatmet)

Säure-Basen-Haushalt:

- Bei niedrigem pH-Wert nimmt HCO_3^- ein H^+ auf u. wird zu Kohlensäure (H_2CO_3) → H^+ werden abgefangen (abgepuffert) → verhindert zu starkes Absinken des pH (pH < 7,36 = *Azidose*); bei hohem pH (pH > 7,44 = *Alkalose*) gibt H_2CO_3 ein H^+ ab, wird zu HCO_3^- → zu starkes Ansteigen des pH wird verhindert
- Rolle d. Atmung: schnelle Atmung → viel CO_2 wird abgeatmet → pH steigt (*respiratorische Alkalose*); ungenügende Atmung → CO_2 sammelt sich an → pH fällt (*respiratorische Azidose*)
- Rolle d. Stoffwechsels: viel H^+ fällt an (z. B. saure Ketonkörper bei Diabetikern; *Ketoazidose*) → pH fällt (*metabolische Azidose*); viel

H^+ wird verbraucht (z. B. heftiges Erbrechen) → pH steigt (*metabolische Alkalose*)

- Verhinderung v. pH-Entgleisungen: Puffersysteme im Blut; Gegenregulation d. Atmung (kurzfristig); Entfernung v. H^+ (bei Azidose) od. HCO_3^- (bei Alkalose) durch Nieren (langfristig)

Wichtige Erkrankungen

Bei psychisch bedingter vermehrter Atmung (*Hyperventilation*) steigt der pH-Wert (→ *Alkalose*). Als Folge können Muskelkrämpfe auftreten (*Hyperventilationstetanie*). Soforttherapie durch Beruhigung u. ggf. kurzfristiges Rückatmen in eine Tüte.

MERKE

Das Konstanthalten des pH-Werts ist überlebenswichtig, da chemische Reaktionen im Körper nur in einem schmalen pH-Bereich (7,36–7,44) möglich sind.

Blut – Blutbildung

Definition

Im roten Knochenmark erfolgt die Bildung von Erythrozyten (*Erythropoese*), Leukozyten (*Leukopoese*) und Thrombozyten. Im Knochenmark gibt es teilungsfähige Zellen, sog. pluripotente Stammzellen, die sich zu den verschiedenen Zellarten differenzieren können.

Beteiligte Strukturen

- Knochenmark: Blutbildung findet im Knochenmark statt
- Stammzellen – pluripotente Stammzellen vermehren u. differenzieren sich zu den verschiedenen Reihen:
  - *Rote Reihe:* Erythrozyten (*Erythropoese*); Proerythroblast → Erythroblast → Normoblast → Retikulozyten (Netzstruktur) → Erythrozyt
  - *Weiße Reihe:* Granulozyten, Lymphozyten und Monozyten
  - Thrombozyten
- Fetale Blutbildung:
  - Stammzellen werden in Leber, Milz und in Markhöhlen der Knochen gebildet
  - Nur Lymphozyten vermehren sich außer im Knochenmark auch in lymphatischen Organen (Milz, Lymphknoten und Thymus)

Funktionsmechanismen

Differenzierung u. Vermehrung d. Vorläuferzellen:

- Erster Differenzierungsschritt d. pluripotenten Stammzellen zu Vorläuferzellen
- Unter Einfluss v. Wachstumsfaktoren (z. B. Colony stimulating Factors, *CSF*) Wachstumsfaktor d. Erythrozyten: *Erythropoetin;* Wachstumsfaktor d. Thrombozyten: *Thrombopoetin;* Wachstumsfaktor d. Granulozyten: *G-CSF*
- Besonderheit d. Thrombozyten: sind kleine Bläschen, die sich v. großen Vorläuferzellen (*Megakaryozyt*) abschnüren

PT-PRAXIS

Höhentraining fördert sportliche Leistungsfähigkeit: verringerter Sauerstoffgehalt regt Blutbildung an. Die Zunahme der Erythrozyten verbessert die Sauerstoffbindungskapazität und damit die sportliche Leistungsfähigkeit.

BESONDERE INFORMATION

Erythropoetin ist v.a. im Radsport bekannt als Dopingmittel. Es verstärkt die Bildung von Erythrozyten, wodurch die Sauerstoffkapazität und dadurch die muskuläre Ausdauerleistungsfähigkeit gesteigert werden. Gefahr: Die Viskosität („Zähigkeit") des Blutes nimmt zu (Gefahr von Mikrothrombosen in Gehirn und Nieren).

Blut – Blutstillung und Blutgerinnung

Definition

Um die Dichtigkeit des Gefäßsystems sowohl bei Verletzungen als auch bei alltäglichen Situationen – kleinste Risse in der Gefäßwand, leichte Stöße, Entzündungen – zu gewährleisten, muss das Blut in der Lage sein, Löcher in der Gefäßwand schnell zu verschließen (Blutstillung, *primäre Hämostase*) u. sie dann mit einem stabilen Verschluss zu sichern (Blutgerinnung, *sekundäre Hämostase*). Der Vorgang, mit dem diese Gerinnsel wieder aufgelöst werden, heißt *Fibrinolyse*.

Beteiligte Strukturen

Primäre Hämostase:
- Gefäßreaktion: glatte Muskelzellen d. Gefäßwand ziehen sich zusammen (*Vasokonstriktion*)
- *Thrombozytenadhäsion* u. *-aggregation: Thrombozyten*

Sekundäre Hämostase:
- Gerinnungsfaktoren: Proteine im Blut; durchnummeriert v. Faktor I–XIII; Faktoren liegen inaktiviert vor u. müssen aktiviert werden

Fibrinolyse:
- *Plasminogen:* wird zu Plasmin aktiviert, spaltet Fibrinnetze

Funktionsmechanismen

Primäre Hämostase:
- Vermindert Blutstrom im verletzten Gefäß: Gefäßwand kontrahiert sich → Gefäßdurchmesser wird kleiner
- Thrombozyten haften an verletzter Gefäßwand an (*Thrombozytenadhäsion*), verändern ihre Form u. binden weitere Thrombozyten (*Thrombozytenaggregation*) → weißer Thrombus entsteht (weiß, da keine Erythrozyten mit eingefangen werden)

Sekundäre Hämostase:
- Ziel: Fibrinogen (Faktor I) soll v. Thrombin (= aktivierter Faktor II, Prothrombin) zu Fibrin aktiviert u. v. Faktor XIII zu Netzen verknüpft werden → roter Thrombus mit eingefangenen Erythrozyten entsteht
- Gerinnungsfaktoren aktivieren sich in bestimmter Reihenfolge gegenseitig → Gerinnung läuft als Kaskade ab
  - 1. Möglichkeit, Kaskade zu starten: *exogenes* System (extravaskulärer Weg): Einblutung in umliegendes Gewebe: Gerinnungsfaktor III (Gewebsthrombokinase) wird freigesetzt, Faktor VII wird aktiviert, der wiederum Faktor X umwandelt und Gerinnungskaskade in Gang setzt
  - 2. Möglichkeit: *endogenes* System (intravaskulärer Weg): Gefäßschaden des Endothels setzt mehrere Schritte in Gang bis Faktor X aktiviert wird (benötigt mehr Zeit als exogenes System)

- Gemeinsame Endstrecke: beide Systeme aktivieren Faktor X, der aktiviert zusammen mit Faktor V u. Kalzium das Prothrombin

Um keine überschießende Gerinnung stattfinden zu lassen, zirkulieren mit dem Blut Hemmstoffe d. Gerinnung.

Wichtige Erkrankungen

- Durch Schäden d. Gefäßwand, erhöhte Gerinnungsneigung u. Veränderungen d. Blutstroms kann es v. a. in Venen zu Blutgerinnseln kommen, die ein Gefäß völlig verschließen → *Thrombose*
- Bei Bettlägerigen sollte grundsätzlich eine *Thromboseprophylaxe* vorgenommen werden:
  - Statisches Anpassen der Füße und Beine (Thrombosetretprogramm): Aktivierung der Venen-Muskelpumpe und Steigerung des venösen Rückstroms
  - Kompressionsstrümpfe
  - Bewegung!
  - Der Wells-Score dient der Ermittlung der Wahrscheinlichkeit einer tiefen Beinvenenthrombose

MERKE

Bei einer Phlebothrombose (tiefe Beinvenenthrombose) ist absolute Bettruhe, bei einer Thrombophlebitis (Entzündung oberflächlicher Venen) Bewegungstherapie angezeigt.

Besondere Information

- Zur Herstellung best. Gerinnungsfaktoren braucht der Körper Vitamin K. Darum hemmt die langfristige Gabe v. Vitamin-K-Antagonisten (z. B. Marcumar®) die Gerinnung → Vorsicht bei Marcumarpflichtigen: Behandlung sollte möglichst schonend erfolgen, um Verletzungen zu vermeiden
- Die Grundlage der Thromboseentstehung ist in den sog. Virchow-Trias zusammengefasst:
  - Stase des Blutes
  - Gefäßwanddefekte
  - Veränderte Blutzusammensetzung

Blut – gelöste Bestandteile

Definition

Die Gesamtheit der gelösten Bestandteile und des flüssigen Anteils des Blutes heißt *Plasma* und macht etwa 55–60 % des Blutvolumens aus. Der größte Teil der zu transportierenden Stoffe sowie Elektrolyte und bestimmte Proteine sind in Wasser gelöst.

Beteiligte Strukturen

- Wasser: 90 %
- Proteine: 8 %
  - Albumin: größter Teil;
  - Globuline (α_1-, α_2-, β-, γ-Globuline)
- Rest: 2 %:
  - Kleinmolekulare Substanzen (z. B. Glukose, Vitamine, Hormone, Stoffwechselprodukte)

Funktionen

Plasmaproteine:

- Transportmoleküle für andere Substanzen (Hormone, Elektrolyte, Lipide)
- Blutgerinnung; Plasma ohne Gerinnungsbestandteile → *Serum* (➢ Blut – Blutstillung und Blutgerinnung)
- Pufferfunktion: Proteine spielen Rolle in pH-Wert-Regulation
- Abwehrfunktion (Immunglobuline = γ-Globuline, Komplement u. a.)
- Eiweißspeicher (Erwachsener: ca. 200 g Eiweiß gelöst als schnell verfügbare Reserve)
- Unspezifische Trägerfunktion: Bindung von bluteigenen Kationen
- Aufrechterhalten des kolloidosmotischen Drucks

Wichtige Erkrankungen

Jedes Missverhältnis zwischen Erythropoese und Erythrozytenabbau führt entweder zur *Anämie* (Blutarmut) od. zur *Polyglobulie* (Vermehrung der Erythrozyten im Blut). Anämien entstehen durch 3 Gruppen von Grunderkrankungen: Störung d. Erythropoese (nicht genügend funktionstüchtige Erythrozyten), hämolytische Anämien (übermäßiger Erythrozytenabbau) od. Blutungsanämie (erhöhter Blutverlust).

PT-PRAXIS

Belastungskontrolle bei Patientinnen mit bekannter schwerer Anämie vor und nach der Behandlung (Blutdruck und Pulskontrolle): Bei hohem Ruhepuls (>100/min) ggf. Atemvertiefung.

Blutgefäße – Aufbau

Definition

Die Blutgefäße dienen als Transportweg für das Blut. Die Gefäße sind aus 3 Wandschichten aufgebaut, die einen Hohlraum umgeben, das *Gefäßlumen.*

Beteiligte Strukturen

- Wandschichten:
  - Gefäßendothel; darunter Bindegewebsfasern und elastische Membran: bilden *Tunica interna* (Intima)
  - Mittlere Schicht: *Tunica media* besteht aus glatten Muskelzellen und elastischen Fasern: bei Arterien: dicke Schicht (reguliert Gefäßweite), bei Venen dünnwandiger
  - Äußere Schicht: *Tunica externa* (Adventitia) besteht aus Bindegewebe und elastischen Fasern; bei größeren Gefäßen: eigene Gefäße (Vasa vasorum) und Nerven
- Arterien = vom Herzen kommende Gefäße
- Venen = zum Herzen führende Gefäße
- Gefäßabschnitte:
  - *Elastische Gefäße* (herznahe Schlagadern, wie Aorta): Windkesselfunktion
  - *Widerstandsgefäße:* Arterien der Körperperipherie; können Blutdruck beeinflussen
  - *Sphinktergefäße:* terminale Abschnitte der Arteriolen; besitzen ringförmigen Verschlussmechanismus
  - *Austauschgefäße:* Kapillaren; hier findet Stoffaustausch statt
  - *Kapazitätsgefäße:* Venolen, sammeln Blut (65 % des gesamten Blutvolumens in Venen und Venolen); haben Taschenklappen, die Blutrückfluss verhindern; Kontraktion durch Venen umgebende Muskulatur unterstützt Klappensystem und damit den Rückfluss zum Herzen (Muskelpumpe)
  - Nebenschluss- (Shunt)- Gefäße: „Kurzschlussverbindungen“, für lokale Durchblutung

Wichtige Erkrankungen

Bei Arteriosklerose bilden sich durch Fettablagerungen in der Arterien-Intima, durch Vermehrung v. Fibroblasten sowie glatten Muskelzellen sog. *Plaques,* die das *Lumen* einengen. Bei höhergradiger Arteriosklerose an den Herzkranzgefäßen kommt es zur *Angina pectoris* (anfallsartige Brustschmerzen insbes. bei Belastung). Reißen Plaques ein, bildet sich durch Anlagerung v. Thrombozyten sofort ein Blutgerinnsel, das die Arterie verstopfen kann → Herzinfarkt.
Nach kleinen Verletzungen kann es zur Entzündung oberflächlicher Venen (*Thrombophlebitis*) kommen.

MERKE

Risikofaktoren für Arteriosklerose sind Rauchen, Bluthochdruck, erhöhtes LDL-Cholesterin, Diabetes mellitus, (abdominelle) Fettleibigkeit. Die letztgenannten 4 Aspekte werden auch als „metabolisches Syndrom" zusammengefasst. Treten sie kombiniert auf, ist das Erkrankungsrisiko deutlich erhöht. Moderater Ausdauersport verringert das Risiko.

PT-PRAXIS

Gehtraining bei PAVK (periphere arterielle Verschlusskrankheit): Es kommt zur „Schaufensterkrankheit". Gehtraining kann die Bildung oder Nutzung von Kollateralgefäßen begünstigen.

Brust – Brusthöhle

Definition

Die Brusthöhle (*Cavitas thoracis*) enthält die Pleurahöhlen und das Mittelfell (*Mediastinum*). In den Pleurahöhlen befinden sich die ➢ Lungen, im *Mediastinum* das ➢ Herz, der *Thymus*, die Speiseröhre und die Luftröhre.

Beteiligte Strukturen

Pleurahöhle:

- Ausgekleidet mit 2 Pleurablättern (Brustfell, *Pleura* = dünne, seröse Haut): Rippenfell (*Pleura parietalis*) u. Lungenfell (*Pleura visceralis*)
- Pleura parietalis: überzieht Brustkorb, Mediastinum, Zwerchfell; geht am Lungenhilus über in
- Pleura visceralis: fest mit Lunge verwachsen, zieht auch in Fissuren hinein
- Zw. d. Blättern: Pleuraspalt: sehr dünn, mit Flüssigkeit gefüllt; in ihm herrscht leichter Unterdruck

Mediastinum:

- Mit Bindegewebe gefüllter Raum zw. Pleurahöhlen
- Organe im Mediastinum sind in Bindegewebe eingebettet
- Herz liegt zusätzlich noch im Herzbeutel (*Perikard*)

Funktionen

Pleuraspalt:

- Flüssigkeitsfilm + Unterdruck: Pleurablätter werden aneinander festgesaugt → Lunge wird im Brustkorb befestigt
- Bei Atembewegung wirkt Flüssigkeitsfilm im Pleuraspalt für Lunge wie Gleitlager

Wichtige Erkrankungen

- Pneumothorax: Luft gelangt in Pleuraspalt → Lunge kollabiert
- Spannungspneumothorax: durch Ventilmechanismus gelangt Luft bei jedem Atemzug in Pleuraspalt, aber nicht mehr hinaus → Lunge, Mediastinum u. andere Lunge werden komprimiert → Lebensgefahr!

Drüsen – allgemeine Grundlagen

Definition

Drüsen (*Glandulae*) sind spezialisierte Epithelgewebe. Charakteristisch für Drüsen ist, dass ihre Zellen Stoffe (Sekret) absondern können. Einzelne solcher Zellen (Drüsen-Zellen) findet man in fast allen Epithelien. Besteht ein Gewebe aber hauptsächlich aus Drüsen-Zellen, nennt man es eine Drüse.

Beteiligte Strukturen

Man unterscheidet endokrine Drüsen, die Hormone in die Blutbahn ausschütten und exokrine Drüsen, die Substanzen in einen Gang ausscheiden.

- *Endokrine* Drüsen: Sekretausschleusung ins Blut od. zu benachbarten Zellen (*parakrin*); benötigen keinen Ausführungsgang
- *Exokrine* Drüsen: Sekretabgabe an eine Oberfläche über Ausführungsgang

Unterscheidung nach Beschaffenheit d. Sekrets:

- *Seröse Drüse:* sezernieren wässrige Sekrete (z. B. Tränen- und Schleimdrüsen)
- *Muköse Drüse:* sezernieren schleimige Sekrete (z. B. Nasenschleimhaut o. Bronchien)

Unterscheidung nach Art d. Sekretabgabe:

- *Ekkrine* Drüsen: klassische Exozytose; Sekret wird in Granula verpackt, Granula verschmelzen mit Zellmembran u. geben so ihr Sekret frei
- *Apokrine* Drüsen: ein Teil d. Zellmembran an Zelloberfläche umschließt Granula u. schnürt sich mit ihnen v. Zelle ab (z. B. Milchfett in Milchdrüse)
- *Holokrine* Drüsen (Talgdrüsen): Granula sammeln sich in Zellen an u. werden erst beim Zelluntergang freigesetzt; die absterbenden u. das Sekret freisetzenden Zellen müssen immer ersetzt werden

Funktionen

- Drüsen-Zellen verpacken ihr Sekret meist in kleine Bläschen (*Granula*) u. schleusen dieses aus Zelle aus (*Exozytose*)
- Im Ausführungsgangsystem kann Sekret noch verändert (z. B. eingedickt od. verflüssigt) werden

Epithelgewebe

Definition

Epithelien sind Deckgewebe. Sie bilden Körperoberflächen, -hohlräume und ➤ Drüsen.

Beteiligte Strukturen

Epithelien sitzen dem ➤ Bindegewebe auf u. sind v. ihm durch Basalmembran getrennt.

Einteilung d. Epithelien nach Form der obersten Zellen, Anordnung der Zellen, Verhornung.

- Mehrschichtige Epithelien:
  - Mehrschichtig verhorntes Plattenepithel (Haut)
  - Mehrschichtig unverhorntes Plattenepithel (u. a. Mundhöhle, Vagina)
  - Mehrschichtig zylindrisches (hochprismatisches) Epithel (Teile d. Harnröhre)
  - Übergangsepithel (Urothel; ableitende Harnwege)
- Mehrreihige Epithelien:
  - Unterschiedlich hohe Zellen, alle mit Kontakt zur Basalmembran
  - Mehrreihiges Zylinderepithel: z. T. (z. B. in Respirationstrakt)
- Einschichtige Epithelien:
  - Einschichtiges Plattenepithel, z. B. innerste Schicht der Blutgefäße (*Endothel*), Innenauskleidung der Körperhöhlen (*Mesothel*)
  - Einschichtiges Zylinderepithel, z. T. mit *Kinozilien* (z. B. als *Flimmerepithel* in Atemwegen, Uterus)
- Drüsenepithel: funktionstragende Zellen d. Drüsen, Aufbau je nach Drüse unterschiedlich

Funktionen

- Schutz: mehrschichtige Plattenepithelien, Urothel
- Glätten von Oberflächen: einschichtiges Plattenepithel
- Resorption: einschichtige Zylinderepithelien in Magen, Darm
- Transport: einschichtige Zylinderepithelien mit Kinozilien in Tube, Uterus, Atemwegen; mehrreihiges Zylinderepithel mit Zilien in Atemwegen, Samenleiter
- Produktion v. Drüsensekreten

Wichtige Erkrankungen

Bei der Mukoviszidose (zystische Fibrose, CF) ist ein Chloridkanal in Epithelzellen defekt → zäher Schleim im Respirationstrakt.

Extremität, obere – Armknochen

Definition

Das knöcherne Gerüst der oberen Extremität besteht am Oberarm (*Brachium*) aus dem Oberarmknochen (*Humerus*), am Unterarm (*Antebrachium*) aus Elle (*Ulna*) und Speiche (*Radius*).

Beteiligte Strukturen

Humerus (➢ Abb. 10):

- *Caput humeri:*
  - Am proximalen Ende, trägt Gelenkknorpel
  - Prominente Vorsprünge: großer u. kleiner Höcker (*Tuberculum majus* u. *minus*), benachbart zum Humeruskopf
- *Corpus humeri:*
  - Durch Haut gut tastbare *Epicondylus medialis u. lateralis*
  - Dazwischen: Knochenwalze, bestehend aus *Capitulum humeri, lateral* u. *Trochlea humeri*, tragen Gelenkfläche für Ellenbogengelenk
- Gruben am distalen Humerusende: *dorsal: Fossa olecrani*, ventral *Fossa coronoidea* u. *Fossa radialis*

Ulna (➢ Abb. 11):

- Proximal: hakenförmiger Ellenbogen (*Olecranon*, gut tastbar durch Haut, bes. bei gebeugtem Ellenbogengelenk) nach dorsal
- *Proc. coronoideus* nach ventral
- Einschnitt zw. Fortsätzen: *Incisura trochlearis*
- An Seite (n. lateral) Einschnitt d. *Incisura radialis*
- Distal: *Caput ulnae* u. *Proc. styloideus;* durch Haut tastbar

Radius (➢ Abb. 11):

- Proximal: Speichenkopf (*Caput radii*)
- Distales Ende verbreitert: trägt *Proc. styloideus* (ähnlich d. Ulna) u. Einschnitt (*Incisura ulnaris*)

Ulna u. Radius sind durch bindegewebige Zwischenknochenmembran (*Membrana interossea*) verbunden.

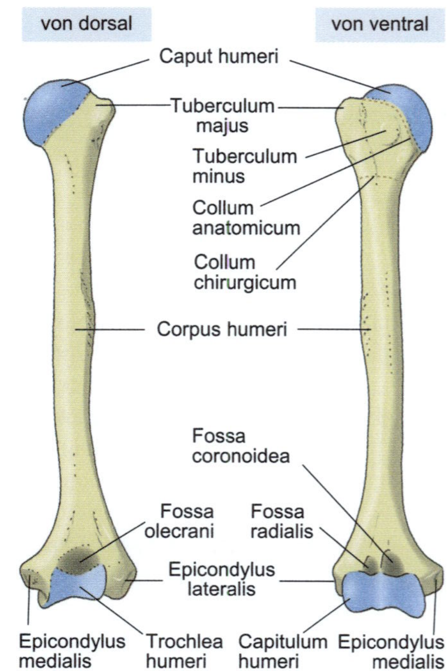

Abb. 10 Der rechte Humerus links von dorsal und rechts von ventral. [L190]

Funktionen

- Humeruskopf: beteiligt am Schultergelenk
- *Epicondylen:* Ansatzpunkte für Muskeln; am Epicondylus med. zieht *N. ulnaris* vorbei
- Trochlea u. Caput humeri bilden Ellenbogengelenk
- Fossae d. Humerus nehmen bei Beugung bzw. Streckung im Ellenbogengelenk Fortsätze d. Ulna u. Caput radii auf
- Incisura radialis bzw. Incisura ulnaris bilden mit Caput radii bzw. Caput ulnae das obere u. untere Radioulnargelenk

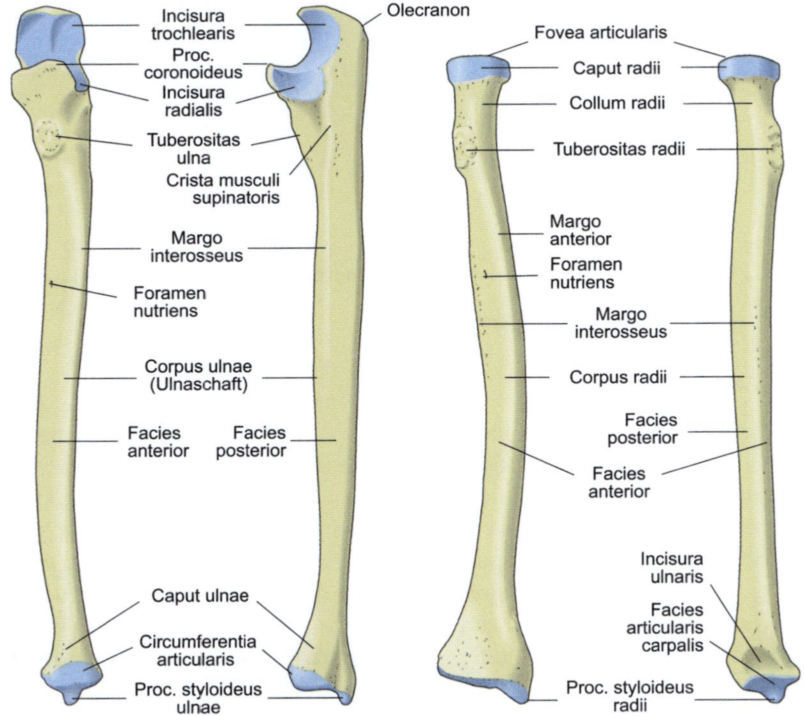

Abb. 11 Die Unterarmknochen Ulna und Radius des linken Armes. [L190]

Extremität, obere – Gefäße

Definition

Die Arterien der oberen Extremität gehen aus der *A. subclavia* hervor. Die Venen der oberen Extremität münden in der *V. subclavia.*

Beteiligte Strukturen

Arterien:
- A. subclavia heißt ab Achsel *A. brachialis*
- A. brachialis läuft an Medialseite d. Oberarms in Furche unter Bizeps zur Ellenbeuge
- Teilt sich dort auf in *A. radialis* u. A. *ulnaris*
- A. radialis gibt proximal die *A. recurrens radialis* ab, die A. ulnaris die *A. recurrens ulnaris*
- A. radialis läuft auf Radialseite zur Hand, geht dort in tiefen Hohlhandbogen (*Arcus palmaris profundus*) über, v. dem Arterien zu Fingern abzweigen
- A. ulnaris läuft auf Ulnarseite z. Hand, geht dort in oberflächlichen Hohlhandbogen (*Arcus palmaris superficialis*) über, v. dem Arterien zu Fingern abzweigen
- Beide Hohlhandbögen stehen in Verbindung

Venen:
- Tiefe u. oberflächliche Venen
- Tiefe Venen laufen begleitend zu Arterien, heißen wie diese
- 2 große oberflächliche (Haut-)Venen am Unterarm: V. *cephalica* auf Radial-, *V. basilica* auf Ulnarseite
- Sind über viele individuell unterschiedliche Venen miteinander verbunden; bei fast jeder gibt es eine Verbindungsvene in Ellenbeuge (*V. mediana cubiti*)
- Münden in *V. brachialis*

Funktionen

Blutversorgung v. Arm u. Hand.

Extremität, obere – Gelenke des Arms

Definition

Der Humerus bildet mit Radius und Ulna das Ellenbogengelenk das eigentlich aus 3 Gelenken besteht: Humeroulnargelenk (*Articulatio humeroulnaris*) zwischen Humerus und Ulna, Humeroradialgelenk (*Articulatio humeroradialis*) zwischen Humerus und Radius, sowie dem oberen Radioulnargelenk (*Articulatio radioulnaris prox.*). Am distalen Ende des Unterarms treffen Radius und Ulna im distalen Radioulnargelenk (*Articulatio radioulnaris dist.*) aufeinander.

Beteiligte Strukturen

- Art. humeroulnaris:
  - Scharniergelenk (Art. ginglymus), kann funktionell auch als Sattelgelenk (Art. sellaris) betrachtet werden
  - *Incisura trochlearis* d. Ulna umgreift Trochlea humeri wie eine Klammer
  - Stabilisierende Verbindung: Lig. collaterale ulnare, zieht vom Epicondylus medialis humeri zur Ulna
- Art. humeroradialis:
  - Kugelgelenk (Art. sphaeroidea)
  - *Caput radii* artikuliert mit Capitulum humeri
  - Lig. collaterale radiale zieht von Epicondylus lateralis humeri zum Lig. annulare radii
- Art. radioulnaris prox.:
  - Zapfengelenk (Art. trochoidea)
  - Circumferentia articularis radii artikuliert mit Incisura radialis ulnae
  - Lig. annulare radii umgibt die circumferentia articularis radii
  - Kollateralbänder: Lig. collaterale ulnare, Lig. collaterale radiale
  - Lig. quadratum strahlt in Lig. anulare radii ein
  - Zwischen Radius und Ulna: Membrana interossei und Chorda obliqua
  - Schultergelenk ➢ Schultergelenk

Funktionen

- Ellenbogengelenk: Beugung u. Streckung, im Radioulnargelenk auch Wendebewegungen
- *Radioulnargelenke:* ermöglichen *Pronation* u. *Supination* → Wendebewegungen; Pronation: Daumen geht nach medial, Radius u. Ulna liegen überkreuzt; Supination: Daumen geht nach lateral, Ulna u. Radius liegen parallel

PT-PRAXIS

Instabilitätstests am Ellenbogengelenk sind z.B. der Test der passiven Varus-Valgus-Stabilität, der Chair-push-up-Test.

Extremität, obere – Hand- und Fingergelenke

Definition

Von proximal nach distal gibt es folgende Gelenke: *Art. radioulnaris distalis, Art. radiocarpalis, Art. mediocarpalis, Artt. intercarpales, Artt. carpometacarpales, Artt. intermetacarpales, Artt. metacarpophalangeales* und *Artt. interphalangeales.* Die Handwurzelknochen sind am *Art. radiocarpalis* und am *Art. mediocarpalis* beteiligt. Die Mittelhandknochen bilden mit den Handwurzelknochen die Karpometakarpalgelenke (*Art. carpometacarpales*) und mit den Grundphalangen der Finger die Fingergrundgelenke (*Art. metacarpophalangeae*). Die Phalangen bilden die proximalen und distalen Interphalangealgelenke (*Articulationes interphalangeae manus;* PIP und DIP).

Beteiligte Strukturen

Art. radioulnaris distalis:

- Art. trochoidea (Radgelenk)
- Setzt sich aus Caput ulnae und Incisura ulnaris zusammen
- Passive Stabilität: Membrana interossea, Diskus zwischen Ulna und Radius u. Recessus sacciformis

Art. radiocarpalis:

- Art. ellipsoidea
- Os scaphoideum, Os lunatum, Os triquetrum treffen auf Gelenkfläche d. Radius
- Passive Stabilität:
  - Palmare äußere Ligamente: Lig. collaterale carpi radiale u. triangulärer fibrokartilaginärer Komplex (TFC)
  - Dorsale äußere Ligamente: Ligg. radiocarpales dorsalis u. dorsale Ligg. radioulnares
  - Innere Ligamente: entspringen am Karpalknochen (kurze, mittlere und lange Ligamente)
  - Ligamentäre Führung von Radial- und Ulnarabduktion: proximales V (Lig. radiolunatum, Lig. ulnolunatum) u. distales V (innere palmare interkarpale Ligamente)

Art. mediocarpalis:

- Proximale u. distale Reihe d. Handwurzelknochen bilden Gelenk mit s-förmigen Gelenkspalt

Art. intercarpales:

- Setzen sich aus den von proximal nach distal verlaufenden Verbindunglinien zwischen einzelnen Karpalknochen zusammen
- Os. scaphoideum kippt während Flexion und Radialabduktion nach vorne: Skaphoidkippung

Artt. carpometacarpales (CMC) I–V:

- Setzt sich zusammen Os trapezium und Os metacarpale I
- Passive Stabilität: ein dorsolmediales Ligament und zwei palmare Ligamente
- Karpometakarpales Gelenk des Daumens (CMC I): *Art. sellaris*
- Karpometakarpale Gelenk des 2.–4. Fingers (CMC II - IV): *Art. planae*

  - Setzt sich zusammen aus Os trapezoideum und Os metacarpale II u. Os capitatum und Ossa metacarpi III + IV
  - Passive Stabilität: Ligg. carpometacarpalia palmaria und Ligg. carpometacarphalia dorsalia
  - Das fünfte karpometakarpale Gelenk: Art. sellaris setzt sich zusammen aus Os hamatum und Os metacarpale V

Artt. intermetacarpales:

- Artt. intermetacarpales proximales: Art. planae, die sich zusammensetzen aus einander zugekehrten Ossa metacarpi
- Artt. intermetacarpals distales: Juncturae fibrosae, die aus einander zugekehrten Capitis metacarpals II – V bestehen

Artt. metacarpophalangeales (MCP) I–V:

- Verbindung zwischen Grundphalangen und Metacarpi

Artt. condylarii:

- Passive Stabilität: knorpelfaserige Platte u. Ligamente (Ligg. collateralia, Ligg. lateralia obliqua)

Artt. interphalangeales (IP) II–V und IP I:

- PIP u. DIP

Art. gynglymus:

- Setzen sich zusammen aus proximaler Phalanx und distaler Phalanx
- Knorpelfaserige Platte und Ligamente (Ligg. collateralia, Ligg. palmaria)

Funktionen

- Art. radioulnaris distalis: Supination und Pronation
- Art. radiocarpalis: Palmarflexion und Dorsalextension sowie Radialabduktion und Ulnarabdukation
- Mediokarpales Handgelenk: Beugung, Streckung; eingeschränkte Beweglichkeit
- Zusammenspiel des Radio- und Mediokarpalgelenks: Palmarflexion zum größten Teil im Mediokarpalgelenk, Dorsalextension im Radiokarpalgelenk. Radialabduktion sowohl im Medio- als auch Radiokarpalgelenk. Ulnarabduktion zu zwei Dritteln im Radiokarpalgelenk.
- Karpometakarpalgelenke: fast keine Beweglichkeit; am CMC I: extrem große Beweglichkeit (Opponieren des Daumens), wichtig z. Greifen
- Metakarpophalangeale Gelenke: Flexion und Extension sowie Abduktion u. Adduktion d. Finger
- DIPs u. PIPs: Flexion und Extension

Extremität, obere – Knochen der Hand

Definition

Das Skelett der Hand (*Manus*) besteht aus 8 Handwurzelknochen (*Ossa carpi*), 5 Mittelhandknochen (*Ossa metacarpi*) und 3 Fingergliedern (*Phalangen*) pro Finger. Der Daumen nimmt mit nur 2 Endgliedern eine Sonderstellung ein.

Beteiligte Strukturen

(➢ Abb. 12)
Handwurzelknochen:
- Ringsum mit Knorpel überzogen
- Proximale Reihe (v. radial):
  - *Os scaphoideum*
  - *Os lunatum*
  - *Os triquetrum*
  - *Os pisiforme*
- Distale Reihe (v. radial):
  - *Os trapezium*
  - *Os trapezoideum*
  - *Os capitatum*
  - *Os hamatum*

Mittelhandknochen:
- Proximale Basis u. distaler Kopf

Fingerglieder:
- Grundphalanx
- Mittelphalanx
- Endphalanx
- Daumen: nur Grund- u. Endphalanx

Funktionen

Handwurzelknochen:
- Bilden proximales u. distales Handgelenk
- Bilden n. *palmar* offene Rinne → Karpaltunnel mit Durchtritt v. Leitungsbahnen u. Sehnen

Mittelhandknochen u. Phalangen:
- Bilden proximale u. distale Interphalangealgelenke (PIP u. DIP)

MERKE

Merkspruch für Handwurzelknochen: Ein Kahn (*Os scaphoideum*), der fährt im Mondschein (*Os lunatum*) im Dreieck (*Os triquetrum*) um ein Erbsenbein (*Os pisiforme*). Vieleck groß (*Os trapezium*), Vieleck klein (*Os trapezoideum*) – am Kopf (*Os capitatum*), da muss ein Haken (*Os hamatum*) sein.

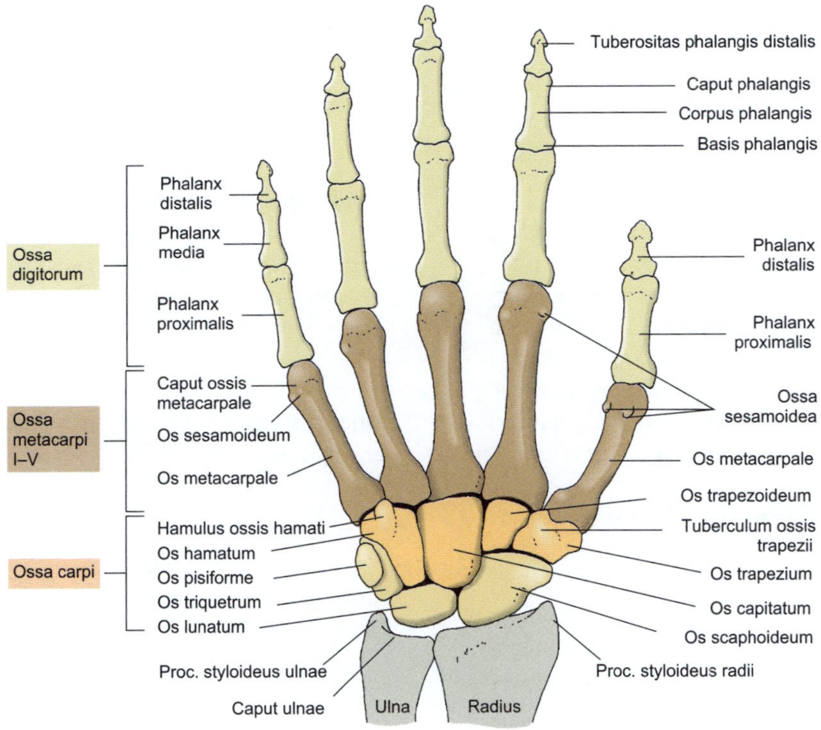

Abb. 12 Das Handskelett der rechten Hand von palmar [L190]

Extremität, obere – Muskulatur am Oberarm

Definition

Muskeln des Oberarms entspringen am Humerus bzw. am Schultergürtel und haben Wirkung auf das Ellenbogengelenk.

Beteiligte Strukturen

Folgende Muskeln entspringen am Schultergürtel und ziehen zu den Unterarmknochen (➤ Tab. 7).

- *M. biceps brachii* (Bizeps):
  - Entspringt mit 2 Köpfen v. Schulterblatt: *Caput longum* zieht durch Schultergelenk; *Caput breve* zieht vom *Proc. coracoideus* direkt zum Oberarm
  - Köpfe vereinigen sich, setzen am *Caput radii* an
  - Vor dem Ansatz umschlingt Sehne Radius z. T. (→ *Supination*)
- *M. brachialis:*
  - Entspringt an Vorderfläche d. Humerus
  - Liegt unter Bizeps
  - Setzt an proximaler Vorderseite d. Ulna an
- *M. triceps brachii* (Trizeps):
  - *Caput longum:* entspringt unterhalb Schultergelenkspfanne d. Schulterblatts
  - *Caput laterale:* entspringt an Hinterfläche d. Humerus
  - *Caput mediale:* entspringt an Hinterfläche d. Humerus, aber weiter medial
  - Köpfe vereinigen sich, Trizeps setzt an Ellenbogenknochen (*Olecranon*) d. Ulna an

Am Humerus entspringen die humeroulnare, die humeroradiale und die radioulnare Muskulatur (➤ Tab. 8).

- *Pronatoren: M. pronator teres und M. pronator quadratus*
- *Supinatoren*: M. supinator

Funktionen

- Bizeps: stärkster Supinator
- Wichtig für Beugung im Ellenbogengelenk: M. biceps brachii, M. brachialis
- Trizeps: Streckung im Ellenbogengelenk; Caput longum zusätzlich Wirkung im Schultergelenk (*Adduktion, Retroversion*)

Tab. 7 Die zweigelenkigen Muskeln von Schulter- und Ellenbogengelenk

Muskel	Ursprung	Ansatz	Funktion	Innervation
Skapuloradiale Muskulatur				
M. biceps brachii	• Caput longum: Tuberculum supraglenoidale scapulae u. Labrum glenoidale • Caput breve: Proc. coracoideus scapulae	Tuberositas radii u. über Lacertus fibrosus auch an Fascia antebrachia	• Caput longum: Abduktion, Anteversion und Endorotation Arm • Caput breve: Anteversion, Adduktion u. Endorotation • Gemeinsam: Ellenbogenflexion u. Supination	N. musculocutaneus
Skapuloulnare Muskulatur				
M. triceps brachii, Caput longum	Tuberculum u. Labrum infraglenoidale scapulae	Olecranon ulnae	Armadduktion, Retroversion u. Ellenbogenextension	N. radialis

Tab. 8 Die Muskeln des Ellenbogengelenks

Muskel	Ursprung	Ansatz	Funktion	Innervation
Humeroulnare Muskulatur				
M. triceps brachii, Caput laterale und mediale	Facies posterior humeri: Caput laterale proximal u. Caput mediale distal Sulcus radialis	Olecranon ulnae	Ellenbogenextension	N. radialis
M. anconeus	Epicondylus lateralis humeri u. Lig. collaterale radiale	Am proximalen Bereich Facies posterior ulnae	Ellenbogenextension (bei kräftiger Anspannung)	N. radialis
M. brachialis	Humerus, ventrale Seite	Tuberositas ulnae u. Gelenkkapsel Ellenbogen	Ellenbogenflexion	N. musculocutaneus
Humeroradiale Muskulatur				
M. pronator teres	Epicondylus medialis humeri, Margo medialis humeri u. an medialer Seite Tuberositas ulnae	Facies lateralis radii	Ellenbogenflexion u. Pronation	N. medianus
M. brachioradialis	Margo lateralis humeri	An radialen Fläche Proc. styloideus radii	Ellenbogenflexion, Pronation u. Supination	N. radialis
M. supinator	Epicondylus lateralis humeri, Crista musculi supinator ulnae, Lig. collaterale radiale u. Lig. anulare radii	Am proximalen Bereich Facies lateralis radii	Supination	N. radialis
Radioulnare Muskulatur				
M. pronator quadratus	Am distalen Viertel Facies anterior ulnae u. Margo anterior ulnae	Am distalen Viertel Facies anterior u. Margo anterior radii	Pronation	N. medianus

Extremität, obere – Muskulatur am Unterarm

Definition

Die Muskeln am Unterarm wirken auf Hand- und Fingergelenke, manche auch auf das Ellenbogengelenk.

Beteiligte Strukturen

(➢ Tab. 9, ➢ Tab. 10, ➢ Tab. 11)
Lange Handmuskeln:

- An den Kondylen des Humerus entspringen 5 die Hand bewegende Muskeln (➢ Tab. 9)
- Extensoren der Hand: *M. extensor carpi radialis brevis* u. *longus und M. extensor carpi ulnaris*
- Flexoren der Hand: *M. flexor carpi radialis und M. flexor carpi ulnaris* : Handgelenksstrecker u. Handgelenksbeuger bilden "Zügel des Handgelenkes"

Lange Fingermuskeln:

- Muskeln, die auf die Fingergelenke wirken, entspringen am Arm oder der Hand (➢ Tab. 10 und ➢ Tab. 11)
- Flexoren der Finger: *M. flexor digitorum profundus:* Sehnen ziehen durch gespaltene Sehnen d. M. *flexor digitorum superficialis* durch
- Daumen hat eigenen Flexormuskel: *M. flexor pollicis longus*
- Extensoren: *M. extensor digitorum longus bildet zusammen mit kleinen Fingermuskeln eine Dorsalaponeurose*
- Extensor des Zeigefingers: *M. extensor indicis*
- Extensor des kleinen Fingers: *M. extensor digiti minimi*
- Weitere Muskeln, die den Daumen bewegen: *M. abductor pollicis longus und M. extensor pollicis longus* u. *brevis*

Die Sehnen d. Fingerbeuger u. -strecker werden im Bereich d. Handwurzel v. Haltebändern überspannt, die sie in Position halten (*Retinaculum extensorum* u. *Retinaculum flexorum*). Die Beugersehnen laufen im Karpaltunnel, der vom Retinaculum überspannt wird. Damit Sehnen bei Bewegung nicht an den Retinacula reiben, sind sie v. Sehnenscheiden – mit einem dünnen Flüssigkeitsfilm gefüllte Bindegewebshüllen – umgeben.

Wichtige Erkrankungen

Bei Sehnenscheidenentzündung (*Tendovaginitis*) kann es durch die Schwellung zur Kompression d. N. *medianus* u. zu Taubheit d. Hand kommen.

PT-PRAXIS

Typische Überbelastung in Höhe des lateralen Epikondylus: Tennisellenbogen, am medialen Epikondylus: Golferellenbogen.

Tab. 9 Die humerokarpale Muskulatur

Muskel	Ursprung	Ansatz	Funktion	Innervation
M. flexor carpiradialis	Epicondylus medialis humeri	An Basis Os metacarpale II (manchmal auch III)	Ellenbogen: Pronation Handgelenk: Palmarflexion u. Radialabduktion	N. medianus
M. flexor carpiulnaris	Epicondylus medialis humeri, medialer Olekranon u. Margo posterior ulnae	Os pisiforme, Hamulus ossis hamati u. Basis Os metacarpale V	Handgelenk: Palmarflexion u. Ulnarabduktion	N. ulnaris
M. extensor carpi radialis brevis	Epicondylus lateralis humeri u. Lig. collaterale radiale u. Lig. anulare radii	An der Basis Os metacarpale III	Ellenbogen: Pro- u. Supination Handgelenk: Dorsalextension (u. Radialabduktion)	N. radialis
M. extensor carpi radialis longus	Margo lateralis humeri	An Basis Os metacarpale II	Ellenbogen: Pro- u. Supination Handgelenk: Dorsalextension u. Radialabduktion	N. radialis
M. extensor carpi ulnaris	Epicondylus lateralis humeri, Lig. collaterale radiale u. Margo posterior ulnae	An Basis Os metacarpale V	Handgelenk: Ulnarabduktion	N. radialis
M. palmaris longus	Epicondylus medialis humeri	Aponeurosis palmaris	Handgelenk: Palmarflexion und spannt die Aponeurose	N. medianus

Tab. 10 Die humerodigitale Muskulatur

Muskel	Ursprung	Ansatz	Funktion	Innervation
M. flexor digitorum superficialis	Epicondylus medialis humeri, Facies medialis ulnae u. proximaler Bereich der Margo anterior des Radius	Mittelphalangen des II.–V. Fingers	Handgelenk: Palmarflexion Fingergelenke: metakarpophalangeale u. proximal interphalangeale Flexion des II.–V. Fingers	N. medianus
M. extensor digitorum	Epicondylus lateralis humeri, Lig. collaterale radiale u. Lig. anulare radii	Dorsalaponeurosen des II.–V. Fingers u. an den Basen Grundphalangen II–V	Handgelenk: Dorsalextension u. Ulnarabduktion Fingergelenke: metakarpophalangeale u. interphalangeale Extension u. Abduktion II.–V. Finger	N. radialis
M. extensor digiti minimi	Epicondylus lateralis humeri	Dorsalaponeurose des kleinen Fingers	Handgelenk: Dorsalextension u. Ulnarabduktion Fingergelenke: metakarpophalangeale u. interphalangeale Extension V. Finger	N. radialis
M. flexor pollicis longus	Epicondylus medialis humeri, ventrale Seite des Radius u. Membrana interossea	An Basis Endphalanx Daumen	Handgelenk: Palmarflexion u. Radialabduktion Fingergelenke: karpometakarpale Flexion, Adduktion u. Flexion in Daumengelenken	N. medianus

Tab. 11 Die antebrachiodigitale Muskulatur

Muskel	Ursprung	Ansatz	Funktion	Innervation
M. flexor digitorum profundus	Facies anterior u. medialis ulnae u. Membrana interossea	An Basis distaler Fingerphalangen II–V	Handgelenk: Palmarflexion Fingergelenke: metakarpophalangeale u. interphalangeale Flexion II. –V. Finger	N. medianus (II. und III. Finger) N. ulnaris (IV. und V. Finger)
M. extensor indicis	Am distalen Teil Facies posterior ulnae u. Membrana interossea	Dorsalaponeurose Zeigefinger	Handgelenk: Dorsalextension Fingergelenke: metakarpophalangeale u. interphalangeale Extension Zeigefinger	N. radialis
M. abductor pollicis longus	Facies posterior von Ulna u. Radius u. Membrana interossea	An Basis radialer Seite Os metacarpalel	Handgelenk: Palmarflexion u. Radialabduktion Daumen: karpometakarpale Extension u. Abduktion	N. radialis
M. extensor pollicis brevis	Facies posterior des Radius u. Membrana interossea	An Basis Grundphalanx Daumen	Handgelenk: Palmarflexion u. Radialabduktion Daumen: karpometakarpale Extension, Abduktion u. Reposition mit einer metakarpophalangealen Extension	N. radialis
M. extensor pollicis longus	Facies posterior ulnae u. Membrana interossea	An Basis Endphalanx Daumen	Handgelenk: Dorsalextension u. Radialabduktion Daumen: karpometakarpale Extension, Abduktion u. Reposition mit einer metakarpophalangealen u. interphalangealen Extension	N. radialis

Extremität, obere – Muskulatur der Hand

Definition

Die Muskeln, welche die Finger bewegen und an der Hand entspringen, lassen sich in 3 Gruppen einteilen (➤ Abb. 13): Muskeln des Daumenballens (*Thenar*), des Kleinfingerballens (*Hypothenar*) und tiefe Hohlhandmuskeln. Sie führen feine Bewegungen mit den Fingern aus.

Beteiligte Strukturen

Die Muskulatur d. Handfläche wird v. einer festen Sehnenplatte, der Hohlhandsehne (*Palmaraponeurose*), überspannt.

Muskulatur Daumenballen (entspringt am *Retinaculum flexorum*) ➤ Tab. 12:

- *M. abductor pollicis brevis:* am oberflächlichsten, gemeinsame Endsehne mit
- *M. flexor pollicis brevis*
- *M. opponens pollicis:* liegt unter M. abductor pollicis brevis
- *M. adductor pollicis:* 2 Köpfe (querer u. schräger)

Muskulatur d. Kleinfingerballens (entspringt am *Retinaculum flexorum* (➤ Tab. 13):

- *M. abductor digiti minimi*
- *M. flexor digiti minimi brevis*
- *M. opponens digiti minimi*

Tiefe Hohlhandmuskeln (➤ Tab. 14):

- *Mm. lumbricales:* 4 Stück, entspringen v. Sehnen d. M. *flexor digitorum profundus,* setzen seitl. an Dorsalseiten d. Finger an
- *Mm. interossei palmares* u. *dorsales:* 3 palmare, 4 dorsale; entspringen v. Metakarpalknochen, setzen seitl. an Dorsalseiten d. Finger an

Funktionen

- *Daumen-* u. Kleinfingerballenmuskulatur: Gegenüberstellung (*Opposition*) d. Daumens ggf. andere Finger, Opposition d. kleinen Fingers ggf. Daumen → Greifen; *Abduktion* u. *Adduktion* v. Daumen u. Kleinfinger
- Tiefe Hohlhandmuskeln:
  - Mm. interossei dorsales: spreizen Finger
  - Mm. interossei palmares ziehen Finger zusammen
  - Alle: beugen Finger in Grundgelenken, strecken Finger in Endgelenken

Wichtige Erkrankungen

Karpaltunnelsyndrom: Entzünden sich die Sehnenscheiden (Tendovaginitis) oder vermehrt sich der bindegewebige Inhalt des Karpaltunnels, so kann es zu Lähmungserscheinungen der Hand infolge einer Druckschädigung des N. medianus kommen.

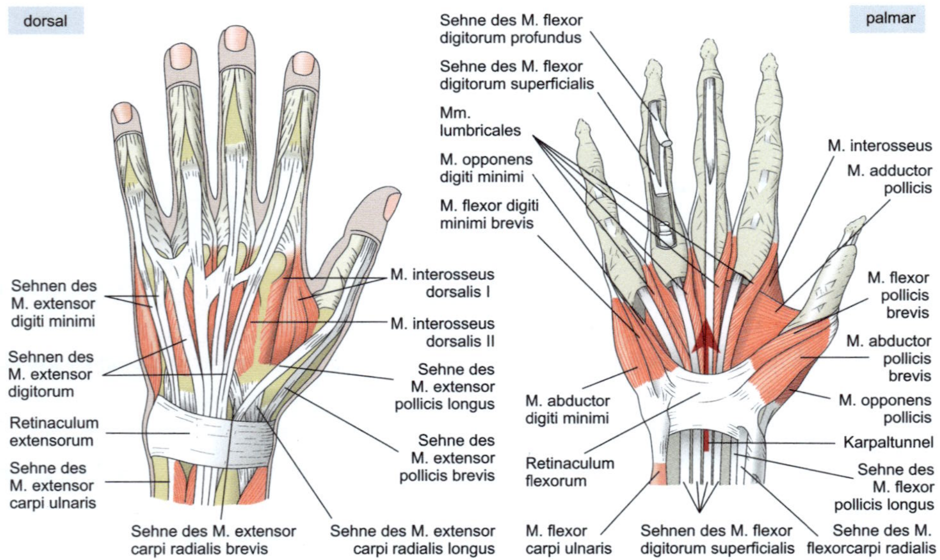

Abb. 13 Die kurze Handmuskulatur [L190]

Tab. 12 Die kurzen Daumenmuskeln

Muskel	Ursprung	Ansatz	Funktion	Innervation
M. flexor pollicis brevis	**Caput superficiale:** Tuberculum ossis trapezii u. Retinaculum flexorum **Caput profundum:** Os trapezoideum, Os capitatum u. Ligg. metacarpalia palmaria	An Basis Daumengrundphalanx u. am radialen Sesambein	CMC-Flexion, Adduktion u. Opposition Daumen MCP-Flexion Daumen	N. medianus N. ulnaris
M. abductor pollicis brevis	Tuberculum ossis scaphoidei u. Retinaculum flexorum	Basis Grundphalanx Daumen u. am radialen Sesambein	CMC-Flexion, Abduktion u. Opposition Daumen	N. medianus
M. adductor pollicis	**Caput obliquum:** Os trapezoideum, Os capitatum, Basis Os metacarpale II u. Lig. metacarpalia palmaria **Caput transversum:** Palmare Seite Os metacarpale III	Basis Grundphalanx Daumens u. am ulnaren Sesambein	CMC-Flexion, Adduktion und Reposition des Daumens	N. ulnaris
M. opponens pollicis	Os trapezium u. Retinaculum flexorum	Os metacarpale I	CMC-Adduktion u. Opposition Daumen	N. medianus

Tab. 13 Die kurzen Kleinfingermuskeln

Muskel	Ursprung	Ansatz	Funktion	Innervation
M. flexor digiti minimi brevis	Hamulus ossis hamati u. Retinaculum flexorum	An Basis Grundphalanx V. Finger u. am ulnaren Sesambein	MCP-Flexion u. Abduktion V. Finger	N. ulnaris
M. abductor digiti minimi	Os pisiforme	An Basis Grundphalanx V. Finger u. am ulnaren Sesambein	Ulnarabduktion u. Extension V. Finger	N. ulnaris
M. opponens digiti minimi	Hamulus ossis hamati u. Retinaculum flexorum	Os metacarpale V	CMC-Opposition V. Finger	N. ulnaris
M. palmaris brevis	Aponeurosis palmaris	An Haut ulnare Handseite	Spannt Haut Kleinfingerballen während Ulnarabduktion Hand	N. ulnaris

Tab. 14 Die kurzen Fingermuskeln

Muskel	Ursprung	Ansatz	Funktion	Innervation
Mm. interossei palmares I–III	An ulnaren Seite Os metacarpale II und radialen Seite Ossa metacarpi IV u. V	Dorsalaponeurosen Finger II, IV, V	II., IV., V. Finger: MCP-Flexion, IP-Extension u. Adduktion (zum III. Strahl hin)	N. ulnaris
Mm. interossei dorsales I–IV	An einander zugekehrten Seiten d. Ossa metacarpi I–V	Dorsalaponeurosen Finger II–IV	II.–IV. Finger: MCP-Flexion, IP-Extension u. Abduktion (vom III. Strahl weg; den III. Finger nach ulnar oder radial)	N. ulnaris
Mm. lumbricales I–IV	An Sehnen des M. flexor digitorum profundus	Dorsalaponeurosen Finger II–V	II.–V. Finger: MCP-Flexion u. Radialabduktion, interphalangeale Extension	N. medianus (I u. II) N. ulnaris (III u. IV)

Extremität, obere – Nerven

Definition

Die Nerven der oberen Extremität gehen aus dem *Plexus brachialis* hervor. Sie versorgen den Arm sowohl *motorisch* (Muskelbewegungen) als auch *sensorisch* (Gefühl der Haut, Propriozeption der Muskeln). Die 4 großen Nerven an der oberen Extremität sind: *N. axillaris, N. medianus, N. radialis* u. N. *ulnaris.* Außerdem gibt es am Oberarm des N. *musculocutaneus.* Er versorgt alle Beuger im Ellenbogengelenk.

Beteiligte Strukturen

N. axillaris:
- Bleibt am Oberarm
- Windet sich unterhalb Humeruskopf um den Humerus

N. medianus:
- Zieht auf medialer Oberarmseite in Furche unter Bizeps neben *A. brachialis*
- Gelangt am Unterarm zur radialen Seite
- Zieht durch Karpaltunnel zur Hohlhand

N. radialis:
- Läuft auf Dorsalseite d. Humerus direkt am Knochen zum Unterarm
- Gelangt auf Radialseite zum Unterarm
- Teilt sich in tiefen u. oberflächlichen Ast
- Oberflächlicher Ast verläuft zum Handrücken

N. ulnaris:
- Verläuft an Innenseite des Oberarms
- Läuft hinter *Epicondylus medialis* (liegt hier dicht unter der Haut → Musikantenknochen)
- Zieht an Ulnarseite des Unterarms über *Retinaculum flexorum* zur Hand

Funktionen

N. axillaris:
- Versorgt *M. deltoideus* u. Haut über M. deltoideus

N. medianus:
- Versorgt Beugemuskeln am Unterarm, Teil d. Daumenballenmuskeln
- Versorgt sensibel den Hohlhandbereich d. Finger I–IV (IV nur zur Hälfte)
- Ausfall: Schwurhand → bei Faustschluss bleiben Finger I–III stehen

N. radialis:
- Versorgt Streckmuskeln d. Ober- u. Unterarms
- Versorgt sensibel Streckseite d. Ober- u. Unterarms, radiale Seite d. Handrückens
- Ausfall: Fallhand → Hand kann nicht mehr gestreckt werden

N. ulnaris:
- Versorgt Teil d. Beugemuskeln am Unterarm, Muskeln d. Kleinfingerballens, Teil d. Daumenballenmuskeln, alle *Mm. interossei* u. tw. *Mm. lumbricales*
- Versorgt sensibel ulnaren Handrücken u. Hohlhand
- Ausfall: Krallhand → Ausfall d. Hohlhandmuskeln → Überstreckung d. Finger im Grund-, Beugung im Mittel- u. Endgelenk

Wichtige Erkrankungen

Die Nerven können an charakteristischen Stellen geschädigt werden, was zu o. g. Ausfallerscheinungen führt. Häufige Schädigungen:

- N. axillaris: bei Auskugeln (*Luxation*) d. Schulter
- N. medianus: bei Karpaltunnelsyndrom (Einklemmung d. Nerven)
- N. radialis: bei Oberarmbrüchen (Nerv verläuft sehr nah am Knochen)
- N. ulnaris: am Verlauf hinter Epicondylus medialis

MERKE

Merkspruch für Ausfallerscheinungen: Ich schwöre beim heiligen Medianus (*N. medianus* → Schwurhand), dass ich der Ulna die Augen auskratze (*N. ulnaris* → Krallhand), wenn ich vom Rad falle (*N. radialis* → Fallhand).

Extremität, untere – Fußgelenke

Definition

Am Fuß finden sich von proximal nach distal folgende Gelenke: *Art. tibiofibularis distalis, Art. talocruralis, Art. subtalaris* und *Art. talocalcaneonavicularis, Art. calcaneocuboidea, Art. cuneonavicularis,* die *Artt. intertarsales, Artt. tarsometatarsales, Artt. intermetatarsales, Artt. metatarsophalangeales* und *Artt. interphalangeae..*

Beteiligte Strukturen

Art. tibiofibularis proximalis:

- Art. trochoidea (Drehgelenk), das sich zusammensetzt aus Facies articularis capitis fibulae und Facies articularis fibularis
- Lig. capitis fibulae anterius et posterius und das Lig. collaterale laterale genu fixieren Fibula

Art. tibiofibularis distalis:

- Syndesmose zwischen Tibia und Fibula
- Lig. tibiofibulare anterius et posterius und die Membrana interossea cruris verhindern Längsverschiebung

Art. talocruralis – oberes Sprunggelenk (OSG):

- Es artikulieren Tibia und Fibula mit dem Talus
- *Malleolus lateralis* d. Fibula u. Malleolus medialis d. Tibia bilden zusammen Malleolengabel
- Bänder zw. Tibia u. Fibula halten Malleolengabel zusammen (*Syndesmose*)
- Sprungbeinrolle wird innen u. außen v. Malleolen umfasst
- Innen- u. Außenbänder (*Lig. collaterale mediale* u. *Lig. collaterale laterale*) verstärken Kapsel u. geben Gelenk Halt
- Lig. collaterale mediale/Lig. deltoideum zwischen Tibia und Fußwurzel: Lig. tibionaviculare u. Lig. tibiocalcaneare (äußere Schicht) und Lig. tibiotalare posterius und anterius (tiefe Schicht)
- Lig. collaterale laterale zwischen Fibula und Fußwurzel: Lig. talofibulare anterius, Lig. calcaneofibulare, Lig. talofibulare posterius
- Art. ginglymus (Scharniergelenk)

Art. talotarsalis – unteres Sprunggelenk (USG):

- Eigentlich 2 Gelenke: Art. subtalaris und Art. talocalcaneonavicularis, aber funktionell eine Einheit
- Einachsiges Drehgelenk
- Beteiligt sind Gelenkflächen v. Talus, Kalkaneus u. Os naviculare

Art. subtalaris:

- Es artikulieren Talus mit Kalkaneus

Art. ginglymus (Scharniergelenk):

- Zentral liegt das Lig. talocalcaneum interosseum
- Vier periphere Ligamente: Lig. talocalcaneum laterale et. posterius, Anteile der Lig. collaterale mediale et laterale und das Lig. calcaneonaviculare plantare

Art. talocalcaneonavicularis:

- Besteht aus Pars talocalcanearis: Facies articularis talaris anterior und media mit Facies articularis calcanea anterior und media
- Wird stabilisiert durch Lig. talocalcaneare interosseum und Lig. calcaneonaviculare plantare) und Pars talonavicularis (wird stabilisiert durch Lig. talonaviculare)

Art. calcaneocuboidea:

- Amphiarthrose, die sich zusammensetzt aus Kalkaneus und Os cuboideum
- Wird stabilisiert durch Lig. calcaneonaviculare plantare, Lig. talonaviculare dorsale, Lig. bifurcatum, Lig. calcaneocubeoideum u. Lig. calcaneocubeoideum plantare

Art. cuneonavicularis:

- Amphiarthrose, die sich zusammensetzt aus Os naviculare und drei Ossa cuneiformia
- Wird stabilisiert durch Ligg. cuneonavicularia dorsalia und Ligg. cuneonavicularia plantaria

Art. intertarsales:

- Amphiarthrose, die sich zusammensetzt aus Os cuboideum und Os naviculare sowie Os cuneiforme III
- Wird stabilisiert durch Lig. cuneocuboideum dorsale und plantare, Lig. cuboideonaviculare dorsale und plantare

Artt. tarsometatarsales:

- Amphiarthrose, die sich zusammensetzt aus Os cuboideum und Ossa metatarsi IV und V
- Wird stabilisiert durch Ligg. tarsometatarsalia dorsalia und plantaria und Ligg. cuneimetatarsalia interossea

Artt. intermetatarsales:

- Amphiarthrose zwischen den Basen der Metatarsalknochen
- Wird stabilisiert durch Ligg. metatarsalia interossea dorsalia und plantaria und die Ligg. metatarsalia transversa profunda

Artt. metatarsophalangea (MTP):

- Scharniergelenke aus Metatarsalknochen und Phalangen

Artt. interphalangeae proximales (PIP):

- Scharniergelenke aus Grundphalangen und Mittelphalangen

Artt. interphalangea distales (DIP):

- Scharniergelenke aus Mittelphalangen und Endphalangen

Funktionen

- Oberes Sprunggelenk: ermöglicht *Dorsalextension* u. *Plantarflexion*
- Unteres Sprunggelenk: ermöglicht *Supination* od. *Pronation*

Wichtige Erkrankungen

Außenbandrupturen (Außenbandrisse) oder Mikrotraumen können Folge eines Varustraumas (Inversionstrauma, Umknicken des Fußes nach innen) sein.

Extremität, untere – Gefäße

Definition

Die Arterien der unteren Extremitäten gehen aus der äußeren Beckenarterie (*A. iliaca ext.*) hervor. Die Venen münden in der äußeren Beckenvene (*V. iliaca ext.*).

Beteiligte Strukturen

Arterien:

- A. iliaca ext. heißt ab Leistenband *A. femoralis*
- Aus A. femoralis enspringen mehrere Zweige: *A. circumflexa ilium profunda, A. pudenda externa, A. epigastrica superficialis, A. circumflexa ilium superficialis* u. die *A. circumflexa femoris medialis* u. die *A. profunda femoris,* die sich in *A. circumflexa femoris lateralis* gliedert
- Oberhalb des Knies: *A. descendens genus medialis*
- A. femoralis läuft zw. vorderer Oberschenkelmuskeln nach distal
- Läuft zur Kniekehle, heißt dort *A. poplitea*
- Aus ihr entspringt die *A. superior lateralis genus* und die *A. superior medialis genus*
- Unterhalb des Knies: *A. inferior lateralis genus* und *A. inferior medialis genus*
- Unterhalb der Kniekehle zweigt die *A. tibialis ant.* u. *post.* ab
- *A. tibialis ant.* läuft zw. Schien- u. Wadenbein nach vorne in Extensorenloge u. dann als *A. dorsalis pedis* weiter zum Fußrücken
- Die *Aa. metatarsales* dorsales versorgen Fußrücken und zweigen sich in *Aa. digitales dorsales* auf
- *A. tibialis post.* gibt *A. fibularis* ab, läuft in tiefer Flexorenloge zur Fußsohle
- *A. plantaris lateralis* und *medialis* versorgen die Fußsohle
- *A. plantaris lateralis* gibt *Aa. metatarsales plantares* und *Aa. digitales plantares* ab

Venen:

- Tiefe u. oberflächliche Venen
- Tiefe Venen laufen begleitend zu Arterien
- Große oberflächliche (Haut-)Venen am Unterschenkel: große u. kleine *V. saphena magna* u. *parva*
- In V. saphena magna enden die: *V. epigastrica superficialis* aus Nabelgegend, *V. circumflexa ilium superficialis* aus lateraler Hüftgegend u. *Vv. pudendae externa* aus Schamgegend
- V. saphena magna: zieht an Beininnenseite nach oben, mündet in *V. femoralis*
- V. saphena parva: läuft auf Unterschenkelrückseite u. mündet in *V. poplitea*
- Fußrücken: Arcus venosus dorsalis pedis, plantare Fußseite: Arcus venosus plantaris pedis

Funktionen

Blutversorgung v. Bein u. Fuß.

Wichtige Erkrankungen

In den oberflächlichen Beinvenen können die Venenklappen geschädigt werden → erweiterte, ausgesackte Venen, sog. Krampfadern (*Varizen*).

Extremität, untere – Kniegelenk

Definition

Am Kniegelenk (*Articulatio genus*) sind Gelenkflächen von Femur, Tibia und Patella beteiligt. Das Kniegelenk wird bei seinen Bewegungen geführt von Bändern. Außerdem besitzt es Menisken und Schleimbeutel (*Bursae*). Anatomisch gesehen besteht es aus 2 Einzelgelenken: dem *Art. tibiofemoralis* und dem *Art. femoropatellaris.*

Beteiligte Strukturen

Art. tibiofemoralis:

- Setzt sich zusammen aus medialer und lateraler Femurkondyle und Tibiakondylen
- Gelenkflächen d. Femurs sind nicht rund → Achse des Gelenks verändert sich je nach Stand d. Bewegung

Art. femoropatellaris:

- *Setzt* sich zusammen aus Facies articularis patellae der Patella und Facies articularis patellaris des Femurs

Bänder (➤ Abb. 14):

- Außenband (*Lig. collaterale laterale*): zw. Femur u. Wadenbeinköpfchen
- Innenband (*Lig. collaterale mediale*): mit Innenmeniskus verwachsen
- Vorderes (LCA) u. hinteres (LCP) Kreuzband (*Lig. cruciatum ant.* u. *post.*): innerhalb Gelenkkapsel, außerhalb des synovialen Raums; überkreuzen sich
- *Lig. patellae, Ligg. femoropatellares* u. *Ligg. meniscopatellares* verhindern v. a. mediale Verschiebung der Patella

Menisken:

- Innen (medialer)- u. Außen (lateraler)-Meniskus
- Gelenkfläche von Tibia und Femur weisen Inkongruenz auf → Menisken gleichen aus
- Knorpelige, halbmondförmige (Innenmeniskus) bzw. nahezu kreisförmige (Außenmeniskus) Plättchen mit keilförmigem Querschnitt

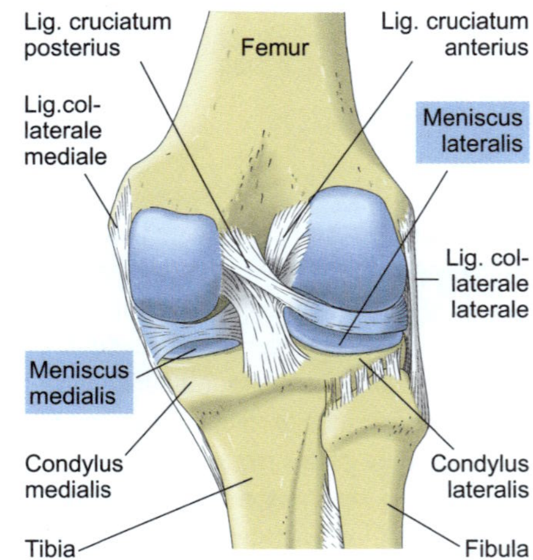

Abb. 14 Die Kreuzbänder des rechten Knies in Extension von dorsal [L190]

- Sind zw. Gelenkflächen v. Femur u. Tibia ins Gelenk eingeschaltet

- Innenmeniskus mit Innenband u. Gelenkkapsel verwachsen
- Sind verschieblich → bieten Femurkondylen in jeder Stellung ideale Gelenkpfanne
- Der Außenmeniskus ist beweglicher als der Innenmeniskus
- *Corpus adiposum:* Fettkörper, der vor Gelenk liegt u. Corpus adiposum infrapatellare (Hoffa-Fettkörper)
- Schleimbeutel: Bursae suprapatellaris, Bursa praepatellaris und Bursa infrapatellaris
- *Recessus:* Ausbuchtungen der Gelenkkapsel

Funktionen

Kniegelenk:
- Ermöglichen v. Flexion u. Extension; in geringem Maße – aber nur in Beugestellung – auch Außen- u. Innenrotation
- In großem Maße geführt u. gesichert durch Muskulatur
- Knieflexion: Die Femurkondylen führen auf dem Tibiaplateau ein dorsales Rollen und ein ventrales Gleiten aus.
- Knieextension: Die Femurkondylen führen auf dem Tibiaplateau ein ventrales Rollen und ein dorsales Gleiten aus.

Kompartmenteinteilung nach Nicholas (1973):
- Mediales Kompartiment: ventraler Teil (meniskofemorale und meniskotibiale Ligamente u. Retinaculum extensorum), intermediärer Teil (meniskofemorale und mensikotibiale Ligamente u. Lig. collaterale mediale) u. dorsaler Teil (meniskofemorale und meniskotibiale Ligamente u. Lig. obliquum)
- Laterales Kompartiment: ventraler Teil (Lig. meniscofemorale, Lig. meniscotibiale u. Retinaculum extensorum), intermediärer Teil (Lig. meniscofemorale, Lig. meniscotibiale, Lig. iliotibiale u. Tractus iliotibialis) u. dorsaler Teil (Lig. meniscofemorale, Lig. meniscotibiale, Lig. collaterale laterale, Lig. popliteum arcuatum u. Tendoaponeurose des M. popliteus)
- Zentrales Kompartiment: LCA u. LCP

Außenbänder:
- Sichern Kniegelenk seitl.
- Durch vermehrte Spannung d. Bänder in Streckstellung ist seitl. Beweglichkeit in Beugestellung größer

Kreuzbänder:
- Stabilisierung: Verhindern Abgleiten d. Femurkondylen nach vorne u. hinten
- Begrenzen in Beugestellung Innenrotation
- Wichtig für *Propriozeption* (Tiefenwahrnehmung) d. Kniegelenks

Menisken:
- Vergrößern Kontaktfläche v. Femur u. Tibia → Druck auf Knorpel wird auf mehr Fläche verteilt u. damit geringer

Wichtige Erkrankungen

- Altersbedingte Abnutzung d. Knorpel im Kniegelenk ist Ursache d. schmerzhaften *Gonarthrose*

MERKE
Innenband u. Innenmeniskus reißen häufig gleichzeitig, weil beide miteinander verwachsen sind.

BESONDERE INFORMATION
Das Kniegelenk ist das größte und verletzungsempfindlichste Gelenk des Körpers.

Extremität, untere – Knochen des Fußes

Definition

Das Skelett des Fußes (*Pes*) besteht aus 7 Fußwurzelknochen (*Ossa tarsi*), 5 Mittelfußknochen (*Ossa metatarsi*) und 3 Zehengliedern (*Phalangen*) pro Zehe. Die Großzehe (*Hallux*) nimmt mit nur 2 Endgliedern eine Sonderstellung ein.

Beteiligte Strukturen

(➢ Abb. 15)

Fußwurzelknochen:

- *Talus:* liegt am weitesten oben (*proximal*); trägt oben Gelenkfläche für oberes Sprunggelenk (auf *Trochlea tali*), unten Gelenkflächen für unteres Sprunggelenk (➢ Gelenke – Gelenktypen)
  - Besteht aus Caput tali, Collum tali und Corpus tali
  - Sulcus tali bildet mit Sulcus calcanei den Sinus tarsi zwischen Kalkaneus und Talus

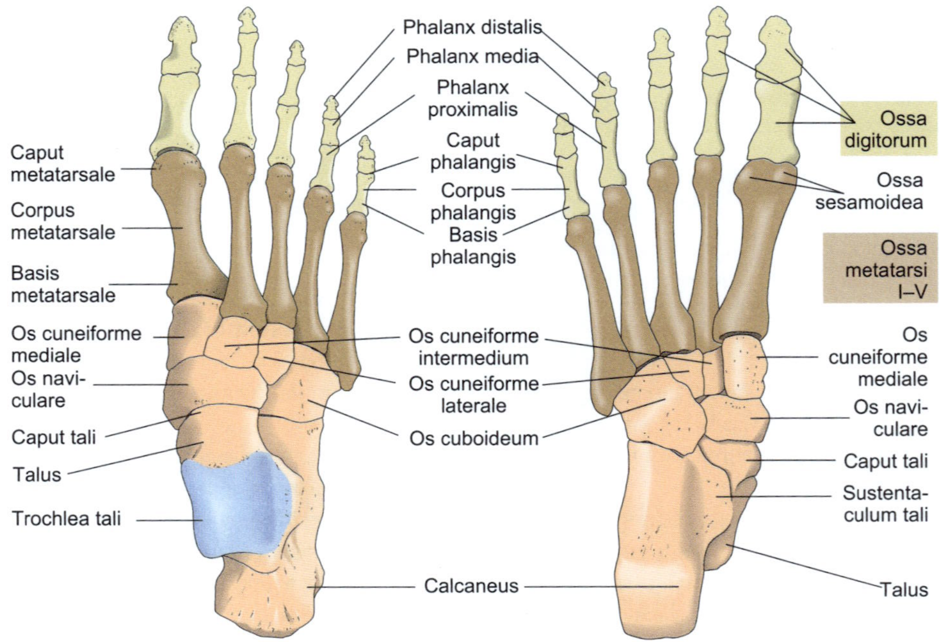

Abb. 15 Das rechte Fußskelett von dorsal (kranial) und von plantar [L190]

- *Kalkaneus:* liegt unter Talus, größter Fußwurzelknochen, am dorsal gelegenen *Tuber calcanei* setzt Achillessehne an
  - Zwischen Gelenkflächen des Kalkaneus liegt der Sulcus calcanei
- *Zehenwärts* vom Talus:
  - *Os naviculare:* trägt Gelenkfläche für unteres Sprunggelenk
  - *Ossa cuneiforme*
  - *Os cuboideum*
- Sind untereinander durch zahlreiche Bänder verbunden

Metatarsalknochen:

- Bilden mit Fußwurzelknochen fast unbewegliche Gelenke (*Amphiarthrosen*)
- Bilden mit Zehengliedern Kugelgelenke (mit eingeschränktem Bewegungsumfang)

Phalangen:

- Bilden miteinander Scharniergelenke
- Zehen werden aus drei Phalangen gebildet: Phalanx proximalis, media und distalis
- Großzehe: nur Grund- u. Endphalanx

Die Knochen d. Fußes bilden Längs- u. Quergewölbe, die v. Muskeln u. Sehnen gehalten werden.

Längsgewölbe:

- Am Inneren Fußrand höher als am äußeren
- Ruht auf Köpfchen v. I. u. V. Mittelfußknochen u. Fersenbein

Quergewölbe:

- Überspannt quer Längsgewölbe zw. lateralen u. medialen Anteilen d. Fußwurzel- u. Mittelfußknochen

Funktionen

- Fuß trägt Belastung des Körpergewichts
- Fußgewölbe nehmen Belastungen federnd auf

Wichtige Erkrankungen

Störungen am Fußgewölbe:

- Spreizfuß (*Pes planotransversus*): Quergewölbe abgeflacht
- Plattfuß (*Pes planus*): Quer- u. Längsgewölbe abgeflacht → beim Gehen liegt fast gesamte Fußsohle am Boden auf
- Knickfuß: Sprungbein rutscht nach medial unten über Fersenbein ab
- Hohlfuß (*Pes cavus*): überhöhtes Längsgewölbe

Extremität, untere – Knochen an Ober- und Unterschenkel

Definition

Das knöcherne Gerüst der unteren Extremität besteht am Oberschenkel aus Oberschenkelknochen (*Femur*), am Unterschenkel (*Crus*) aus Schienbein (*Tibia*) und dem kleineren Wadenbein (*Fibula*). In die Patellasehne des *M. quadriceps femoris* eingeschaltet ist außerdem die Kniescheibe (*Patella*).

Beteiligte Strukturen

Femur (➤ Abb. 16):
- Oberschenkelkopf (*Caput femoris*) am proximalen Ende, sitzt im Acetabulum d. Hüfte, beteiligt am Hüftgelenk
- Fovea capitis femoris: Ansatzstelle für Lig. capitis femoris
- Übergang zum Knochenschaft bildet Schenkelhals (*Collum femoris*)
- Prominente Vorsprünge: großer u. kleiner Rollhügel (*Trochanter major* u. *minor*); außen am Ende d. Schenkelhalses sitzt Trochanter major, hinten, mehr zur Mitte hin, Trochanter minor
- Linea intertrochanterica verbindet ventral und Crista intertrochanterica dorsal den Trochanter major mit dem Trochanter minor
- Oberschenkelschaft (*Corpus femoris*): mit Rauigkeiten u. Leisten, an denen Muskeln ansetzen
- Zweilippige Linea aspera trennt Facies mediales von Facies lateralis
- Verbreitert sich distal zu den inneren u. äußeren Gelenkknorren (*Condylus medialis* u. *lateralis*), dazwischen liegt Grube (*Fossa intercondylaris*)
- Linea supracondylaris medialis und lateralis bilden dreieckige Facies poplitea

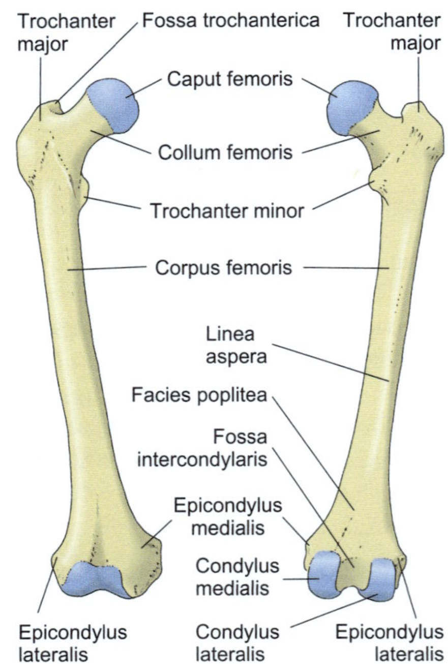

Abb. 16 Der rechte Femur, links von ventral und rechts von dorsal gesehen [L190]

- Auf Condylus medialis sitzt das Tuberculum adductorium

Patella (➤ Abb. 17):

- Dreieckig, distal: *Apex* und proximal: *Basis*
- In Patellasehne eingeschaltet
- Rückseite mit Knorpel überzogen, Teil d. Kniegelenks
- Wird von Sehne des M. quadriceps umhüllt, die als Lig. patellae an Tibia ansetzt
- Die Gleitfläche der Patella wird in mediale und laterale Facette unterteilt

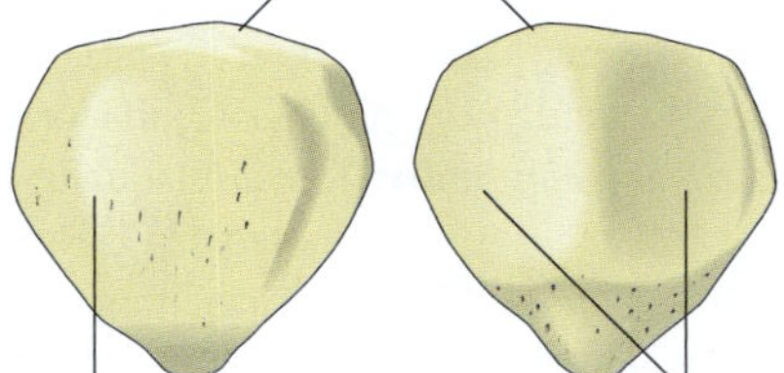

Abb. 17 Die Patella links von ventral und rechts von dorsal [L190]

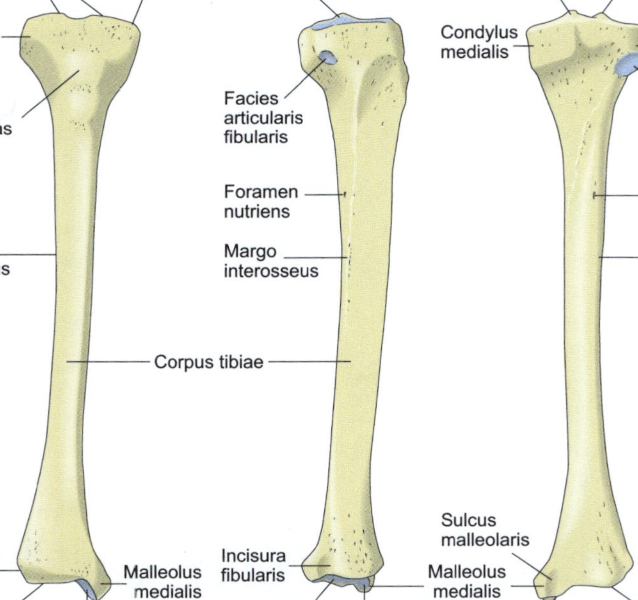

Abb. 18 Die rechte Tibia, links von ventral, in der Mitte von lateral und rechts von dorsal gesehen [L190]

Tibia (➤ Abb. 18):

- Proximal: Schienbeinkopf (*Caput tibiae*), seitl. Aufgetrieben zu *Condylus medialis* u. *lateralis*
- An Vorderseite d. Schienbeinkopfes mittig eine Rauigkeit (*Tuberositas tibiae*) → Ansatz Patellasehne
- Schienbeinschaft (*Corpus tibiae*) mit dreieckigem Querschnitt, Vorderkante (*Margo anterior*) liegt direkt unter Haut
- Distales Ende aufgetrieben medial mit Knochenzapfen (*Malleolus medialis*) → v. außen als Innenknöchel tastbar
- Linea musculi solei dient als Haftstelle des M. soleus

Fibula (➤ Abb. 19):

- Lateral d. Tibia
- Proximales Ende etw. verbreitert → Wadenbeinköpfchen (*Caput fibulae*), durch d. Haut gut tastbar
- Distales Ende: Knochenzapfen (*Malleolus lateralis*) → v. außen als Außenknöchel tastbar

Bindegewebige *Membrana interossea* im Zwischenraum zw. Tibia u. Fibula.

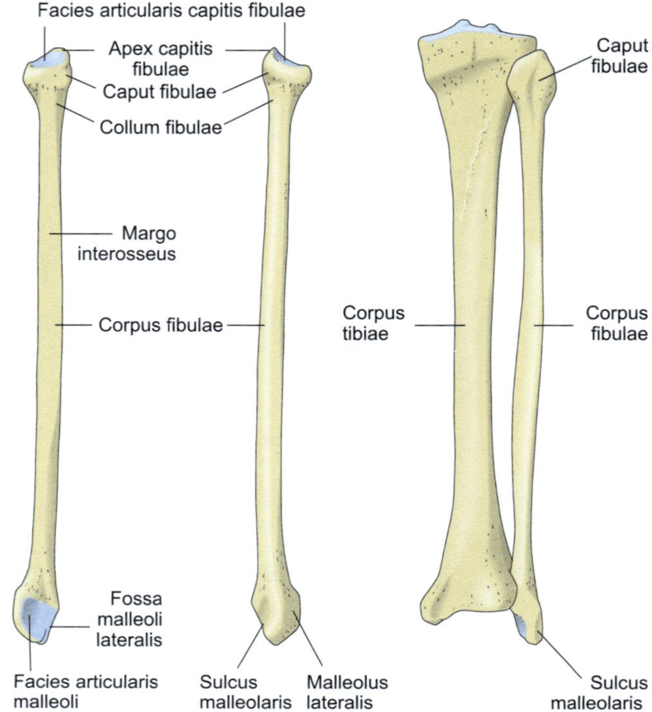

Abb. 19 Die rechte Fibula von medial und lateral und die rechte Tibia zusammen mit der Fibula von dorsal [L190]

Tibia u. Fibula bilden im Kopf- u. Malleolenbereich straffe, durch Bänder gesicherte Gelenke (*Amphiarthrosen*) miteinander.

Funktionen

- *Condylen* d. Femur rollen auf *Epicondylen* d. Tibia
- Tibia u. Fibula d. Bänder aneinander befestigt; Malleolen v. Tibia u. Fibula bilden Malleolengabel

Wichtige Erkrankungen

Eine Schenkelhalsfraktur tritt bei Menschen mit Osteoporose oft schon nach Bagatellstürzen auf. Die Behandlung erfolgt meist durch eine *Endoprothese* (künstl. Oberschenkelkopf).

BESONDERE INFORMATION

Der Femur ist der längste u. schwerste Knochen im Körper.

Extremität, untere – Muskulatur am Oberschenkel

Definition

Die Mehrzahl der Muskeln des Oberschenkels entspringen von der Hüfte, einige aber auch vom Femur selbst. Sie wirken auf Hüftgelenk und/oder Kniegelenk.

Beteiligte Strukturen

Die Oberschenkelmuskulatur wird v. der Bindegewebshülle, d. *Fascia lata*, umgeben. An d. Lateralseite ist sie verstärkt, hier bildet sie den *Tractus iliotibialis*. Er wird gespannt vom *M. tensor fasciae latae.*

Man teilt die Muskeln in Gruppen nach ihrer hauptsächlichen Wirkung ein.

Adduktoren (➢ Tab. 15):
- Ziehen v. Schambein zum Femur (bis auf *M. gracilis*)
- *M. adductor longus*
- *M. adductor brevis*
- *M. adductor magnus*
- *M. gracilis:* zieht über Kniegelenk z. Tibia
- *M. pectineus*

Strecker im Kniegelenk (*Extensoren*) (➢ Tab. 16):
- *M. sartorius:* entspringt v. *Spina iliaca anterior superior,* setzt medial der *Tuberositas tibiae* an
- *M. quadriceps femoris,* besteht aus 4 Muskeln, die gemeinsam über die Patellasehne an *Tuberositas tibiae* ansetzen:
  - *M. rectus femoris:* entspringt an *Spina iliaca anterior inferior*
  - *M. vastus medialis*
  - *M. vastus intermedius*
  - *M. vastus lateralis*
- Entspringen alle v. verschiedenen Höhen d. Femurschafts. Unter M. quadriceps femoris liegt der *M. articularis genus,* der als Kapselspanner fungiert.

Flexoren (➢ Tab. 16):
- Entspringen alle v. Sitzbeinhöcker, setzen an Tibia an (Synonym: *ischiokrurale* Muskeln)
- *M. biceps femoris: Caput longum* u. *Caput breve* (entspringt am Femurschaft)
- *M. semitendinosus*
- *M. semimembranosus*

Außerdem: Kniegelenksmuskel (*M. popliteus*): v. lateralen Condylus d. Femurs u. d. Hinterhorn d. Außenmeniskus zur Tibia.

Funktionen

- Adduktion im Hüftgelenk: Adduktoren, M. gracilis auch Beugung u. Innenrotation im Knie
- Beugung im Hüftgelenk: M. rectus femoris, M. tensor fasciae latae, M. sartorius
- Streckung im Kniegelenk: Extensoren (große Ausnahme: M sartorius; je nach Position beugt od. innenrotiert er Kniegelenk, außerdem beugt u. adduziert er Hüfte)
- Beugung im Kniegelenk: Flexoren; M. semitendinosus u. M. semimembranosus bewirken außerdem Innenrotation im Knie
- M. popliteus: Beugung u. Innenrotation im Kniegelenk, verhindert Einklemmung d. Kniegelenkskapsel bei Beugung

Tab. 15 Biartikuläre Hüft-Kniemuskeln

Muskel	Ursprung	Ansatz	Funktion	Innervation
Pelvikrurale Muskulatur				
M. tensor fasciae latae	Spina iliaca anterior superior	Über Tractus iliotibialis an Tibia, Tuberculum v. Gerdy	Hüftabduktion, Flexion u. Endorotation; reduziert mit ventralen Fasern M. gluteus maximus auf d. Femurhals u. -schaft einwirkende Biegekräfte	N. gluteus superior
M. sartorius	Spina iliaca anterior superior	Tibia, Facies medialis	Hüftflexion, Exorotation u. Abduktion Knieflexion u. Endorotation	N. femoralis
M. rectus femoris (Teil des M. quadriceps femoris)	Spina iliaca anterior inferior u. Azetabulum, oberer Rand	Tuberositas tibiae	Hüftflexion Knieextension	N. femoralis
M. gracilis	Os pubis, Ramus inferior	Tibia, Facies medialis	Hüftadduktion Knieflexion u. Endorotation	N. obturatorius
M. biceps femoris; Caput longum	Tuber ischiadicum	Caput fibulae u. Tibia, Condylus lateralis	Hüftextension Knieflexion u. Endorotation	N. tibialis
M. semitendinosus	Tuber ischiadicum	Tibia, Facies medialis	Hüftextension Knieflexion u. Endorotation	N. tibialis
M. semimembranosus	Tuber ischiadicum	Condylus medialis tibiae u u. Lig. popliteum obliquum	Hüftextension Knieflexion u. Endorotation	N. tibialis

MERKE

Der Q-Winkel ergibt sich aus der Linie von der Spina iliaca anterior superior durch die Mitte der Patella und der Linie von der Tuberositas tibiae durch die Mitte der Patella. Normaler Q-Winkel bei Männern 15°, bei Frauen 20°.

Tab. 16 Femurotibiale Muskeln (ohne die auf den Fuß einwirkenden Muskeln).

Muskel	Ursprung	Ansatz	Funktion	Innervation
M. quadriceps femoris				
• M. rectus femoris	• Spina iliaca anterior inferior und Azetabulumrand	Alle: Über die gemeinsame Patellarsehne an der Tuberositas tibiae und über die Retinacula patellae an der Kniegelenkkapsel	• Hüftflexion und Knieextension	Alle: N. femoralis
• M. vastus medialis	• Labium mediale der Linea aspera (dorsomedial)		• Knieextension	
• M. vastus intermedius	• Corpus femoris (ventral)		• Knieextension	
• M. vastus lateralis	• Trochanter major und Labium laterale der Linea aspera (dorsolateral)		• Knieextension	
M. biceps femoris, Caput breve	Femur, Linea aspera (mittlerer Teil)	Caput fibulae	Knieflexion, Exorotation	N. peroneus communis
M. articularis genus	Corpus femoris (ventral)	Kniegelenkkapsel	Kapselspanner	N. femoralis
M. popliteus	Epicondylus lateralis femoris, Hinterseite der Gelenkkapsel und Meniscus lateralis	Tibia, Facies posterior	Knieflexion, Endorotation und zieht den lateralen Meniskus nach dorsal	N. tibialis

Extremität, untere – Muskulatur am Unterschenkel

Definition

Die Muskeln am Unterschenkel wirken auf die Sprung- und Zehengelenke, manche auch auf das Knie.

Beteiligte Strukturen

Die Unterschenkelmuskulatur wird durch bindegewebige Trennwände (*Septen*) in 4 Kammern (*Muskellogen*) aufgeteilt. Die Septen sind recht starr, die Muskellogen kaum dehnbar. Eine eigene Loge umgibt jeweils die Extensoren, die oberflächliche Schicht d. Flexoren, die tiefe Schicht d. Flexoren u. die *Peronaeusgruppe.*

Die Fascia cruris umgibt die Unterschenkelmuskulatur und ist wichtige Ansatzstelle für Unterschenkelmuskulatur.

Die Sehnen d. meisten Muskeln werden v. Sehnenscheiden umhüllt.

Extensoren (> Tab. 17):

- Liegen lateral d. Schienbeinvorderkante u. vor Wadenbein
- Sehnen ziehen unter Haltebändern d. Extensorengruppe (*Retinaculum musculorum extensorum sup.* u. *inf.*) durch
- *M. tibialis ant.*
- *M. extensor digitorum longus* und *M. extensor hallucis longus* werden überspannt vom *Retinaculum mm. extensorum superius* und *inferius*

Fibularisgruppe (> Tab. 18):

- Entspringen v. Fibula
- Liegen seitl d. Extensoren, lateral d. Fibula
- Laufen hinter u. unter Außenknöchel zum Fuß
- Ziehen unter Haltebänder d. Fibularisgruppe (*Retinaculum musculorum fibularis sup.* u. *inf.*)
- *M. fibularis longus*
- *M. fibularis brevis*

Tab. 17 Knie-Fußmuskeln

Muskel	Ursprung	Ansatz	Funktion	Innervation
M. triceps surae				
M. gastrocnemius	Femur, Facies poplitea am Condylus medialis und lateralis	Tuber calcanei	Knie: Flexion Fuß: Plantarflexion, Supination	N. tibialis
M. plantaris (fehlt bei 15 % d. Bevölkerung)	Femur, Facies poplitea	Tuber calcanei	Knie: Flexion Fuß: Plantarflexion, Supination	N. tibialis

Tiefe Flexorengruppe (➤ Tab. 18):

- Liegen hinter Schien- u. Wadenbein
- Laufen hinter u. unter Innenknöchel zum Fuß
- Ziehen unter Halteband d. Extensoren (*Retinaculum musculorum flexorum*)
- *M. tibialis post.*
- *M. flexor hallucis longus* und *M. flexor digitorum longus* werden überspannt vom Retinaculum musculorum flexorum

Oberflächliche Flexorengruppe (➤ Tab. 19):

- Bilden hintere Kontur d. Wade
- Setzen über Achillessehne am Fersenhöcker an
- Werden zusammen auch als *M. triceps surae* bezeichnet
- *M. gastrocnemius:* entspringt mit je einem Kopf v. beiden Femur-Epicondylen
- *M. soleus*
- Zwischen Achillessehne und Calcaneus sitzt *Bursa tendinis calcanei*, zwischen

Tab. 18 Unterschenkel-Fußmuskeln

Muskel	Ursprung	Ansatz	Funktion	Innervation
M. triceps surae: M. soleus	Dorsale Tibia, Fibula und Arcus tendineus	Tuber calcanei	Fuß: Plantarflexion, Supination	N. tibialis
M. tibialis				
M. tibialis anterior	Tibia, Condylus u. Facies lateralis (proximal); Membrana interossea	Os cuneiforme I u. Os metatarsale I (Basis)	Fuß: Dorsalextension, Supination u. Unterstützung Fußgewölbe	N. peroneus profundus
M. tibialis posterior	Facies posterior tibiae et fibulae u. Membrana interossea	Os naviculare (Tuberositas), Ossa cuneiformia (plantare Seite), Os cuboideum u. Os metacarpale II–IV (Basis)	Fuß: Plantarflexion, Supination	N. tibialis
M. fibularis				
M. fibularis longus (M. peroneus longus)	Condylus lateralis tibiae, Caput fibulae u. Facies lateralis fibulae (proximal)	Os cuneiforme I u. Os metatarsale I(Tuberositas)	Fuß: Plantarflexion, Pronation	N. peroneus superficialis
M. fibularis brevis (M. peroneus brevis)	Facies lateralis fibulae(distal)	Os metatarsale V (Tuberositas)	Fuß: Plantarflexion, Pronation	N. peroneus superficialis

Tab. 19 Unterschenkel-Zehenmuskeln

Muskel	Ursprung	Ansatz	Funktion	Innervation
M. extensor digitorum longus	Condylus lateralis tibiae, Facies medialis fibulae u. Membrana interossea	Dorsalaponeurose Zehen II–V u. Os metatarsale V (dorsal)	Fuß: Dorsalextension, Pronation Zehen II–V: Extension MTP- u. IP-Gelenke	N. peroneus profundus
M. flexor digitorum longus	Facies posterior tibiae (Mitte)	Zehen II–V, distale Phalanx (Basis)	Fuß: Plantarflexion, Supination Zehen II–V: Flexion der MTP- u. IP-Gelenke	N. tibialis
M. extensor hallucis longus	Facies medialis fibulae (Mitte) u. Membrana interossea	Zeh I, dorsale distale Phalanx (Basis)	Fuß: Dorsalextension Zeh I: Extension MTP- u. IP-Gelenk	N. peroneus profundus
M. flexor hallucis longus	Facies posterior fibulae (distal)	Zeh I, plantare distale Phalanx (Basis)	Fuß: Plantarflexion, Supination Zeh I: Flexion MTP- u. IP-Gelenk	N. tibialis

Achillessehne und Haut die *Bursa subcutanea calcanea*

Funktionen

- Beugung im Knie: M. gastrocnemius
- Plantarflexion u. Supination in Sprunggelenken: oberflächliche u. tiefe Flexoren
- Plantarflexion u. Pronation in Sprunggelenken: Tibialisgruppe
- Dorsalextension: Extensorengruppe:
  - M. tibialis ant.: außerdem je nach Stellung d. Fußes Pronation od. Supination
  - M. extensor digitorum longus: außerdem Pronation u. Streckung II.–V. Zehe
  - M. extensor hallucis longus: außerdem Streckung Großzehe

Wichtige Erkrankungen

Kompartmentsyndrom: Bei Blutungen od. Schwellungen in einer Muskelloge erhöht sich d. Druck in Loge → Nerven u. Gefäße werden komprimiert → Muskelnekrosen, evtl. irreversible Nervenschäden.

MERKE

Damit ein Kompartmentsyndrom möglichst schnell erkannt u. behandelt werden kann, müssen nach Unterschenkelfrakturen u. Neuanlagen v. Gipsen stündl. Puls, Sensibilität u. Beweglichkeit v. Fuß u. Zehen überprüft werden.

Extremität, untere – Muskulatur am Fuß

Definition

Die Muskeln, die am Fuß entspringen, lassen sich in 4 Gruppen einteilen: Muskeln des Fußrückens, im Großzehenfach (mediale Gruppe), im Mittelfach (mittlere Gruppe) und im Kleinzehenfach (laterale Gruppe).

Beteiligte Strukturen

Eine Sehnenplatte (*Aponeurosis plantaris*) überspannt d. Muskulatur d. Fußsohle. Bindegewebige Septen teilen Muskellogen ab.

Muskeln am Fußrücken (➢ Tab. 20):
- *M. extensor digitorum brevis*
- *M. extensor hallucis brevis:* mit 2 Köpfen (oberflächlicher u. tiefer)

Muskeln im Großzehenfach (➢ Tab. 21):
- *M. flexor hallucis brevis*
- *M. abductor hallucis*
- *M. adductor hallucis*

Muskeln im Mittelfach (➢ Tab. 22):
- *M. flexor digitorum brevis*
- *M. quadratus plantae:* setzt an Sehne d. M. *flexor digitorum longus* an
- *Mm. lumbricales:* entspringen v. Sehnen d. M. *flexor digitorum longus*
- *Mm interossei:* 4 dorsale, 3 plantare

Muskeln im Kleinzehenfach (➢ Tab. 22):
- *M. abductor digiti minimi*
- *M. flexor digiti minimi brevis*
- *M. opponens digiti minimi*

Funktionen

- Muskeln Fußrücken: Strecken Zehen im Grundgelenk; relativ schwach
- Muskeln im Großzehenfach: v. a. Verspannung Längsgewölbe (*M. adductor hallucis:* auch Quergewölbe); Beugung (*M. flexor hallucis brevis*), Adduktion (*M. adductor hallucis*), Abduktion (*M. adductor hallucis*) Großzehe
- Muskeln im Mittelfach:
  - *M. flexor digitorum brevis:* verspannt Längsgewölbe, Plantarflexion Zehen II–V in Grund- u. Mittelgelenken
  - *Mm. lumbricales, Mm. interossei:* Beugen Zehen in Grundgelenken; Strecken in Mittel- u. Endgelenken
- Muskeln im Kleinzehenfach: v. a. Verspannung d. Längsgewölbes; Abspreizen, Beugen, Gegenüberstellen d. kleinen Zehe

Tab. 20 Kurze Zehenmuskeln

Muskel	Ursprung	Ansatz	Funktion	Innervation
M. extensor digitorum brevis	Kalkaneus (dorsolateral) u. Retinaculum extensorum inferius	Zeh II–IV, Dorsalaponeurosen	Zeh II–IV: Extension u. Lateralabduktion der MTP- u. IP-Gelenke	N. peroneus profundus
M. flexor digitorum brevis	Kalkaneus (Proc. medialis am Tuber) u. Aponeurosis plantaris	Zeh II–V, plantare mittlere Phalangen	Zeh II–V: Flexion der MTP- und proximalen IP-Gelenke	N. tibialis (N. plantaris medialis)
M. quadratus plantae	Tuber calcanei (plantare Seite)	M. flexor digitorum longus (Endsehne)	Zeh II–V: Flexion der MTP- und IP-Gelenke	N. tibialis (N. plantaris lateralis)
Mm. interossei plantares	Ossa metatarsi III–V	Zeh III–V, Basis der proximalen Phalangen	Zeh III–V: Flexion und Adduktion der MTP-Gelenke (zum II. Strahl hin)	N. tibialis (N. plantaris lateralis)
Mm. interossei dorsales	Ossa metatarsi I–V (die einander zugewandten Seiten)	• Zeh II–IV (Basis proximale Phalangen) • Zeh II mediale Seite • Zeh II–IV laterale Seite	• Zeh II–IV: Flexion u. laterale Abduktion MTP-Gelenk • Zeh II: mediale Abduktion	N. tibialis (N. plantaris lateralis)
Mm. lumbricales	Sehnen M. flexor digitorum longus	Zeh II–V, Basen der proximalen Phalangen (medial)	• Zeh II–V: Flexion MTP-Gelenke • Zeh III–V: Adduktion (zum II. Strahl hin) MTP-Gelenke • Zeh II: Abduktion (vom II. Strahl weg) des MTP-Gelenks	N. tibialis (N. plantaris medialis und lateralis)

Tab. 21 Kurze Großzehmuskeln

Muskel	Ursprung	Ansatz	Funktion	Innervation
M. extensor hallucis brevis	Dorsalfläche Kalkaneus mit M. extensor digitorum brevis	Zeh I, proximale Phalanx	Zeh I: Extension MTP-Gelenk	N. peroneus profundus
M. flexor hallucis brevis	Ossa cuneiformia II et III u. Os cuboideum	Mediale u. laterale Basis der proximale Phalanx I. Zeh u. mediales u. laterales Sesambein	Zeh I: Flexion, Abduktion u. Adduktion MTP-Gelenk	N. tibialis (N. plantaris medialis u. lateralis)
M. abductor hallucis brevis	Proc. medialis Tuber calcanei, Retinaculum flexorum u. Aponeurosis plantaris	Basis proximale Phalanx I. Zeh und mediales Sesambein	Zeh I: Flexion u. Abduktion (vom II. Strahl weg) des MTP-Gelenks	N. tibialis (N. plantaris medialis)
M. adductor hallucis • Caput obliquum • Caput transversum	• Os metatarsale II–V (Basis) • Os cuboideum, Os cuneiforme III u. Lig. plantare longum • Kapsel Art. MTP II–V u. Lig. metatarseum transversum profundum	Basis proximale Phalanx I. Zeh u. laterales Sesambein	Zeh I: Flexion u. Adduktion (zum II. Strahl hin) des MTP-Gelenks	N. plantaris lateralis

Tab. 22 Kurze Kleinzehmuskeln

Muskel	Ursprung	Ansatz	Funktion	Innervation
M. flexor digiti minimi brevis	Os metatarsale V (Basis) u. Lig. plantare longum	Zeh V, Basis proximale Phalanx (plantar)	Zeh V: Flexion MTP-Gelenk	N. tibialis (N. plantaris lateralis)
M. abductor digiti minimi	Tuber calcanei (Proc. lateralis) u. Lig. plantare longum	Zeh V, Tuberositas ossis metatarsalis u. proximale Phalanx (laterale Seite)	Zeh V: Flexion u. Abduktion des MTP-Gelenks	N. tibialis (N. plantaris lateralis)

Extremität, untere – Nerven

Definition

Die Nerven der unteren Extremitäten gehen aus Lendengeflecht (*Plexus lumbalis*) und Kreuzgeflecht (*Plexus sacralis*) hervor. Sie versorgen Bein und Fuß *motorisch* (Muskelbewegungen) und *sensorisch* (Gefühl der Haut, Propriozeption der Muskeln). Die großen Nerven sind der *N. femoralis* aus dem Plexus lumbalis und der *N. ischiadicus* aus dem Plexus sacralis.

Beteiligte Strukturen

N. femoralis:
- Läuft auf Ventralseite d. Oberschenkels
- Gibt Äste zu Extensoren des Kniegelenks u. zum *M. pectineus* ab
- *N. saphenus* (Ast zur Haut) zieht als einziger Endast zum Unterschenkel (auf Medialseite bis zum Fußrand)

N. ischiadicus:
- Eigentlich 2 Nerven, die am Oberschenkel gemeinsam laufen: Schienbeinnerv (*N. tibialis*) u. gemeinsamer Wadenbeinnerv (*N. fibularis communis*)
- Zieht auf Rückseite d. Oberschenkels zur Kniekehle
- Teilt sich über Knie in N. tibialis u. N. fibularis communis
- N. fibularis: windet sich ums Wadenbeinköpfchen nach vorne u. läuft am Unterschenkel in Fibularisloge; teilt sich dort in oberflächlichen u. tiefen Ast → *N. fibularis superficialis* bleibt an fibularer Seite d. Unterschenkels; *N. fibularis profundus* läuft in Extensorenloge
- N. tibialis: zieht in tiefe Flexorenloge

Funktionen

N. femoralis:
- Versorgt Haut d. vorderen u. medialen Ober- u. d. medialen Unterschenkels
- Versorgt Strecker am Oberschenkel u. tw. M. pectineus

N. ischiadicus:
- Versorgt Beugemuskeln am Oberschenkel u. tw. *M. adductor magnus*
- N. fibularis communis versorgt Extensoren am Unterschenkel, Fußrückenmuskulatur (aus N. fibularis profundus) u. Fibularisgruppe (aus N. fibularis)
- N. tibialis versorgt Flexoren am Unterschenkel u. Muskulatur d. Fußsohle

Faszien

Definition

Eine Faszie ist eine derbe Hüllschicht aus Bindegewebe, die einzelne Muskeln, Muskelgruppen oder ganze Körperabschnitte umgibt (lat. Fascia = Bündel).

Beteiligte Strukturen

Die oberflächlichen Blätter der Faszien bilden zusammen die allgemeine Körperfaszie (*Fascia superficialis*), die aus Unterhautbindegewebe der Hypodermis besteht. Die tiefergelegene Faszie, die den darunter gelegenen Muskel umgibt, heißt *Fascia profunda.*

- Rumpffaszien:
  - Innere Rumpffaszien, die die Innenseite des Thorax (*Fascia endothoracica*) u. der Bauchwand (*Fascia transversalis*) auskleiden
  - Verbinden sich im Abdominalbereich mit der *Fascia transversalis,* dorsal mit der *Fascia iliaca*
  - Stehen im Beckenbereich mit Faszien der *Mm. perinei* in Verbindung
  - Haben ventral über *Fascia vesicoumbilicalis* Verbindung zur *Fascia pelvis*
  - Unterstützen Statik in Bauch- u. Brustregion
- Rückenfaszien
  - Werden gebildet von *Fascia thoracolumbalis* u. *Fascia lumbosacralis*
- Obere Extremität (➤ Abb. 20):

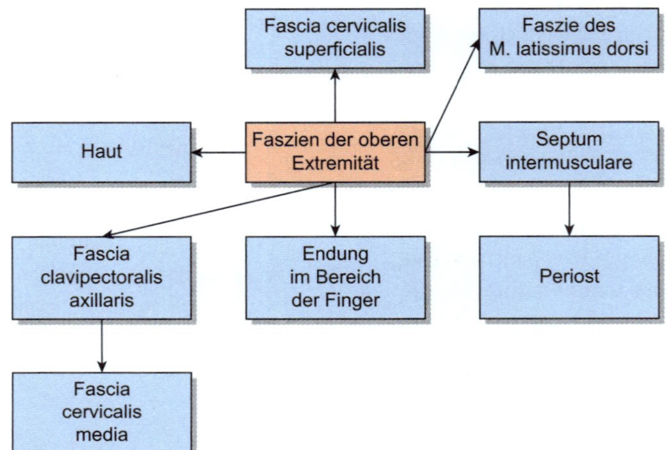

Abb. 20 Verbindungen der Faszien der oberen Extremität [L231]

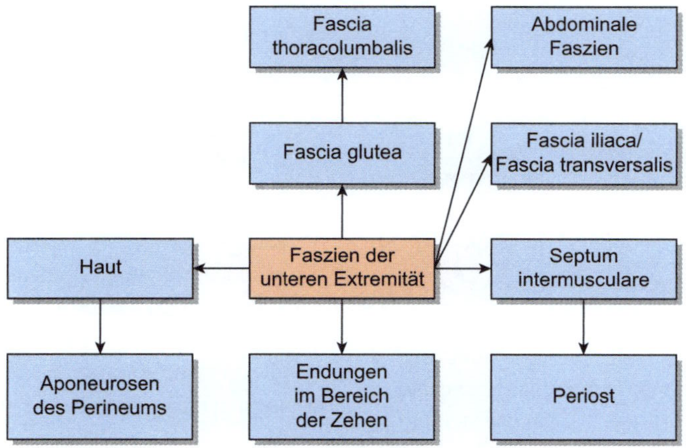

Abb. 21 Verbindungen der Faszien der unteren Extremität [L231]

- Armfaszie ist Fortsetzung der ventralen u. dorsalen Rumpffaszien u. der *Fascia cervicalis superficialis*
- Untere Extremität (➤ Abb. 21):
  - Beinfaszie ist Fortsetzung der *Fascia gluta,* die die Glutealmuskulatur bedeckt
- Halsfaszien:
  - *Fascia cervicalis superficialis* umhüllt ventral u. dorsal die oberflächlichen zervikalen Muskeln, Venen u. Nerven
  - *Fascia cervicalis media:* vorderer seitlicher Halsabschnitt, umhüllt tiefe Muskelstrukturen
  - *Fascia cervicalis profunda:* Hülle der prävertebralen Muskeln u. der Mm. scaleni
- Meningen:
  - Hofmann-Ligamente verbindet Dura Mater mit tiefen Fasern des Lig. longitudinale posterius

Funktion

Faszien bilden mehr od. weniger ein eigenständiges Organ, das den Körper stützt, u. formt. Sie sind mit Nervenendigungen, Schmerz- u. Bewegungssensoren versehen.

PT-PRAXIS

Im Fasziendistorsionsmodell (FDM) nach Typaldos werden folgende Muster unterschieden:
- Triggerband als Verdrehung, Aufspaltung/Kalzifizierung
- Hernierter Triggerpunkt als Protrusion von Gewebe
- Kontinuumsdistorision als Verschiebung der Gewebe
- Faltdistorsion als Verdrehung der Faltfaszien
- Zylinderdistorsion als Überlappungen der zylindrischen Windungen
- Tektonische Fixation als Verlust von Gleitfähigkeit

Fettgewebe

Definition

Fettgewebe ist – wie Knorpel- und Knochengewebe – eine Sonderform des Bindegewebes. 16 % des Körpers bestehen im Durchschnitt aus Fett; Frauen haben im Schnitt etwa 5–6 kg mehr Körperfett als Männer.

Beteiligte Strukturen

Fettgewebe ist aufgebaut aus Läppchen, die v. Bindegewebszügen unterteilt werden. Es gibt 2 Arten v. Fettgewebe:

- Weißes Fettgewebe: große Zellen, bestehen fast nur aus einem großen Lipidtropfen
- Braunes Fettgewebe: v. a. beim Neugeborenen, Zellen mit mehreren Fetteinschlüssen

Beim weißen F. lassen sich Speicher- u. Baufett unterscheiden:

- Speicherfett: v. a. Unterhautfettgewebe u. Fett im Darmgekröse
- Baufett: z. B. Gesäß, Fußsohlen, Wangenfett bei Säuglingen, Augenhöhle

Funktionen

Braunes Fettgewebe dient beim Säugling v. a. zur Wärmegewinnung, weißes F. als:

- Energiespeicher
- Mechanischer Schutz (Baufett)
- Hormonfabrik

Wichtige Erkrankungen

Die Fettleibigkeit (*Adipositas*) u. mit ihr verbundene Erkrankungen sind v. a. in westl. Industrienationen ein stetig wachsendes Problem. V. Fettleibigkeit spricht man ab einem Body-Mass-Index (BMI) v. 30 kg/m^2.

Der BMI wird folgendermaßen berechnet:

$$\text{BMI} = \frac{\text{Körpergewicht}}{\textit{Körpergröße}^2} = kg \,/\, m^2$$

MERKE

Je mehr Fettgewebe, desto größer die Anzahl der Kapillaren. Durch übermäßiges Fettgewebe erweitert sich somit das Strömungsgebiet des Kreislaufs und der Gefäß-/Strömungswiderstand. Bei übergewichtigen Menschen kommt es also zu vermehrter Kreislaufbelastung.

Gebiss

Definition

Das Gebiss bezeichnet die Zähne (*Dentes*) in der Mundhöhle. Der Mensch macht einen Zahnwechsel durch: Das Milchgebiss mit 20 Zähnen wird ca. ab dem 6. Lebensjahr durch das Erwachsenengebiss mit 32 Zähnen ersetzt.

Beteiligte Strukturen

Das Gebiss besteht beim Erwachsenen im Ober- u. Unterkiefer jeweils aus:

- 4 Schneidezähnen (*Incisivi*)
- 2 Eckzähnen (*Canini*)
- 4 Backenzähnen (*Praemolares*)
- 6 Mahlzähnen (*Molares*):
  - Die hintersten 2 Molaren sind die sog. Weisheitszähne

Zähne haben:

- Zahnkrone (*Corona*): ragt aus Zahnfleisch heraus, v. Schmelz bedeckt
- Zahnhals (*Collum*): Übergang v. Krone zu Wurzel
- Zahnwurzel (*Radix*): steckt in Zahnfächern (*Zahnalveolen*) der Kieferknochen
- Zahnpulpa (*Pulpa dentis*): Zahnhöhle mit Bindegewebe, Nerven u. Blutgefäßen
- Wurzelhaut: Bindegewebszüge zw. Zahnwurzel u. -fach, die Zahn verankern; bildet zusammen mit Zahnfleisch (*Gingiva*) u. -fach Halteapparat (*Parodontium*)

  Die Hartsubstanz wird unterteilt in:
- Zahnschmelz (*Enamelum*): überzieht Zahn, am dicksten oben, zum Zahnhals hin dünner; härteste Substanz im Körper
- Zahnbein (*Dentin*): ähnelt Knochengewebe (aber härter), Hauptmasse des Zahns
- Zahnzement: wie Knochengewebe aufgebaut, umgibt Zahn als dünne Schicht im Wurzelbereich

Funktionen

- Schneidezähne: Abbeißen
- Backenzähne, Mahlzähne: Zerkleinern der Nahrung

Wichtige Erkrankungen

- Zahnfäule (*Karies*): Erweichung der Hartsubstanz der Zähne durch v. Bakterien produzierten Säuren

Gehirn – Basalganglien

Definition

Die Basalganglien sind eine Gruppe von Nervenkernen, die im Großhirn tief in die weiße Substanz eingebettet und zur Steuerung von Bewegungen wichtig sind. Sie legen fest, wie weit, wie stark, wie schnell und in welche Richtung eine Bewegung ausgeführt wird.

Beteiligte Strukturen

Das *Striatum (Corpus striatum)* besteht aus:
- *Nucleus caudatus*
- *Putamen*

Außerdem gehört der *Globus pallidus* zu den Basalganglien. Nucleus caudatus u. Globus pallidus werden auch als Linsenkern (*Nucleus lentiformis*) zusammengefasst, weil sie nebeneinander liegen. Der *Corpus amygdaloideum* (Mandelkern) wird zu den Basalganglien gerechnet.

Zwar nicht zu den Basalganglien d. Großhirns zählend, aber dennoch mit ihnen eine funktionelle Einheit bildend, sind:
- *Nucleus subthalamicus* im Zwischenhirn
- *Substantia nigra* im Mittelhirn

Funktionen

Vereinfacht: *Striatum* wird moduliert v. Eingängen aus Kortex u. Substantia nigra u. hemmt d. Bewegungsimpulse zum Thalamus (➤ Gehirn – Thalamus) mehr od. weniger stark (*internes Feedback*); das Rückenmark liefert keine direkten Informationen an Basalkerne

Wichtige Erkrankungen

Beim Morbus Parkinson gehen Neurone in Substantia nigra mit Transmitter Dopamin verloren mit folgenden Wirkungen:
- Zu starke Hemmung d. Bewegungsimpulse
- Erhöhter Muskeltonus, langsame Bewegungen, starres Gesicht

PT-PRAXIS

Behandlung von Parkinson-Patienten: Korrektur von Fehlhaltungen, Lockerung motorischer Starre und die Überwindung der Bewegungsarmut. Überanstrengung und Monotonie sind zu vermeiden (um erhöhten Dopaminverbrauch zu verhindern). Zwei Kernelemente:
- Kognitive Bewegungsstrategien: komplexe Handlungen werden in mehrere bewusst auszuführenden Schritte aufgeteilt
- Bewegungsziele bzw. Bewegungsreize (intern oder extern). Einsatz von Musiktherapie oder Rhythmik ggf. sinnvoll.

Gehirn – Großhirn

Definition

Das Großhirn (*Telencephalon*) ist Sitz der höheren Funktionen des Gehirns. Es nimmt den größten Teil der äußeren Hirnfläche ein und liegt direkt unter den Knochen des ➤ Schädels.

Beteiligte Strukturen

(➤ Abb. 22)

Es gibt 3 Strukturen:

- *Cortex cerebri* (Großhirnrinde): dünne äußere Schicht aus grauer Substanz (bestehend aus Nervenzellansammlung)
- *Weiße Substanz* (bestehend aus Leitungsbahnen) im Inneren

Großhirnnuclei: Anhäufung von grauer Substanz in der Tiefe Zudem werden 2 Hälften (*Hemisphären*) unterschieden:

- Sie sind getrennt durch Längsfurche (*Fissura longitudinalis*); Oberflächenvergrößerung durch aufgefaltete Hirnwindungen (*Gyri*) u. eingesenkten Furchen (*Sulci*).
- In Tiefe d. Längsfurche sind beide Hirnhälften durch breites Band an weißer Substanz, den Balken (*Corpus callosum*), verbunden.

Es gibt 4 Lappen, voneinander abgetrennt durch bes. deutliche Furchen:

- Stirnlappen (*Lobus frontalis*): vorderer, oberer Anteil, nach hinten begrenzt durch Zentralfurche (*Sulcus centralis*)
- Scheitellappen (*Lobus parietalis*): hinter Stirnlappen, nach seitl. unten begrenzt durch seitl. Großhirnfurche (*Sulcus lateralis*)

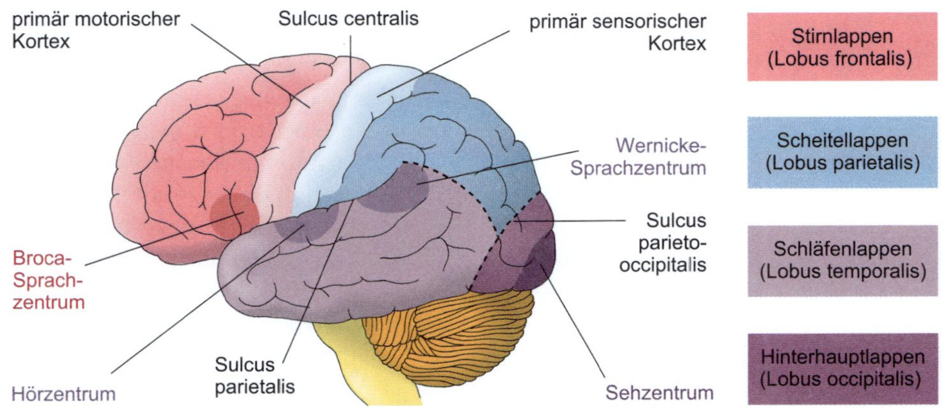

Abb. 22 Morphologische und funktionale Aufteilung der Hirnlappen des Großhirns [L190]

- Schläfenlappen (*Lobus temporalis*): unter Stirn- u. Scheitellappen
- Hinterhauptlappen (*Sulcus occipitalis*): wird v. Scheitel-Hinterhauptsfurche (*Sulcus parieto-occipitalis*) gg. Schläfen- u. Scheitellappen abgrenzt

Mantelkante heißt die Kante, an der die gewölbte Seite d. Großhirns (*Facies lateralis*) in die der anderen Hemisphäre zugewandten Seite (*Facies medialis*) übergeht.

Funktionen

Auf d. Rinde liegen Neurone mit ähnlichen Funktionen nebeneinander → Rindenfelder (kortikale Felder)

- Primäre Felder: Steuerung bewusster Bewegungen/Empfindungen; senden motorische Befehle
- Sekundäre Felder: interpretieren Informationen, ermöglichen Verstehen, vergleichen mit früheren Erfahrungen
- Assoziationsfelder: verknüpfen Informationen aus verschiedenen Rindenfeldern; Integration von Sinneseindrücken und motorische Handlungsentwürfen

Die Bahnen lassen sich, je nachdem, welche Strukturen sie miteinander verbinden, einteilen in:

- *Kommissurenbahnen:* verbinden beide Hirnhälften, z. B. Balken
- *Assoziationsbahnen:* verbinden Areale innerhalb einer Hemisphäre
- *Projektionsbahnen:* ziehen zu anderen Gehirnabschnitten od. ins Rückenmark

BESONDERE INFORMATION

Die Großhirnrinde enthält 70 % aller Nervenzellen des Gehirns.

Gehirn – Hirnstamm

Definition

Der Hirnstamm ist der am tiefsten gelegene Hirnabschnitt. Er besteht aus Mittelhirn (*Mesencephalon*), Brücke (*Pons*) und verlängertem Mark (*Medulla oblongata*).

Beteiligte Strukturen

Medulla oblongata:

- Geht ohne scharfe Abtrennung ins ➢ Rückenmark über
- An Vorderseite: Vorwölbungen der Pyramiden (aufgeworfen v. Fasern d. Pyramidenbahn)
- Unter Pyramiden kreuzt Pyramidenbahn auf gegenüberliegende Seite
- An Rückseite: Vorwölbung v. Nervenkernen (*Ncl. cuneatus, Ncl. gracilis*)

Pons:

- Quer verlaufende Faserbündel für die Verbindung von Groß- und Kleinhirn
- Nach ventral wulstartiger Vorwölbung
- Nach dorsal gehen Kleinhirnschenkel ab

Mittelhirn:

- Mittelhirndach (*Tectum mesencephalicum*) mit Vierhügelplatte
- Hirnstiele (*Pedunculi cerebri*): Großhirnschenkel (*Crura cerebri*) und Mittelhirnhaube (*Tegmentum mesencephali*)
- Kerngebiete des extrapyramidalen Systems: *Substantia nigra* und *Nucleus ruber*
- Zwischen Tectum u. Tegmentum verläuft liquorführender Äquadukt

Ganzer Hirnstamm hat gleiche Längsgliederung in 3 Schichten (v. ventral nach dorsal):

- Basis: absteigende Bahnen; weiße Substanz mit eingelagerten Nervenzellen d. schwarzen Substanz (*Substantia nigra*) im Mittelhirn
- Haube (*Tegmentum*): weiße Substanz (aufsteigende Bahnen) mit Nervenkernen (u. a. der ➢ Hirnnerven) u. netzförmiger Ansammlung v. Nervenzellen d. *Formatio reticularis*
- Dach (*Tectum*): hinterster Abschnitt, bedeckt Aquädukt u. IV. Ventrikel

Funktionen

Hirnnervenkerne: dienen als Eingangs- bzw. Ausgangskerne d. Hirnnerven. Formatio reticularis:

- Enthält Kerne v. Kreislauf-, Atem-, Brech- u. Miktionszentrum
- Koordiniert Hirnnervenkerne
- Aufsteigende und deszendierende retikuläre Aktivierungssysteme: ARAS u. DRAS
- Kann über das zu höheren Hirnanteilen aufsteigende retikuläre Aktivierungssystem (ARAS; Weckzentrum) eine Wachreaktion u. gesteigerte Aufmerksamkeit erzeugen
- Trägt generell zur Regulierung d. Bewusstseinszustands bei
- Motorisches Zentrum d. Formatio reticularis trägt z. Steuern d. Muskeltonus bei, kann ➢ Reflexe im ➢ Rückenmark unterdrücken

MERKE

Sensorische Eingänge haben aktivierenden Einfluss auf das ARAS. Äußere Reize haben also eine aufmerksamkeitssteigernde Wirkung. Daher versinken bes. alte, Bettlägerige ohne Ansprache oft in Teilnahmslosigkeit (Apathie).

Gehirn – Kleinhirn

Definition

Das Kleinhirn (*Cerebellum*) ist durch die Kleinhirnstiele (*Pedunculi cerebellaris*) mit dem Hirnstamm verbunden. Es liegt in der hinteren Schädelgrube unterhalb des Okzipitallappens und ist zuständig für Motorik und Gleichgewicht.

Beteiligte Strukturen

- 2 Kleinhirnhälften (*Hemisphären*) mit feinen Windungen (*Folia cerebelli*) u. Furchen (*Fissurae cerebelli*)
- Mittelteil zw. Hemisphären: Kleinhirnwurm (*Vermis*)
- An Oberfläche dünne Rinde (*Cortex cerebelli*) aus grauer Substanz
- In darunter liegender weißer Substanz sind Kleinhirnkerne eingebettet
  - *Nucleus fastigii*
  - *Nucleus globosus*
  - *Nucleus emboliformis*
  - *Nucleus dentatus*

Funktionen

Rolle bei Feinabstimmung u. Koordination d. Willkürmotorik (*externes Feedback*), Aufrechterhaltung v. Muskeltonus u. Gleichgewicht Entwicklungsgeschichtlich u. funktionell können 3 Anteile unterschieden werden:

- Urkleinhirn (*Archicerebellum*): Gleichgewicht
- Altkleinhirn (*Paleocerebellum*): Muskeltonus
- Neukleinhirn (*Neocerebellum*): Bewegungskoordination

Wichtige Erkrankungen

Schädigung d. Kleinhirns kann zu gestörter Bewegungskoordination, Fallneigung, Zielunsicherheiten bei Bewegungen, Muskelhypotonie u. Intentionstremor bei Bewegungen führen.

Gehirn – Leistungen des Großhirns

Definition

Das Großhirn ist Sitz von Emotionen, Gedanken, des Bewusstwerdens v. Sinneseindrücken aus der Umwelt, ihrer Einordnung und ihrem Verständnis. Bewegungen werden hier geplant und der Impuls zur Ausführung gegeben. Das Großhirn speichert Informationen (es lernt) und ist Ort des Gedächtnisses. Das Großhirn beherbergt also die meisten spezifisch menschlichen Eigenschaften. Viele davon kann man einem oder mehreren fest umschriebenen Gebieten im Großhirn zuordnen.

Beteiligte Strukturen

Motorische Leistungen:

- Primär motorisches Rindenfeld im *Gyrus praecentralis* (vor Zentralfurche):
  - Die entsprechenden Neuronen für jedes Körperteil liegen auf eigenem Abschnitt
  - Neuronenzahl richtet sich nicht nach Größe d. Organs, sondern nach Komplexität d. mögl. Bewegungen → Hand extrem groß, Rumpf recht klein
- Pyramidenbahn: Projektionsbahn d. (Fein-) Motorik, verbindet motorischen Kortex mit Hirnnervenkernen, bzw. Rückenmark
- *Sekundär motorisches Rindenfeld:* supplementärmotorisches Areal an Mantelkante (übernimmt bei Ausfall des primär motorischen Rindenfelds) und prämotorische Areale (für Bewegungsplanung und Abstimmung mit Kleinhirn und Basalganglien)
  - Im prämotorischen Areal liegen Spiegelneurone: Interaktionsneurone → adäquate Reaktion im sozialen Umgang
  - Abrufen bestehender Bewegungsprogramme: Feed-Forward-Mechanismus

Sensorische Leistungen:

- *Primär sensorisches Rindenfeld:* im *Gyrus postcentralis* (hinter Zentralfurche)
- *Sekundär sensorisches Rindenfeld:* visuelle, taktile und akustische Gnosie

Sehen:

- Primäres u. sekundäres Sehfeld im Okzipitallappen

Erzeugen u. Verstehen v. Sprache:

- Primäres Hörfeld: in oberer Schläfenlappenwindung; Geräusche werden wahrgenommen
- Sekundäres Hörfeld: Geräusche werden als Sprache wahrgenommen
- Wernicke-Sprachzentrum: Assoziationsfeld im Parietallappen; Sprache wird verstanden
- Broca-Sprachzentrum: sekundäres Feld im Temporallappen; koordiniert Motorik beim Sprechen

Emotionen:

- Limbisches System mit Mandelkern (*Corpus amygdaloideum*), *Hippocampus* u. Teile d. Hypothalamus im Zwischenhirn

Wichtige Erkrankungen

- Da das Großhirn für so viele Aufgaben zuständig ist, können die Auswirkungen durch Krankheiten u. Verletzungen auch entsprechend vielfältig sein.
- Schlaganfälle können mit Lähmungen od. Sprachstörungen einhergehen.
- Bei Alzheimer-Demenz gehen Neuronen zugrunde → Verwirrtheit, Vergesslichkeit
- Bei Epilepsie kommt es immer wieder zu Krampfanfällen, die durch unkontrollierte Entladungen großer Gruppen v. Neuronen hervorgerufen werden.

MERKE
Die Hirnhälften haben nicht die gleichen Aufgaben. Das Erzeugen u. Erkennen v. Sprache ist bei der Mehrzahl der Menschen in d. linken Hemisphäre lokalisiert.

Gehirn – Zwischenhirn

Definition

Das Zwischenhirn (*Diencephalon*) ist funktionell zwischen Großhirn und Hirnstamm eingeschaltet. Es liegt unter den Großhirnhälften.

Beteiligte Strukturen

Das Zwischenhirn lässt sich unterteilen in:

- *Epithalamus* mit *Epiphyse*, auch Zirbeldrüse (*Glandula pinealis*) genannt
- Thalamus (➤ Gehirn – Thalamus)
- *Subthalamus*
- *Hypothalamus* mit *Hypophyse* (nur *Neurohypophyse* ist Teil d. Zwischenhirns)

Funktionen

Epiphyse:

- Schüttet im Tages- u. Nachtrhythmus das Hormon Melatonin aus → Regulierung v. Schlaf- u. Wachphasen, Auslösen v. Müdigkeit

Thalamus:

- Besteht hauptsächlich aus grauer Substanz, gruppiert in knapp 200 Kerne
- Schaltstation für alle ein- u. ausgehenden Informationen
- Informationen gelangen über aufsteigenden Bahnen zu Thalamuskernen und werden anschließend über Projektionsbahnen der Großhirnrinde zugeleitet
- „Tor zum Bewusstsein“: filtert Signale

Subthalamus:

- Mit *Globus pallidus* u. *Nucleus subthalamicus* Teil d. Basalganglien

Hypothalamus:

- Steht über das Infundibulum (Hypophysenstiel) mit der Hypophyse (Hirnanhangsdrüse) in Verbindung
- Als „Innenminister“ d. Körpers) steuert er zahlreiche vegetativen Funktionen:
  - Reguliert Körpertemperatur
  - Kontrolliert über Osmorezeptoren Wasser- u. Salzhaushalt
  - Ist Sitz v. Durst- u. Hungerzentrum
  - Nimmt Einfluss auf Kreislauf, ➤ Verdauung u. Blasenfunktion
  - Stellt Hormone d. Neurohypophyse her u. steuert Adenohypophyse über Releasinghormone
  - Ist Teil vom limbischen System u. wirkt an Entstehung v. Gefühlen mit
  - Regulation der Homöostase durch Hypothalamus
  - Ergotrope Systeme: Anpassung v. Organfunktionen u. hormonellen Regelkreisen (z. B. forcierte Atmung o. Mobilisierung von Glukose)
  - Trophotrope Systeme: Wachstums- und Heilungsprozesse (anabole Prozesse)

Gelenke – allgemeine Grundlagen

Definition

Gelenke (*Arthros, Articulatio*) sind die Verbindung von 2 Knochen. Es gibt echte Gelenke (Diarthrosen, mit Gelenkspalt (> Abb. 23) und unechte Gelenke (Synarthrosen, ohne Gelenkspalt).

Diarthrosen (*Juncturae synovialis*) bestehen mind. aus:

- Gelenkflächen, überzogen mit Gelenkknorpel (meist *hyaliner* Knorpel)
- Bindegewebiger Gelenkkapsel: bestehen aus Membrana fibrosa (kollagenes Fasermaterial) u. Membrana synovialis (Intima u. Subintima)
- Gelenkbändern (Ligamente)
  - Extrakapsuläre und intraartikuläre Bänder
- Gelenkspalt, gefüllt mit Gelenkflüssigkeit (*Synovia*), die in der Intima der Membrana synovialis gebildet wird

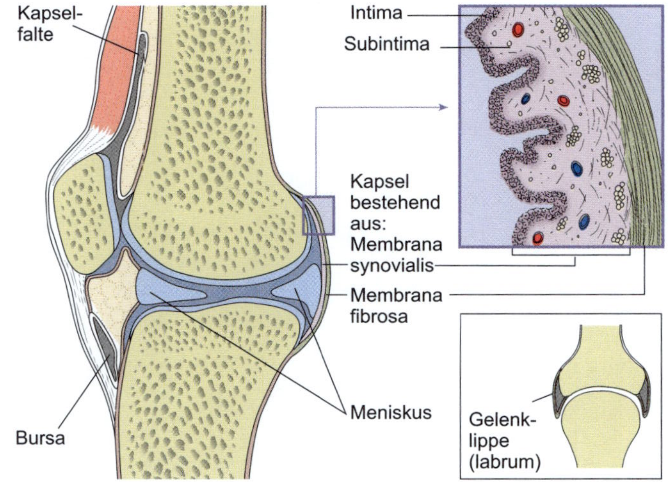

Abb. 23 Aufbau eines Synovialgelenks [L190]

Typischer Aufbau einer Diarthrose:

- 2 Knochen treffen mit unterschiedlich geformten Gelenkkörpern aufeinander
- Bauchig geformter Gelenkkörper: Gelenkkopf
- Nach innen gewölbter Gelenkkörper: Gelenkpfanne

Ansatzformen von Ligamenten am Knochen:

- In der Membrana fibrosa liegenden Fasern setzten über Kollagenfasern (Sharpey-Fasern) direkt am Knochen an
- Äußere Fasern vermischen sich mit Kollagen im Periost

Diarthrosen können je nach Art u. Umfang d. möglichen Bewegung in verschiedene Gelenktypen unterteilt werden. Sonderfall d. Diarthrose: straffes Gelenk (*Amphiarthrose*), das zwar einen Gelenkspalt hat, in dem aber nur wenig Bewegung möglich ist. Diarthrosen können außerdem Hilfseinrichtungen (➤ Gelenke – Hilfseinrichtungen) haben

Synarthrosen können unterschieden werden in:

- Bandhaft (*Syndesmose, Junctura fibrosa*): Kontakt zw. Knochen durch Bänder
- Knorpelhaft (*Synchondrose, Junctura cartilaginea*): Kontakt zw. Knochen durch Knorpel
- Knochenhaft (*Synostose*): Kontakt zw. Knochen durch Knochen

Funktionen

- Gelenkknorpel: nimmt Belastungen auf, schafft ebene, glatte Oberfläche
- Gelenkbänder: sichern u. führen G.
- Gelenkkapsel: schützt das G., bildet Gelenkschmiere (*Synovia*)
- Synovia: dient als Gleitfilm, ernährt Knorpel

Wichtige Erkrankungen

- Gelenkerguss: starke Flüssigkeitsansammlung in einem G., z. B. bei Entzündung (*Arthritis*)
- Arthritis: altersbedingte Schädigung d. Gelenkknorpels
- Ist ein G. lange ruhiggestellt, kann die Gelenkkapsel schrumpfen u. das G. nur noch eingeschränkt beweglich sein, bzw. sogar versteifen.

PT-PRAXIS

Ligamente haben Knorpelschicht, wenn sie viel Reibung und Druck ausgesetzt sind (z. B. Lig. calcaneonaviculare [Pfannenband] gegenüber dem Talus). Immobilisierte Ligamente unterlaufen struktureller Veränderungen (Matrixverlust, instabiles Kollagen), wodurch die Gelenkführung und Stabilität beeinträchtigt werden.

MERKE

Eine *Syndesmose* sind z. B. die Nähte zw. den platten ➤ Schädelknochen. Eine *Synchondrose* ist z. B. die Symphyse d. ➤ Beckens od. die Bandscheiben d. ➤ Wirbelsäule. *Synostosen* sind z. B. die verknöcherten Wachstumsfugen an den ➤ Knochen.

Gelenke – Gelenktypen und ihre Beweglichkeit

Definition

Je nachdem wie groß die Beweglichkeit in einem Gelenk ist und wie die Gelenkflächen geformt sind, kann man unterschiedliche Typen von Gelenken unterscheiden. Die senkrecht zueinander stehenden Hauptachsen, um die Bewegung möglich ist, bezeichnet man auch als Freiheitsgrade. Ein Gelenk hat maximal 3 Freiheitsgrade und kann dadurch Bewegungen um die Längs-, Sagittal- und Transversalachse ausführen.

Beteiligte Strukturen

(➤ Abb. 24)

Gelenke mit 3 Freiheitsgraden:

- Kugelgelenk (*Art. sphaeroidea*): kugelförmiger Gelenkkopf, ausgehöhlte Gelenkpfanne

Gelenke mit 2 Freiheitsgraden:

- Eigelenk (*Art. ellipsoidea*): eiförmiger Gelenkkopf, entsprechend ausgehöhlte Pfanne
- Sattelgelenk: (*Art. sellaris*): beide Gelenkflächen gleich geformt, jeweils wie ein Reitsattel

Gelenke mit 1 Freiheitsgrad:

- Scharniergelenk: walzenförmiger Gelenkkopf, rinnenförmige Gelenkpfanne; immer v. Kollateralbändern seitl. gesichert
- Dreh- o. Rollgelenk (*Art. trochoidea*): vom Prinzip ähnlich Scharniergelenk, aber zylinderförmiger Gelenkkopf

Sonderfall:

- Flaches Gelenk (*Art. plana*): beide Gelenkflächen haben ebene Flächen

Funktionen

Gelenke mit 3 Freiheitsgraden:

- Kugelgelenk:
  - Lässt Bewegungen in allen Richtungen zu
  - Alle Bewegungen sind Kombinationen aus Bewegungen um die 3 Hauptachsen: Adduktion/Abduktion um Sagittalachse; Innen-/Außenrotation um Längsachse; Ante-/Retroversion um Transversalachse
  - Vorkommen: z. B. Schulter-, Hüftgelenk

Gelenke mit 2 Freiheitsgraden:

- Eigelenk:
  - Keine Bewegung um Längsachse (Innen-/Außenrotation) möglich
  - Vorkommen: z. B. proximales Handgelenk
- Sattelgelenk:
  - Ebenso keine Bewegung um Längsachse
  - Vorkommen: z. B. Daumensattelgelenk

Gelenke mit 1 Freiheitsgrad:

- Scharniergelenk:
  - Lässt nur Flexion/Extension um Transversalachse zu
  - Vorkommen: z. B. Ellenbogengelenk, Fingerend- u. Mittelgelenke
- Dreh- o. Rollgelenk:
  - Lässt nur Bewegungen um Längsachse zu
  - Vorkommen: z. B. Gelenk zw. Atlas u. Axis d. ➤ Wirbelsäule, oberes Radioulnargelenk

Gelenktyp	Scharniergelenk	Zapfengelenk	flaches Gelenk	Eigelenk	Sattelgelenk	Kugelgelenk
	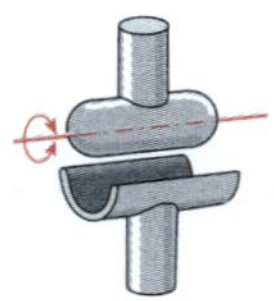	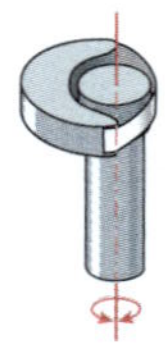	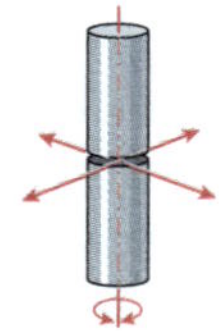	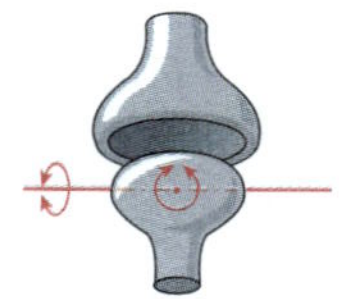	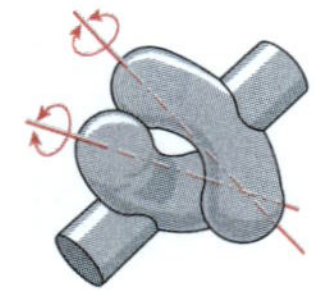	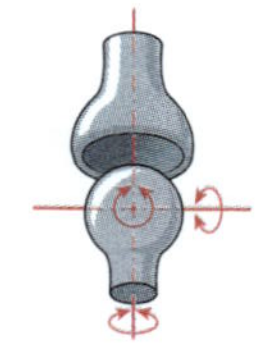
Bewegung	Beugung/ Streckung	Innen-/ Außenrotation	Gleitbewegung Mithilfe bei Innen-/ Außenrotation	Beugung/ Streckung Abduktion/ Adduktion	Beugung/ Streckung Abduktion/ Adduktion	Innen-/ Außenrotation Beugung/Streckung Abduktion/Adduktion
	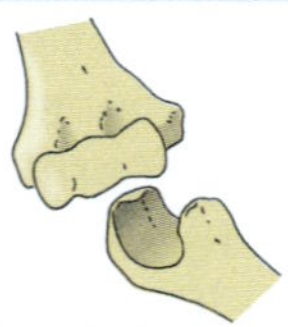	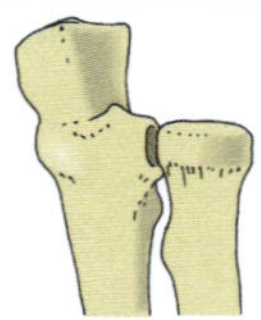	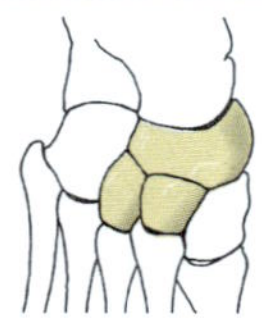	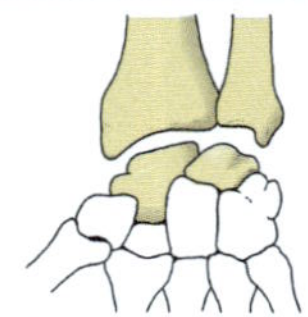	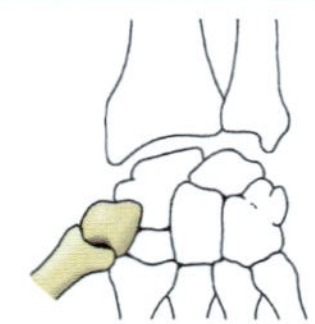	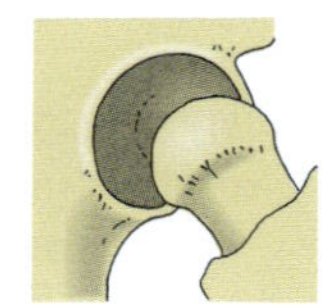
Beispiel	Ellen-bogengelenk	proximales Radio-Ulnar-Gelenk	Mittelfußgelenk	proximales Handgelenk	Daumen-wurzelgelenk	Hüftgelenk

Abb. 24 Unterschiedliche Gelenkformen [L190]

Sonderfall:

- Flaches Gelenk:
  - Gegeneinander gleitende Bewegungen d. Gelenkflächen, meist durch Bänder mehr od. weniger stark gesichert
  - Vorkommen: z. B. Zwischenwirbelgelenke
- Gelenkbewegung (Arthrokinematik)
- Rotation (Rollen im Gelenk): Winkel zwischen Knochen verändert sich
- Translation (Verschiebung oder Gleiten der Gelenkflächen): keine Winkelveränderung zwischen Knochen

Wichtige Erkrankungen

- Luxation/Dislokation: Auskugeln des Gelenks
- Distorsion: Bänderdehnung/Bänderzerrung

PT-PRAXIS

Weitere Gelenkmerkmale:

- Kapselmuster: gelenkspezifische Bewegungseinschränkungen, Erfassung durch passive Funktionsuntersuchung. Mehre Bewegungen sind in einem bestimmten Verhältnis zueinander eingeschränkt.
- Ruhestellung (Kapsel max. entspannt) vs. Verriegelte Stellung (Kapsel und Ligamente max. gestrafft)
- Aktive (muskulär) vs. passive (durch nichtkontraktile Gelenkstrukturen) Stabilität

MERKE

Mit der Neutral-Null-Methode kann der Bewegungsumfang eines Gelenks angegeben werden. Die Nullstellung eines Gelenks ist dabei die, die das Gelenk an einem Menschen hat, der aufrecht steht u. die Arme locker hängen lässt. Die Füße stehen dabei parallel nebeneinander. Die Hände werden so gehalten, dass die Daumen nach vorne zeigen.

Gelenke – Hilfseinrichtungen

Definition

Neben den für Gelenke obligatorischen Strukturen haben manche Gelenke noch Hilfseinrichtungen: *Disci, Menisci,* Gelenklippen (*Labrum articularis*), Schleimbeutel (*Bursae synovialis*).

Beteiligte Strukturen

Diskus (Bandscheibe):
- Knorpelige Scheiben
- Unterteilen Gelenkspalt in 2 Teile
- Mit Gelenkkapsel verwachsen

Menisken (Einzahl: *Meniskus*):
- C-förmige Knorpelscheiben
- An Außenseite größerer Durchmesser, an Innenseite kleinerer Durchmesser
- Sonderform d. Disci, unterteilen G. nicht vollständig

Gelenklippen:
- Knorpelige Ringwülste am Rand d. Gelenkpfanne

Schleimbeutel (*Bursae synovialis*):
- Taschen im Bindegewebe
- Enthalten Synovia
- Stehen oft mit Gelenkhöhle in Verbindung

Funktionen

Diskus:
- Druckpolster
- Passen ungleichmäßige Gelenkflächen einander an
- Polsterfunktion
- Vorkommen: z. B. Kiefergelenk, proximales Handgelenk

Menisken:
- Vergrößern Auflagefläche d. Knochen → Druckminderung
- Vorkommen: nur Kniegelenk

Gelenklippen (Labrum articularis): z. B. Kniegelenk:
- Vergrößern Gelenkpfanne u. damit Kontaktfläche d. Knochen
- Dämpfen Stöße
- Vorkommen: Schulter, Hüftgelenk
- Umschlagfalten (Recessus articularis)
- Gewährleisten Bewegungsfreiheit bei großen Winkelveränderungen

Schleimbeutel:
- Funktionell eigtl. Hilfseinrichtung v. Muskeln u. Sehnen
- Polstern Auflagefläche v. Muskeln u. Sehnen an Knochen ab
- Vorkommen: z. B. zw. Kniescheibe u. Haut

Wichtige Erkrankungen

- Menisken können reißen.
- Schleimbeutel können sich nach Verletzungen entzünden (Bursitis).
- Bankart-Läsion: Komplikation nach ventraler Schulterluxation. Abriss der vorderen unteren Schulterpfannenlippe führt ohne Korrektur oft zu wiederkehrenden Schulterluxationen.

MERKE
Gelenkdisci sind etw. grundlegend anderes als die Bandscheiben d. Wirbelsäule (*Disci intervertebrales*).

Geruchs- und Geschmackssinn

Definition

Der Geruchssinn ermöglicht es, Chemikalien in der Einatemluft zu identifizieren. Die Sinneszellen dafür liegen in der Riechschleimhaut im Dach der Nasenhöhle.

Beteiligte Strukturen

Riechschleimhaut:
- Im oberen Nasengang
- Mehrreihiges Epithel mit 3 Zelltypen
  - Säulenförmige Stützzellen
  - Tief liegende Basalzellen
  - Riechzellen: primäre Sinneszellen (→ erstes Neuron d. Riechbahn), mit Riechhärchen
- Unterhalb d. Epithels: schleimproduzierende Bowman-Drüsen

Alle Neurone, die Informationen d. Geruchssinns leiten u. verarbeiten, werden als Riechbahn zusammengefasst.

N. olfactorius:
- I. ➤ Hirnnerv
- Besteht aus Axonen d. Riechzellen
- Zieht durch Siebbeinplatte (*Lamina cribrosa*)

Im Großhirn:
- Riechkolben (*Bulbus olfactorius*): erste Verschaltungsstelle d. Riechbahn; an Unterseite d. Frontallappens
- Riechstrang (*Tractus olfactorius*): zieht an Unterseite d. Frontallappens zur Riechrinde

Geschmacksrezeptoren im Mund:
- Süß-Rezeptoren liegen vorwiegend an Zungenspitze
- Salzig-Rezeptoren an Zungenspitze und vorderem seitlichem Zungenrand
- Sauer-Rezeptoren am hinteren seitlichen Zungenrand
- Bitter-Rezeptoren am Zungengrund
- Umami-Rezeptoren im Rachenraum

Funktionsmechanismen

Geruchssinn:
- Warnt vor chemischen Stoffen in Atemluft
- Ist auch für Großteil d. Schmeckens verantwortlich
- Hat wahrscheinlich Einfluss auf Partnerwahl/Sexualität (über Sexualduftstoffe, Pheromone)
- Basalzellen: Stammzellen für Riechzellen
- Bowman-Drüsen: produzieren Schleim, d. Duftstoffe binden kann
- Riechzellen: Sinneszellen stecken im Schleim d. Bowman-Kapseln, haben Chemorezeptoren für Duftstoffe

Geschmackssinn:
- Hauptsächlich mit VII. und IX. Hirnnerv zum verlängerten Mark in Geschmackskern (*Nucleus tractus solitarii*)

PT-PRAXIS

Angenehme Düfte können in der Massage- und Hydrotherapie unterstützend eingesetzt od. gezielt genutzt werden, um eine heilungsfördernde Entspannung zu erreichen (z. B. bei überaktiven Herzpatienten).

Geschlechtsorgane, männliche

Definition

Die äußeren Geschlechtsorgane des Mannes sind der Hodensack (*Scrotum*) und das männliche Glied (*Penis*). Zu den inneren Geschlechtsorganen des Mannes zählen: Hoden (*Testes,* Einzahl: *Testis*), Nebenhoden (*Epididymis*), Samenleiter (*Ductus deferens*) und Geschlechtsdrüsen.

Beteiligte Strukturen

(➤ Abb. 25)
Äußere Genitalien:

- Hodensack (Skrotum):
  - Enthält Hoden, Nebenhoden u. Samenstrang
- Penis:
  - Schaft (freier Teil)
  - Eichel (*Glans penis*): bedeckt mit Hautfalte (*Vorhaut*)
  - Im Schaft: Schwellkörper

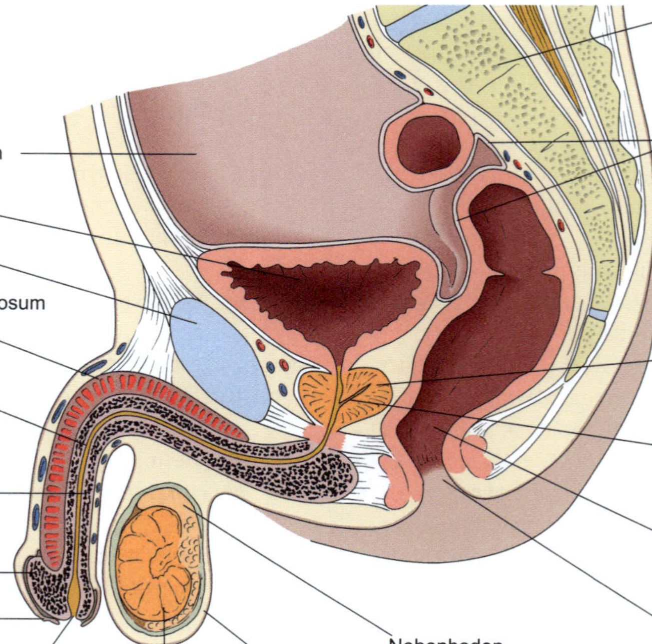

Abb. 25 Männliche Harn- und Geschlechtsorgane im Sagittalschnitt [L190]

- Penisschwellkörper (*Corpora cavernosa*): paarig, große Bluträume umgeben v. glatter Muskulatur, bilden Schaft
- Harnröhrenschwellkörper (*Corpus spongiosum*): auf Unterseite, bildet Eichel, Harnsamenröhre zieht durch ihn hindurch

Innere Genitalien:

- Hoden:
  - Paarig, pflaumenförmig
  - Entwickeln sich im Körperinneren, steigen bis zur Geburt in Hodensack ab (*Descensus testis*)
  - In Läppchen unterteilt
  - Jedes Läppchen ist v. Samenkanälchen (*Tubuli seminiferi*) durchzogen
  - Zw. Kanälchen: Leydig-Zellen
  - Samenkanälchen münden in Ausführungsgänge (Hodennetz, *Rete testis*)
- Nebenhoden:
  - Liegt Hoden v. hinten auf
  - Enthält Nebenhodengang (*Ductus epididymidis*)
- Samenleiter:
  - Geht aus Nebenhodengang hervor
  - Zieht durch Leistenkanal
  - Zieht vor Mündung in Harnröhre (dann auch Harnsamenröhre genannt) durch Vorsteherdrüse (*Prostata*)

Geschlechtsdrüsen:

- Samenbläschen (*Vesiculae seminales*)
- Cowper-Drüsen
- Prostata:
  - Unpaare, kastanienförmige Drüse unter Blase
  - Umgreift Harnröhre
  - Aufgebaut aus mehreren Einzeldrüsen, die in Harnröhre münden
  - Kann vom Mastdarm aus mit dem Finger getastet werden (*digital-rektale* Untersuchung)

Funktionen

- Hodensack: beherbergt Hoden, hält Hoden auf richtiger Temperatur
- Penis: Geschlechtsverkehr (*Kohabitation*)
- Corpora cavernosa: richten Penis auf (*Erektion*); gesteuert v. Parasympathikus erweitern sich Arteriolen, Venen werden verengt → Hohlräume füllen sich mit Blut
- Hoden:
  - Keimzellen: differenzieren sich zu Spermien
  - Sertoli-Zellen: Stützzellen für Keimzellen → für Spermienreifung wichtig
  - Leydig-Zellen: bilden Testosteron
- Nebenhoden:
  - Speichern Spermien
- Samenleiter:
  - Muskulatur in Wand wirft Spermien bei Ejakulation aus
- Prostata:
  - Sekret macht Hauptmenge d. Ejakulats aus

Wichtige Erkrankungen

- Gutartige Wucherung d. Prostatagewebes ist bei älteren Männern sehr häufig u. kann zu Störungen beim Wasserlassen führen.

In der Prostata entwickelt sich auch oft ein bösartiges Prostatakarzinom. Prostatakarzinome sind jedoch oftmals kaum invasiv u. schreiten nur langsam voran → engmaschige Beobachtung, aber keine direkte Therapie

- Die Unfähigkeit, eine Erektion zu bekommen (*Impotenz*), kann physische wie psychische Ursachen haben u. führt bei den Betroffenen praktisch immer zu hohem Leidensdruck.

Geschlechtsorgane, weibliche

Definition

Zu den äußeren weiblichen Geschlechtsorganen zählen die großen (*Labia majora*) und kleinen Schamlippen (*Labia minora*), der Kitzler (*Klitoris*) und der Scheidenvorhof (*Vestibulum vaginae*) mit seinen Drüsen (*Glandulae vestibulares majores* u. *minores*). Die inneren Geschlechtsorgane der Frau sind Scheide (*Vagina*), Gebärmutter (*Uterus*), Eileiter (*Tuba uterina*) und Eierstöcke (*Ovarien*).

Beteiligte Strukturen

(➢ Abb. 26)
Äußere Geschlechtsorgane:

- Große Schamlippen:
  - V. Schambehaarung bedeckt
  - Bedecken kleine Schamlippen
  - Enthalten, Talg-, Schweiß- u. Duftdrüsen
- Kleine Schamlippen:
  - Unbehaarte Hautfalten
  - Bedeckt mit Schleimhaut
  - Umrahmen Scheidenvorhof

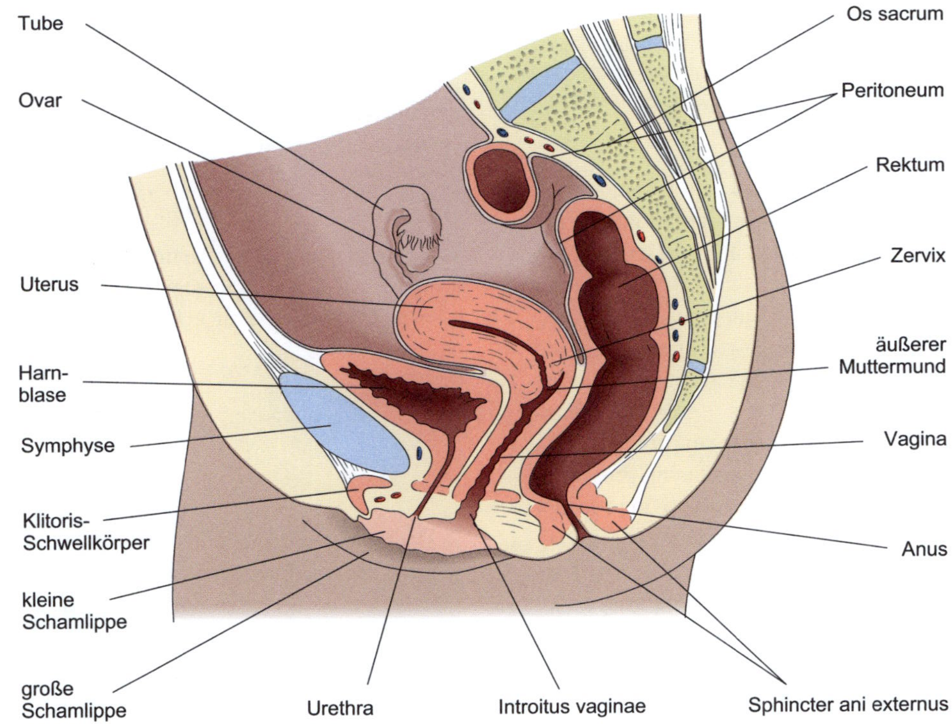

Abb. 26 Die weiblichen Geschlechtsorgane (Sagittalschnitt) [L190]

- Scheidenvorhof:
  - Eingerahmt v. Schamlippen
  - Einmündungen v. Harnröhre u. Scheide (Harnröhre oberhalb Scheide)
- Klitoris:
  - Bis 3 cm langer Schwellkörper
  - Ragt zw. großen Schamlippen hervor

Innere Geschlechtsorgane:

- Vagina:
  - Mit Schleimhaut ausgekleideter Muskelschlauch
  - 8–10 cm lang
- Uterus:
  - Birnenförmiges, muskulöses Hohlorgan im kleinen Becken
  - Gebärmutterhals (*Cervix uteri*): ragt m. einem Teil, dem Muttermund (*Portio*) in Vagina
  - Hohlraum im Inneren: Gebärmutterhöhle (*Cavum uteri*)
  - Aufbau Corpuswand:
    - Ganz außen: Bauchfell, hier: *Perimetrium*
    - Mittlere Schicht glatter Muskulatur: *Myometrium*
    - Innere Schicht v. Schleimhaut m. Bindegewebe u. Drüsen: *Endometrium*, gegliedert in tiefe Basalis u. oberflächliche Funktionalis
- Eileiter:
  - 10–17 cm lang
  - Münden in Uterus
  - Ende trichterförmig aufgetrieben (Eileitertrichter), endet frei in Bauchhöhle, nahe Ovarien
- Eierstöcke:
  - Mandelförmig
  - Seitl. an Wand v. kleinem Becken
  - 2 Schichten:
  - Rinde:
    - Bindegewebe m. *Follikeln* (Eizelle u. umgebendes Gewebe)
    - Mark: Bindegewebe, Blutgefäße

Funktionen

- Scheidenvorhofdrüsen: halten Vorhof feucht
- Klitoris: bedeutend für sexuelle Erregung d. Frau

Vagina:

- Glykogen aus abschilfernden Zellen wird v. Bakterien zu Milchsäure umgesetzt → saurer pH schützt vor Krankheitserregern

Uterus:

- Bei Einnistung d. Frucht am Beginn einer ➤ Schwangerschaft dringt Blastozyste ins Endometrium ein
- Muskulatur kontrahiert bei ➤ Geburt (Wehen)
- Zervix-Epithel sezerniert Schleime, die Eingang zur Vagina verschließen; in Zyklusmitte wird flüssigerer Schleim produziert → Zervix wird für Samenzellen passierbar

Eileiter:

- Flimmerhärchen u. glatte Muskulatur transportieren Eizelle, bzw. Frucht, zum Uterus
- Befruchtung findet im Eileiter statt

Eierstöcke:

- Produzieren Hormon Östrogen
- Ort d. Keimzellreifung → Bereitstellung v. 1 od. 2 reifen Eizellen pro Monat

MERKE

Die Gesamtheit von Schamberg, Schambehaarung, großen und kleinen Schamlippen, Klitoris und Scheidenvorhof mit Drüsen und Mündung von Vagina und Harnröhre wird klinisch oft als *Vulva* bezeichnet.

Geschlechtsorgane – weiblicher Zyklus

Definition

Bei geschlechtsreifen Frauen gibt es eine periodische, sich alle 25–35 Tage wiederholende, charakteristische Schwankung im Hormonhaushalt. Diese hormonellen Veränderungen bedingen zyklische Veränderungen der Geschlechtsorgane. Den Zyklus teilt man in 3 Phasen ein: Menstruationsphase (*Desquamationsphase*) Proliferationsphase vom 5.–14. Tag, Sekretionsphase (Lutealphase) vom 15. bis zum letzten Tag.

Beteiligte Organe

- Hormonelle Steuerzentren: Hypothalamus wirkt auf Hypophysenvorderlappen
- Hormone LH u. FSH wirken auf: Eierstöcke: produzieren Östrogene u. Progesteron
- Endometrium baut sich während Zyklus um:
  - *Menstruationsphase:* Durchblutung d. Funktionalis nimmt ab → wird *ischämisch* u. wird abgestoßen
  - *Proliferationsphase:* Funktionalis wird regeneriert, Arterien u. Drüsen entstehen neu
  - *Sekretionsphase:* Drüsenzellen bilden Sekret, lagern Glykogen ein

Funktionsmechanismen

Auslöser aller Veränderungen: Hormonschwankungen

- Menstruationsphase: Östrogen u. Progesteron sinken ab → *Endometrium* wird abgestoßen
- Proliferationsphase: Endometrium proliferiert unter Östrogen-Einfluss; FSH bewirkt Follikelreifung; LH steigt kurz vor *Ovulation* an, bewirkt Eisprung
- Sekretionsphase: dominiert v. Progesteron-Einfluss: bereitet Uterus für Einnistung befruchteter Eizelle vor, verfestigt Zervixschleim

MERKE
Das Auftreten der ersten Menstruation heißt *Menarche*, die letzte Regelblutung *Menopause*.

Gesichtsmuskulatur

Definition

Die Gesichtsmuskulatur bildet die mimische Muskulatur. Im Gegensatz zu normalen Skelettmuskeln ziehen sie nicht über Gelenke hinweg, sondern setzen direkt an der Haut an.

Beteiligte Strukturen

Alle Gesichtsmuskeln werden vom VII. Hirnnerven (*N. facialis*) innerviert. Die 6 wichtigsten sind:

- *M. occipitofrontalis:* runzelt Stirn
- *M. orbicularis oculi:* schließt Augen
- *M. orbicularis oris:* schließt Mund, presst Lippen aufeinander
- *M. zygomaticus:* Lächeln
- *M. buccinator:* plustert Wangen auf
- *M. risorius:* zieht Mundwinkel zur Seite, macht Grübchen
- *Platysma:* spannt Haut im Halsbereich

Funktionen

Die Gesichtsmuskeln sind wichtige Werkzeuge der Kommunikation. Sie erzeugen Gesichtsausdrücke, die vom Gegenüber interpretiert werden, u. sie schließen Lippen u. Augen.

Wichtige Erkrankungen

Faszialparese z. B. nach Schädeltrauma → einseitiger Ausfall des N. facialis → Lähmung der Gesichtsmuskulatur der betroffenen Seite → z. B. herabhängender Mundwinkel.

Gewebe

Definition

Gewebe sind Gruppen von ➤ Zellen gleicher oder zumindest ähnlicher Funktion und Bauart und der sie umgebenden Interzellulärsubstanz. Der Zusammenschluss eines oder mehrerer Gewebe zu einer Funktionseinheit heißt *Organ,* das für die Funktion zuständige Organgewebe *Parenchym.*

Beteiligte Strukturen

Es gibt 4 Grundgewebetypen, die sich in Aufbau, Funktionen u. Art der Interzellulärsubstanz unterscheiden:

- Epithelgewebe (Deckgewebe): bildet Oberflächen
- Binde- u. Stützgewebe (in Organen: Stroma)
- Muskelgewebe
- Nervengewebe

Funktionen

Da der ganze Körper aus unterschiedlichen Geweben besteht, können sie auch alle Funktionen ausüben. Jedes einzelne Gewebe ist in seiner Funktion sehr spezifisch. Verschiedene Gewebe entwickeln sich aus sog. Keimblättern (*Ento-*, *Meso-* und *Ektoderm*).

Besondere Informationen

Der menschliche Körper besteht aus etwa 10^{14} Zellen.

Hals/Kopf – Gelenke

Definition

Die zervikale Wirbelsäule ist der beweglichste Teil der Wirbelsäule. Sie besteht als Verbindung zwischen Kopf und Schultergürtel aus 7 zervikalen Wirbeln.

Beteiligte Strukturen

Strukturen in Tiefe d. Halsmuskulatur:
- Kehlkopf
- Zungenbein (*Os hyoideum*): hufeisenförmiger Knochen, in Zungenmuskulatur eingeschaltet

Zervikale Wirbel haben ein Foramen transversarium für hirn- und rückenmarksversorgende Gefäße:
- Unkovertebralgelenke: ausschließlich im Zervikalbereich
- Kopfgelenke:
  - *Art. atlantooccipitalies* (C0/C1)
  - *Art. atlantoaxialis lateralis* (C1/C2)
  - *Art. atlantoaxialis dorsalis* (C1/C2)
  - *Art. atlantoaxialis ventralis* (C1/C2)
- Passive Stabilität
- Drehungen des Kopfes in horizontaler Ebene: *Dens axis* ist Rotationsachse
- Ligamente ventral der Rotationsachse:
  - Membrana atlantooccipitalis anterior
  - Membrana atlantoaxialis mediana
- Ligamente dorsal der Rotationsachse:
  - Membrana atlantooccipitalis posterior
  - Lig. nuchae
  - Lig. longitudinale posterius
  - Membrana tectoria
  - Lig cruciforme atlantis (Lig. transversum atlantis u. Fasciculi longitudinales)
- Ligamente zentral der Rotationsachse:
  - Lig. apicis dentis
  - Ligg. alaria

Funktion

Ermöglichen die Beweglichkeit des Kopfes.
- Flexion/Extension: etwa 100°–130° (40°–55° Flexion, 60°–50° Extension)
- Lateralflexion: etwa 35°–45° in eine Richtung
- Axiale Rotation: etwa 70°–80° in eine Richtung

Hals – Muskulatur

Definition

Der Hals (*Collum*) verbindet den Kopf mit dem Rumpf. Seine Muskeln bewegen den Kopf, bilden den Mundboden und spielen beim Schluckakt eine Rolle. Zur Nackenmuskulatur, die hinter der Halswirbelsäule verläuft ➤ Rückenmuskulatur.

Beteiligte Strukturen

Es gibt verschiedene Gruppen v. Halsmuskeln (➤ Tab. 23).

- Oberflächliche Halsmuskulatur:
  - *Platysma:* direkt unter Haut, v. Unterrand Unterkiefer bis Faszie d. Brustmuskeln
  - *M. sternocleidomastoideus:* entspringt v. Brust- u. -Schlüsselbein, setzt an Proc. mastoideus d. Schädelbasis an
- Suprahyoidale Muskulatur:
  - *M. mylohyoideus*
  - *M. digastricus:* Ursprung am Schläfenbein, 2 Muskelbäuche mit 1 Zwischensehne; Zwischensehne ist am Zungenbein befestigt; 2. Muskelbauch zieht wieder aufwärts zum Unterkiefer
  - *M. stylohyoideus:* v. *Proc. styloideus* d. Schädelbasis zum Zungenbein
  - *M. geniohyoideus*
- Infrahyoidale Halsmuskulatur:
  - *M. sternohyoideus*
  - *M. sternothyroideus*
  - *M. thyrohyoideus*
  - *M. omohyoideus*
- Skalenus-Gruppe: ziehen alle v. Halswirbeln zur 1. bzw. 2. Rippe:
  - *M. scalenus ant., M. scalenus med., M. scalenus post.*
  - Vena subclavia zieht durch *vordere Skalenuslücke,* A. subclavia und Plexus brachialis ziehen durch *hintere Skalenuslücke*
- Tiefe o. prävertebrale Halsmuskulatur (➤ Tab. 24):
  - *M. rectus capitis anterior, M. longus capitis, M. longus colli*

Funktionen

Oberflächliche Halsmuskeln:

- Platysma: Hautmuskel, spannt Haut d. Halses
- M. sternocleidomastoideus: bei Anspannung d. Muskels nur einer Seite: Drehung d. Kopfes zur angespannten Seite hin; bei beidseitiger Anspannung beugt HWS nach vorne

Infrahyoidale Muskulatur – bildet Mundboden (Abschluss d. Mundhöhle n. unten) u. hebt Zungenbein beim Schlucken:

- M. mylohyoideus: Hauptteil d. Mundbodens, öffnet Kiefer
- M. digastricus: öffnet Kiefer
- M. geniohyoideus: zieht Zungenbein nach vorne

Tab. 23 Die Halsmuskulatur

Muskel	Ursprung	Ansatz	Funktion	Innervation
Vordere Halsmuskulatur: M. sternocleidomastoideus				
	Caput sternale: Ventralseite Manubrium sterni **Caput claviculare:** mediales Drittel Klavikula	Processus mastoideus u. laterale Hälfte der Linea nuchalis superior	**Beidseitige Kontraktion:** • obere HWS: Flexion • untere HWS u. Kopfgelenke: Extension • Atemhilfsmuskel bei fixiertem Ansatz **Einseitige Kontraktion:** • Kopfgelenke: Flexion • HWS: Rotation zur Gegenseite u. Lateralflexion zur gleichen Seite	N. accessorius (XI) Plexus cervicalis (C2–3)
Vordere Halsmuskulatur: Infrahyoidale Muskulatur				
M. sternohyoideus	Hinterseite Manubrium sterni und Klavikula	Unterseite Corpus Os hyoideum	Halten Zungenbein u. unterstützen Bewegungen Kehlkopf	Alle: C1–3
M. sternothyroideus	Hinterseite Manubrium sterni	Os thyroideum	• Zieht das Os hyoideum nach kaudal	
M. thyrohyoideus	Os thyroideum	Unterseite Cornu Os hyoideum	• Zieht das Os thyroideum nach kaudal	
M. omohyoideus	Oberrand der Skapula	Laterale Unterseite Corpus Os hyoideum	• Zieht das Os hyoideum nach kaudal und das Os thyroideum nach kranial Zieht das Os hyoideum nach kaudal	
Hintere Halsmuskulatur – M. scalenus anterior/medius/posterior				
M. scalenus anterior	Procc. transversi C3–6	1.Rippe	Beidseitige Kontraktion: Flexion HWS, Hebung der 1. Rippe (Atemhilfsmuskel) Einseitige Kontraktion: Lateralflexion HWS zur gleichen Seite u. Rotation zur Gegenseite	Plexus cervicalis und Plexus brachialis (C4–8)
M. scalenus medius	Procc. transversi C1–7	1.Rippe u. Membrana intercostalis externa	Wie M. scalenus anterior, zusätzlich Hebung der 2. Rippe	
M. scalenus posterior	Procc. transversi C5–7	2.–3. Rippe	Wie M. scalenus medius	

Tab. 23 Die Halsmuskulatur *(Forts.)*

Muskel	Ursprung	Ansatz	Funktion	Innervation
Tiefe oder prävertebrale Halsmuskeln – M. rectus capitis anterior, M. longus capitis, M. longus colli				
M. rectus capitis anterior	Querfortsatz des Atlas	Os occipitalis	Beugung des Kopfes	Rami anteriores (C1–2)
M. longus capitis	Querfortsätze des 3.–6. Halswirbels	Os occipitalis	• Flexion des Kopfes und der zervikalen Wirbelsäule • Alle: Lateralflexion der HWS	Rami anteriores (C1–3)
M. longus colli: Pars recta	Wirbelkörper C5–Th3	Wirbelkörper C1–C3	Flexion der HWS	Rami anteriores der Spinalnerven der jeweiligen Segmente
M. longus colli: Pars obliqua superior	Querfortsätze C2–5	Tuberculum anterior des Atlas	Homolaterale Rotation der HWS und des Kopfes	
M. longus colli: Pars obliqua inferior	Ventralseite der Wirbelkörper Th1–3	Querfortsätze C5–7	Homolaterale Rotation der HWS und des Kopfes	

Tab. 24 Die subokzipitale Muskulatur

Muskel	Ursprung	Ansatz	Funktion	Innervation
M. rectus capitis posterior major	Proc. spinosus C2	Linea nuchalis inferior lateral des M. rectus capitis	Dreht u. neigt Kopf zur gleichen Seite u. zieht ihn bei beidseitiger Kontraktion dorsalwärts (Dorsalextension)	N. suboccipitalis (C1)
M. rectus capitis posterior minor	Tuberculum posterius atlantis	Linea nuchalis inferior	Dreht u. neigt den Kopf geringgradig zur gleichen Seite u. hilft bei beidseitiger Kontraktion ebenfalls bei Dorsalextension des Kopfs	N. suboccipitalis (C1)
M. obliquus capitis superior	Proc. transversus atlantis	Os occipitale kraniolateral M. rectus capitis posterior major	Neigt den Kopf zur gleichen Seite u. hilft bei beidseitiger Kontraktion bei der Dorsalextension des Kopfs	N. suboccipitalis (C1)
M. obliquus capitis inferior	Proc. spinosus C2	Proc. transversus atlantis	Kann C1 gegenüber C2 fixieren u, somit die gleiche stabilisierende Funktion erfüllen wie Lig. transversum atlantis. Er dreht den Atlas bzw. den Kopf zur gleichen Seite.	N. suboccipitalis (C1)

- Suprahyoidale Muskulatur: senkt beim Schlucken Zungenbein, wirkt außerdem tw. auf Kehlkopf:
- M. sternothyroideus: senkt Kehlkopf
- M. thyrohyoideus: hebt Kehlkopf

Skalenus-Gruppe – hebt Rippen, Atemhilfsmuskeln:

- Mm. scaleni, M. levator scapulae, M longus colli, M. sternocleidomastoideus u. supra- u. infrahyoidale Muskulatur
- Aktive Stabilität der zervikalen Wirbelsäule

BESONDERE INFORMATION

Das Os hyoideum ist der einzige Knochen, der nicht über ein Gelenk mit einem anderen Knochen verbunden, sondern lediglich an Muskeln u. Bändern aufgehängt ist.

PT-PRAXIS

Die mit Physiotherapie am besten zu beeinflussenden Kopfschmerzen sind die *zervikogenen Kopfschmerzen,* ein aus hochzervikalen nozizeptiven Strukturen entspringendes Kopfschmerzsyndrom.

Hals – Nerven und Gefäße

Definition

Die großen Gefäße zur Blutversorgung des Kopfes laufen am Hals in einer Gefäß-Nerven-Straße. Außerdem liegen die Wurzeln des Halsgeflechts (*Plexus cervicalis*) und des Armgeflechts (*Plexus brachialis*) am Hals.

Beteiligte Strukturen

Gefäß-Nerven-Straße:

- *A. carotis communis:* entspringt rechts aus *Truncus brachiocephalicus,* links aus Aortenbogen
- *V. jugularis interna:* vereinigt sich etwa hinter Schlüsselbein mit *V. subclavia* zur *V. brachiocephalica*
- X. Hirnnerv (*N. vagus*)
- Laufen zusammen; A. carotis communis teilt sich auf Höhe Schildknorpel in *A. carotis ext.* u. *int.* (*Karotissinus*)

Nicht in Gefäß-Nerven-Straße, sondern oberflächlicher, am Rand d. M. sternocleidomastoideus, verläuft die *V. jugularis ext.*

Plexus cervicalis:

- Aus ventralen Ästen d. ➤ Spinalnerven C1–C4
- Tritt zw. *M. scalenus ant.* u. *M. scalenus med.* hervor

Plexus brachialis:

- Aus ventralen Ästen d. Spinalnerven C5–Th4
- Tritt durch sog. Skalenuslücke zw. M. scalenus ant., med. u. 1. Rippe

Funktionen

- A. carotis communis: Versorgung v. Kopf u. Hirn
- X. Hirnnerv: Teil d. Parasympathikus
- Plexus cervicalis: innerviert Muskeln am Hals sowie Haut am Hals u. an Teilen d. Kopfes
- Plexus brachialis: zieht weiter zur oberen Extremität (➤ Extremität, obere)

MERKE

Im Karotissinus liegen Pressorezeptoren, die wichtig für die Regulation d. Blutdrucks sind.

Harnwege, ableitende – von den Nierenkelchen bis zur Harnblase

Definition

Teile der > Niere (*Ren*) – Nierenkelche und Nierenbecken (*Pelvis renales*) – Harnleiter (*Ureter*), Harnblase (*Vesica urinaria*) und Harnröhre (*Urethra*) fasst man als ableitende Harnwege zusammen. Die Harnblase speichert den Harn und gibt ihn bei der *Miktion* ab. Die anderen Teile der Harnwege leiten den Harn. Die ableitenden Harnwege sind bis zum Anfang der Harnröhre mit Übergangsepithel ausgekleidet.

Beteiligte Strukturen

Nierenkelche:
- Umgreifen wie kleine Trichter Nierenpapillen
- 8–10 pro Niere

Nierenbecken:
- 1 pro Niere
- Sammeln Harn

Harnleiter:
- Verbinden Nierenbecken u. Harnblase
- Ca. 30 cm lang
- Laufen in hintere Bauchwand
- Treten v. hinten schräg in Harnblase ein
- Einmündungsstelle: Rückflussventil verhindert, dass Harn aus Blase zurückfließt

Harnblase:
- Hohlorgan, v. glatter Muskulatur (in Gesamtheit: *M. detrusor*) umgeben
- Liegt im kleinen Becken (bei Füllung tritt sie nach oben heraus), zw. Symphyse u. Mastdarm (Mann) bzw. Vagina (Frau)
- Drang zur Miktion ab 350 ml
- In Falten liegende Schleimhaut, nur dreieckiges Gebiet (*Trigonum vesicae*) zw. Harnleitermündungen ist faltenfrei
- Am Beginn d. Harnröhre: innerer Schließmuskel (*M. sphincter internus*) aus glatter Muskulatur

Funktionen

Leiten u. Sammeln (in der Blase) des Harns.

Haut – Aufbau

Definition

Die Haut (*Cutis*) hat eine Fläche von 1,5–2 m^2 und ein Gewicht von 3,5–10 kg. Damit ist sie das größte Organ des Körpers. Man unterscheidet Leistenhaut (Hand- und Fußflächen, Innenseiten von Fingern und Zehen) und Felderhaut (restlicher Körper).

Beteiligte Strukturen

(➤ Abb. 27)

Im wissenschaftlichen Sprachgebrauch gelten nur die beiden obersten Hautschichten Oberhaut (*Epidermis*) u. Lederhaut (*Dermis, Korium*) als Kutis. Klinisch zählt die Unterhaut (*Subkutis, Hypodermis*) dazu.

Oberhaut:

- Mehrschichtiges verhorntes Plattenepithel
- Schichten:
  - Basalzellschicht (*Stratum basale*): Sitz d. sich teilenden Stammzellen, die Haut ständig erneuern; Merkel-Tastscheiben auf haarloser Haut; enthält *Melanozyten* (Pigmentzellen)
  - Stachelzellschicht (*Stratum spinosum*): m. Melanozyten
  - Körnerschicht (*Stratum granulosum*): Beginn d. Verhornung; enthält kernlose Keratozyten
  - Glanzschicht (*Stratum lucidum*): nur in Leistenhaut
  - Hornschicht (*Stratum corneum*): tote, verhornte Zellen; Korneozyten
- Keine Blutgefäße

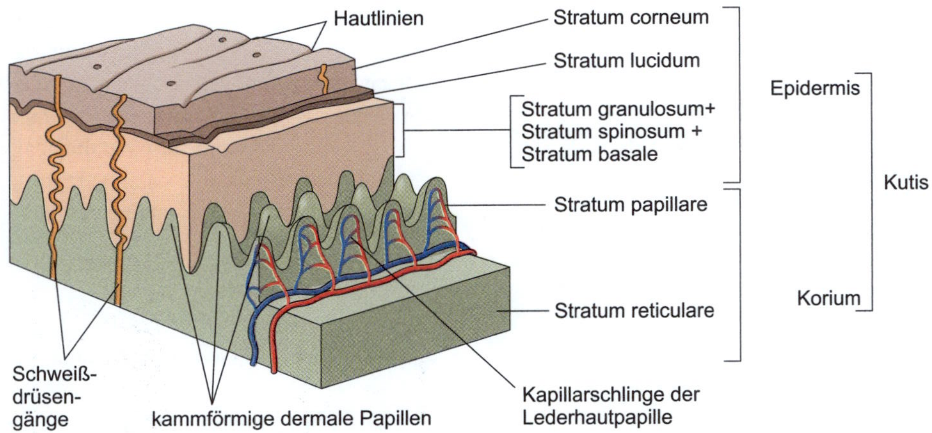

Abb. 27 Übersicht über den Aufbau der unbehaarten Haut (Leistenhaut) [L190]

Lederhaut:

- Schichten:
  - Papillarschicht (*Stratum papillare*): lockeres Bindegewebe, Papillen ragen wie kleine Finger in Oberhaut hinein; in Papillen: Kapillaren, Nervenendigungen
  - Geflechtschicht (*Stratum reticulare*): straffes Bindegewebe m. elastischen Fasern

Unterhaut:

- V. a. Fett: Baufett; u. a. an Gesäß u. Bauch Depotfett
- V. Bindegewebssepten in Läppchen unterteilt

Felderhaut:

- Durch Furchen in kleine Felder untergliedert
- Hautanhangsgebilde kommen vor (➤ Haut – Hautanhangsgebilde)

Leistenhaut:

- Oberhaut bildet Leisten (→ Fingerabdrücke) aus
- Außer Schweißdrüsen keine Anhangsgebilde

Funktionen

- Schutz v. Wasser- u. Wärmeverlust, Krankheitserregern; Sinneswahrnehmung; Regulation d. Körpertemperatur
- Hautzellen wandern n. oben, sterben ab u. werden abgeschilfert. Kompletterneuerung ca. alle 4 Wochen
- Stratum reticulare d. Lederhaut ist für mechanische Festigkeit verantwortlich

PT-PRAXIS

- Die Bildung von „Schwangerschaftsstreifen" (*Striae distensae*) ist v. a. erblich bedingt, die Rückbildung kann aber durch sogenannte Zupfmassage unterstützt werden.
- Nach Abheilung von Operationswunden sollte eine Narbenbehandlung durchgeführt werden, um mögliche Beschwerden zu vermeiden.
- Bindegewebszonen: Veränderung im Bindegewebe der Haut durch Störungen in inneren Organen in Form von projizierten Schmerzen und/oder sicht- und tastbaren Hautveränderungen.

MERKE

Die Früherkennung bei bösartigen Hauttumoren kann lebensrettend sein. Die ABCD-Regel hilft bei der Unterscheidung eines gewöhnlichen Leberflecks und eines Melanoms: **A**symmetrie, **B**egrenzung unscharf, **C**oloration ungleichmäßig, **D**urchmesser ungleich lang

Haut – Hautanhangsgebilde

Definition

Haare (*Pili*), Finger- und Fußnägel, Hautdrüsen aber auch die Brustdrüsen sind Hautanhangsgebilde.

Beteiligte Strukturen

Haare:

- Als feiner Flaum fast überall auf Felderhaut
- Aufbau:
  - Haarschaft und Haarwurzel (reicht bis in Cutis, manchmal bis in Unterhaut)
  - Haarwurzel wird durch Haarfollikel umschlossen (besteht aus externen und internen Wurzelblatt)
  - In der Haut liegendes Ende verbreitert sich zwiebelartig: Bulbus
  - Im Bulbuskern: Haarpapille (enthält Blutgefäße)
  - Jedes Haar hat Talgdrüse u. Haaraufrichter-Muskel (*M. arrector pili*)

Nägel:

- Nagel wächst v. Zellen d. Nagelmatrix aus, die unter *Lunula* (halbmondförmige helle Stelle) liegt
- Sichtbarer Teil ist Nagelplatte, liegt auf Nagelbett auf

Drüsen:

- Schweißdrüsen
- Talgdrüsen
- Duftdrüsen
- Weibl. Brustdrüse

Funktionen

- Haare: Schutz (v. Sonneneinstrahlung; Kälte am Kopf, v. Fremdkörpern an Auge, Nase, Ohr)
- Nägel: mechanischer Schutz d. Fingerkuppen, Rolle b. Tasten u. Greifen
- Schweißdrüsen: Temperaturregulation, saurer pH-Wert → Bildung Säureschutzmantel
- Talgdrüsen: fetthaltiges Sekret

PT-PRAXIS

Bei starker Akne, Pickeln oder Furunkeln sollte auf manuelle Massage verzichtet werden, um die Streuung von Entzündungsherden zu vermeiden.

BESONDERE INFORMATIONEN

- Die primäre Wundheilung erfolgt, wenn die Wundränder aneinander adaptiert sind (eng anliegen), z. B. bei Operationswunden.
- Bei der sekundären Wundheilung berühren sich die Wundränder nicht. Sie verläuft langsamer als die primäre und hinterlässt eine breite Narbe.
- Eine Wunde heilt in 3 Phasen: Exsudations-, Proliferations- und Reparationsphase.

Haut – Sinnesrezeptoren

Definition

Die Haut verfügt über Sinnesrezeptoren, die Schmerz-, Berührungs- und Temperaturreize aufnehmen und in Nervenimpulse umwandeln.

Beteiligte Strukturen

Freie Nervenendigungen:

- Enden v. Nervenfasern; ohne Markscheide

Außerdem kommen in Haut Mechanorezeptoren vor:

- Merkel-Zellen:
  - In haarlosen Gebieten
  - In Oberhaut
- Meissner-Tastkörperchen:
  - Eiförmig
  - Besonders in Fingerspitzen, Handflächen, Fußsohlen, Augenlidern, Lippen u. äußeren Genitalien
- Vater-Pacini-Körperchen:
  - Zwiebelartige Strukturen
  - In Unterhautschichten sowie inneren Organen, Muskeln und Gelenken

Funktionen

- Freie Nervenendigung → reagieren auf Berührung/Druck, aber auch Temperatur- und Schmerzreize u. Juckreiz
- Merkel-Tastscheiben → reagieren auf Eindrucktiefe und -dauer
- Meissner-Tastkörperchen → reagieren auf Eindruckgeschwindigkeit
- Vater-Pacini-Körperchen → reagieren auf Druck und Vibration

Herz – Binnenarchitektur

Definition

Das Herz besteht aus 2 voneinander getrennten Teilen: dem rechten Herz, das Blut aus dem Körperkreislauf in die Lungen pumpt und aus dem linken Herz, das Blut aus den Lungen in den Körperkreislauf pumpt. Beide bestehen aus einem Vorhof (*Atrium*) und einer Kammer (*Ventrikel*), die durch Segelklappen voneinander getrennt sind. Die Kammern sind von den Arterien durch Taschenklappen getrennt.

Beteiligte Strukturen

(➢ Abb. 28)

Linker u. rechter Vorhof sind durch *Vorhofseptum* voneinander getrennt, die Kammern durch das Kammerseptum.

Rechter Vorhof:

- Nimmt *V. cava sup.* u. *inf.* sowie *Sinus coronarius* (leitet venöses Blut aus Koronargefäßen) auf

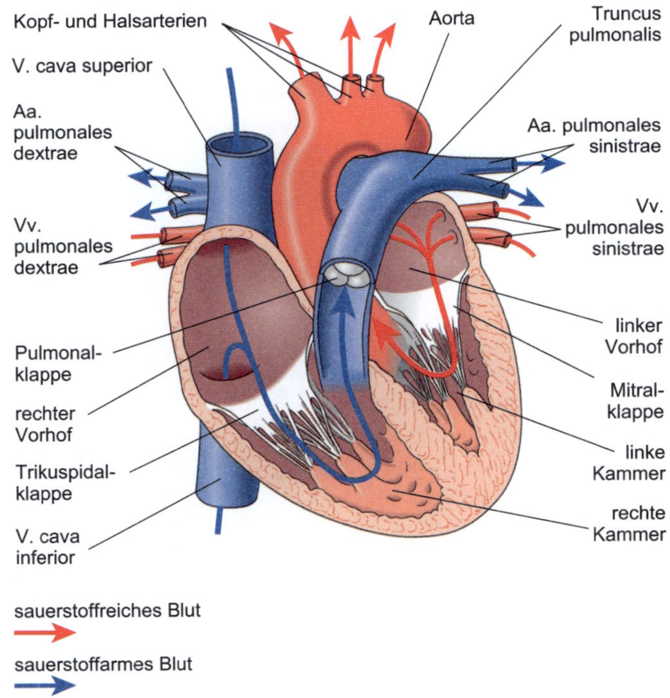

Abb. 28 Längsschnitt durch das Herz [L190]

- In Vorhofseptum: (verschlossenes fötales *Foramen ovale*)
- Zipfelige Ausbuchtung: rechtes Herzohr

Rechte Kammer:

- Liegt linker Kammer halbmondförmig auf
- Viele Muskelvorsprünge an Wand (*Trabekel*)
- 3 Papillarmuskeln

Linker Vorhof:

- Nimmt Lungenvenen auf
- Auch mit Herzohr

Linke Kammer:

- Wand dicker als in rechter Kammer
- Trabekel
- 2 Papillarmuskeln

Klappen:

- Segelklappen:
  - Zw. Vorhöfen u. Kammern (*Atrioventrikular/AV-Klappen*)
  - Rechtes Herz: 3 Segel (*Trikuspidalklappe*)
  - Linkes Herz: 2 Segel (*Bikuspidalklappe, Mitralklappe*)
  - Durch Sehnenfäden an Papillarmuskeln befestigt
- Taschenklappen:
  - Aus je 3-taschenförmigen Mulden
  - Zw. rechter Kammer u. Pulmonalarterie: *Pulmonalklappe*
  - Zw. linker Kammer u. Aorta: *Aortenklappe*

Die Klappen befinden sich alle auf Ventilebene u. sind in bindegewebige Platte eingelassen, die Vorhöfe u. Kammern voneinander trennt, d. Herzskelett.

Funktionen

- Stromrichtung Blut: Vene → Vorhof → Kammer → Arterie
- Papillarmuskeln, Sehnenfäden: verhindern Umschlagen d. Segelklappen in Vorhof
- Herzskelett: isoliert Vorhöfe elektrisch v. Kammern
- Klappen: Ventile; sorgen dafür, dass Blut nur in eine Richtung fließt

Wichtige Erkrankungen

Alle Klappen können Fehler haben. Man unterscheidet *Stenosen* (Klappen öffnen sich nicht richtig → weniger Blut strömt hindurch) u. *Insuffizienzen* (Klappen schließen nicht richtig → Blut fließt zurück).

MERKE
Klappenfehler verursachen Turbulenzen im Blutfluss, die man mit dem Stethoskop hören kann.

Herz – Erregungsbildung und -leitung

Definition

Die Herzmuskelzellen sind in der Lage, selbstständig rhythmische Aktionspotenziale, die eine Kontraktion der Herzmuskulatur bewirken, zu erzeugen. Das Herz arbeitet *autonom,* d. h. es wird vom Nervensystem nur indirekt beeinflusst, aber nicht direkt gesteuert. Alle Herzmuskelzellen können Aktionspotenziale erzeugen und leiten, es gibt jedoch spezialisierte Herzmuskelzellen, die diese Aufgaben vorrangig übernehmen.

Beteiligte Strukturen

Erregungsbildende Strukturen:

- Sinusknoten:
  - Ansammlung spez. Schrittmacherzellen
  - Im rechten Vorhof, an Mündung d. V. *cava sup.*
- Vorhofmyokard:
  - Leitet Erregung v. Sinus- z. AV-Knoten
- AV-Knoten:
  - An Boden d. rechten Vorhofs
- His-Bündel:
  - Fortsetzung d. AV-Knotens
  - Durchbricht Herzskelett zw. Vorhof u. Kammer
- Tawara Schenkel (Kammerschenkel):
  - His-Bündel teilt sich in linken u. rechten Kammerschenkel
- Purkinje-Fasern:
  - Anschließend a. Tawara-Schenkel, durchziehen Myokard

Vegetatives Nervensystem: nimmt über Sympathikus, Parasympathikus u. Adrenalin aus Blut, Einfluss auf d. Herz

Funktionsmechanismen

Prinzip d. spontanen *Depolarisation:*

- Membranpotenzial v. Muskelzellen ist norm. stabil
- Kontraktion erfolgt bei Depolarisation (→ Spannungsunterschied zw. Zellinnerem u. -äußerem wird kleiner)
- Membranpotenzial in Herzmuskelzellen ist nicht stabil, sondern steigt kontinuierlich an → spontane Depolarisation
- Frequenz Aktionspotenziale:
  - Sinusknoten ist d. tonangebende Schrittmacher, fällt er aus, übernimmt d. nächst schnellste

Reizleitung:

- Alle Herzmuskelzellen sind elektrisch miteinander verbunden → alle können Erregung leiten
- Spezialisierte Bündel u. Fasern leiten aber bes. schnell u. damit vorrangig

Einflussnahme vegetatives Nervensystem auf:

- Schlagkraft (*Inotropie*)
- Herzfrequenz (*Chronotropie*)
- Schnelligkeit d. Erregungsleitung (*Dromotropie*)

- Sympathikus u. Adrenalin: positiv *inotrop*, positiv *chronotrop*, positiv *dromotrop*; Parasympathikus umgekehrt

MERKE

Bei Patienten mit künstlichem Schrittmacher oder bei β-Blocker-Einnahme können physiotherapeutische Leistungsbefund falsche Ergebnisse liefern, da die Herzfrequenz herabgesetzt ist.

Herz – Herzwand, Herzmuskulatur

Definition

Die Herzwand besteht aus 3 Schichten und umgibt die Binnenräume des Herzes. In der mittleren Schicht der Herzwand kommen funktionstragende Herzmuskelzellen vor.

Beteiligte Strukturen

Die Herzwand besteht aus 3 Schichten:
- Herzinnenhaut (*Endokard*): dünne und glatte Epithelschicht
- Herzmuskelschicht (*Myokard*): Herzmuskelzellen, sehr gut mit Kapillaren versorgt, unterschiedl. Dicke: linker Ventrikel: ca. 8–11 cm; rechter Ventrikel: ca. 2–4 cm; Vorhöfe: < 1 mm dick
- Herzbeutel:
  - Herzaußenhaut (*Epikard*): Bindegewebsschicht an Außenseite d. Myokards; bedeckt mit flachem Epithel (→ inneres Blatt d. Herzbeutels)
  - Umschlossen wird das Herz vom Perikard

Herzmuskelzellen:
- Spezieller (nicht willkürlich steuerbarer) Typ quergestreifter Muskulatur

Funktionen

Herzmuskelzellen:
- Verantwortlich für Kontraktion d. Herzens: Arbeitsmyokard
- Kleiner Teil: spezialisiert auf Erregungsbildung u. -leitung (➤ Herz – Erregungsbildung)

Herz – Koronargefäße

Definition

Die Blutversorgung des Herzes erfolgt über 2 Arterien, die rechte und die linke Koronararterie (*A. coronaria dextra* u. *sinistra,* klinisch RCA und LCA), die direkt oberhalb der Aortenklappe aus der Aorta abzweigen. Sie winden sich wie ein Kranz um das Herz → Herzkranzgefäße, *Koronargefäße.* Der venöse Abfluss erfolgt durch den *Sinus coronarius* in den rechten Vorhof oder direkt durch kleine Venen ins Herzinnere.

Beteiligte Strukturen

Rechte Koronararterie:

- Gibt Äste z. rechtem Vorhof u. Kammer ab
- Endast: *Ramus interventricularis post.* läuft auf Rückseite d. Herzes zw. linker u. rechter Kammer

Linke Koronararterie – teilt sich auf in:

- *Ramus circumflexus* (klin. RCX)
- *Ramus interventricularis ant.* (klin. RIVA)
- Versorgen linken Vorhof, Kammer u. größten Teil d. Vorhof- u. Kammerseptums

Funktionen

Die Blutversorgung erfolgt in erster Linie während *Diastole,* nicht während *Systole.* Grund: hoher Druck, der während Systole in Herzmuskulatur herrscht, drückt Arterien zu.

Wichtige Erkrankungen

Ablagerungen in Koronararterien (*Arteriosklerose*) können Blutfluss u. damit Sauerstoffversorgung d. Herzes beeinträchtigen → *koronare Herzkrankheit* (KHK). Akute Minderversorgung d. Herzmuskels führt zu Brustenge (*Angina pectoris*).

Herz – Lage

Definition

Das Herz (*Cor*) ist ein etwa faustgroßer, ca. 300 g schwerer Hohlmuskel, der als Pumpe in den Blutkreislauf eingeschaltet ist. Es liegt hinter dem Brustbein in der Brusthöhle im Mediastinum (➤ Brust – Brusthöhle).

Beteiligte Strukturen

Das Herz ist weniger herz- als vielmehr kegelförmig, wobei die Spitze d. Kegels schräg nach links unten ragt u. an Basis d. Kegels die großen Gefäße ins Herz ein- u. austreten.

Spitze d. Herzes projiziert sich etwa auf Höhe der linken *Medioklavicularlinie* (Linie, die v. Mitte d. Schlüsselbeins aus senkrecht n. unten gezogen wird). In der Draufsicht wird Silhouette d. Herzes gebildet v.:

- Linker Rand:
  - Oben: *V. cava superior*
  - Darunter rechter Vorhof (*Atrium*)
- Rechter Rand:
  - Ganz oben: Aortenbogen
  - Darunter: Lungenarterien- (Pulmonalis-) Bogen
  - Darunter linke Kammer (*Ventrikel*), die auch Herzspitze bildet
- Unterer Rand:
  - Rechte Kammer, liegt dem Zwerchfell auf

Funktionen

Rhythmische Kontraktionen des Herzes gewährleisten Blutfluss

Wichtige Erkrankungen

Ein deutlich vergrößertes Herz kann z. B Anzeichen einer Herzinsuffizienz, einer Lungenembolie, od. einer Herzmuskelerkrankung sein.

MERKE

Die Bewegung d. Herzspitze lässt sich als Herzspitzenstoß zw. 5. u. 6. Rippe in Medioclavicularlinie tasten.

BESONDERE INFORMATION

Auch bei Sportlern ist das Herz vergrößert. Das hat aber meist keinerlei Krankheitswert.

PT-PRAXIS

Die Physiotherapie bei Herzerkrankungen richtet sich nach folgenden Grundsätzen: Prävention, akute Therapie, Rehabilitation.

Herz – Pumpfunktion

Definition

Das Herz kontrahiert und entspannt sich rhythmisch. Eine Folge von An- und Entspannung bezeichnet man als Herzzyklus.

Beteiligte Strukturen

- Herzvorhöfe: pumpen Blut in Kammern
- Herzkammern: werfen Blut aus
- Herzklappen: wirken als Ventile

Funktionsmechanismen

- Vorhofzyklus:
  - Phasen der Kontraktion und Erschlaffung auf Ventrikel abgestimmt; Vorhofmuskulatur kontrahiert ca. 0,12 bis 0,20 Sek. vor Kammermuskulatur
- Kammerzyklus:
  - Ein Herzzyklus besteht aus *Systole* (Anspannungsphase, gefolgt v. Austreibungsphase) u. *Diastole* (Entspannungsphase, gefolgt v. Füllungsphase).
- Systole:
  - Kammern sind mit Blut gefüllt
  - Aorten- u. Pulmonalklappen sind geschlossen
  - Anspannungsphase: Herzmuskulatur kontrahiert sich, Druck in Kammern steigt → Mitral- u. Trikuspidalklappe schließen sich
  - Austreibungsphase: Druck in Kammern übersteigt diastolischen Blutdruck in *Aorta* bzw. in *Truncus pulmonalis* → Aorten- u. Pulmonalklappe öffnen sich, Blut wird ausgepresst
  - Drücke in Austreibungsphase: rechter Vorhof ca. 5 mmHg (entspricht zentralem Venendruck, ZVD), rechte Kammer ca. 32 mmHg; linker Vorhof ca. 12 mmHg, linke Kammer ca. 140 mmHg
  - Kammern werden nicht vollständig geleert, es verbleibt Blut im Herz (Anteil d. ausgeworfenen Blutes = Ejektionsfraktion [EF] liegt normalerweise b. 55–70 %)
- Diastole:
  - Druck in Kammern sinkt unter diastolischen arteriellen Druck ab → Aorten- u. Pulmonalklappe schließen sich → Entspannungsphase
  - Wenn Druck in Vorhöfen Kammerdruck übersteigt, öffnen sich Mitral- u. Trikuspidalklappe, Blut strömt in Kammern → Füllungsphase
  - Am Ende d. Diastole kontrahieren Vorhöfe u. pumpen noch etw. Blut in Kammern
  - Drücke in Füllungsphase: rechter Vorhof ca. 5 mmHg, rechte Kammer ca. 2 mmHg; linker Vorhof ca. 12 mmHg, linke Kammer ca. 5 mmHg
- Nachlast (Afterload): Auswurfswiderstand, den die Kammer überwinden muss, um Blut in Arterie zu pressen

- Herzfrequenz (HF): Anzahl Herzzyklen pro Minute (in Ruhe 50–100)
- Schlagvolumen (SV): Menge Blut, die d. Herz pro Schlag pumpt (ca. 70–80 ml)
- Herzzeitvolumen (HZV): Menge Blut, die d. Herz in einer best. Zeit (meist in 1 Minute) pumpt, SV × HF = HZV; Bsp.: 70 ml × 70/min = 4900 ml/min (entspricht in etwa gesamter Blutmenge im Kreislauf)

MERKE

Während d. Herzzyklus entstehen 2 Töne, die mit dem Stethoskop gehört werden können: 1. Herzton: Blut im Herz gerät während Anspannungsphase in Schwingung (Anspannungston). 2. Herzton: b. Schluss v. Aorten- u. Pulmonalklappen (Klappenton).

BESONDERE INFORMATION

Damit Schlagvolumen d. rechten Herzens nicht größer ist als das d. linken, erhöht sich die Schlagkraft einer Kammer automatisch, wenn mehr Blut hinein fließt → Frank-Starling-Mechanismus.

PT-PRAXIS

- *Linksherzinsuffizienz:* Maßnahmen zielen auf die Erweiterung peripherer Gefäße ab → senkt Nachlast
- *Rechtsherzinsuffizienz:* Maßnahmen zielen auf verbesserte Ventilation ab

Herz-Kreislauf-System – Aufbau des Blutkreislaufs

Definition

Blutgefäße und Herz bilden zusammen das Herz-Kreislauf-System (*kardiovaskuläres System*). Es gibt 2 Kreisläufe: Der kleine oder Lungen-Kreislauf ins rechte Herz, der Blut aus dem Körper in die Lungen pumpt, und den großen oder Körper-Kreislauf, in dem das linke Herz Blut aus den Lungen in den Körper pumpt.

Beteiligte Strukturen

Grundsätzlicher Aufbau beider Kreisläufe:

- Herz ➢ Arterien → Arteriolen → Kapillarbett → Venolen ➢ Venen → Herz
- Blut durchläuft kleinen u. großen Kreislauf nacheinander, niemals vermischt sich Blut aus beiden Kreisläufen
- Im Herz kommen sich beide Kreisläufe am nächsten: nur durch Herzscheidewand (*Septum*) getrennt

Kleiner Kreislauf:

- Rechtes Herz pumpt O_2-armes Blut in Truncus pulmonalis u. von dort. weiter in Lungenarterien
- Blut wird im Kapillarbett d. Lungen mit O_2 angereichert
- O_2-reiches Blut fließt über Lungenvenen z. linken Herzen

Großer Kreislauf :

- Linkes Herz pumpt O_2-reiches Blut in Aorta
- Aorta gibt Äste z. Kopf, Armen, Bauch- u. Becken-Organen ab, verzweigt sich schließlich u. versorgt Beine
- Im jeweiligen Kapillarbett wird Blut O_2 entzogen
- O_2-armes Blut fließt in obere u. untere Hohlvene (*V. cava sup.* u. *inf.*)
- Hohlvenen münden in rechten Vorhof

Funktionen

- Kleiner Kreislauf: führt O_2-armes Blut in Lungen
- Großer Kreislauf: führt O_2-reiches Blut zu Muskeln, Organen, Gehirn

Wichtige Erkrankungen

Herz-Kreislauf-Erkrankungen sind in Industrienationen die wichtigste Todesursache. Dazu gehören Schlaganfälle, Lungenembolien, Herzinfarkte.

MERKE
Die Mehrzahl d. Herz-Kreislauf-Erkrankungen sind Zivilisationskrankheiten, d.h. das Risiko an ihnen zu erkranken, lässt sich durch gesunde Lebensführung entscheidend verringern.

Herz-Kreislauf-System – Blutdruck

Definition

Das Blut übt in allen Gefäßen Druck auf die Gefäßwand aus → Blutdruck (im klin. Sprachgebrauch ist Blutdruck meist der *arterielle* Blutdruck). Es existiert ein ausgeklügeltes System zur Regulation des Blutdrucks. Der arterielle Blutdruck beträgt idealerweise 120 (*systolisch*)/80 (*diastolisch*) mmHg, bei Kindern je nach Alter weniger.

Beteiligte Strukturen

Einflussgrößen:
- Herz: Herzfrequenz u. Schlagvolumen legen die in einer best. Zeitspanne ausgeworfene Menge Blut fest (Herzzeitvolumen, HZV)
- Blut:
  - Blutmenge
  - Zähigkeit (*Viskosität*) d. Blutes, bedingt durch Anteil fester Teilchen am Blutvolumen
- Gefäße: Weite v. a. d. Arteriolen

Steuerelemente:
- Druck- (Presso-)Rezeptoren in: Aortenbogen, *A. carotis communis* u. bes. Aufgabelung d. A. *carotis* (Carotissinus)
- IX. u. X. ➤ Hirnnerv leiten Signale d. Pressorezeptoren in:
- Kreislaufzentrum in *Medulla oblongata* im Hirnstamm (➤ Gehirn – Hirnstamm)
- Hypothalamus: sezerniert Antidiuretisches Hormon (ADH)
- Zellen in Herzvorhöfen sezernieren Atriales Natriuretisches Peptid (ANP)
- ➤ Niere

Funktionsmechanismen

3 Faktoren bestimmen Blutdruck: HZV, Blutvolumen u. peripherer Widerstand (= Strömungswiderstand)
- *HZV*: nimmt in Ruhe ab; nimmt b. geringer Blutmenge, die aus Venen einströmt, ab
- *Blutvolumen* (Verringerung durch Blutung z. B. hat Blutdrucksenkung zur Folge)
- *Peripherer Widerstand* (→ Widerstand in Gefäßen, gegen den Herz anpumpen muss): bei einer Halbierung d. Gefäßradius versechzehnfacht sich Widerstand, Widerstand erhöht sich b. Erhöhung d. Blutviskosität

Kurzfristige Blutdruckregulation:
- Blutdruckabfall → Aktivierung Pressorezeptoren → Sympathikus-Aktivierung
- Sympathikus erhöht HZV, stellt Arteriolen d. Magen-Darm-Trakts u. d. Haut eng

Mittelfristige Blutdruckregulation – RAAS:
- Niedriger Blutdruck (z. B. wg. zu wenig Blutvolumen) → Niere sezerniert Renin → Renin führt zur Aktivierung v. Angiotensinogen in Angiotensin I → Angiotensin I wird zu Angiotensin II aktiviert → wirkt vasokonstriktorisch, führt zur Freisetzung v. ADH u. Aldosteron

Langfristige Blutdruckregulation – Regulation des Blutvolumens:
- Druckdiurese: Steigt arterieller Mitteldruck (>100 mmHg) nimmt Flüssigkeitsaus-

scheidung durch die Nieren zu; bei einem Absinken vermindert sie sich

- Niedriger Blutdruck: Hypothalamus scheidet mehr ADH aus
- Niere scheidet unter Einfluss v. ADH u. Aldosteron weniger Wasser u. Salz aus, ANP bewirkt Gegenteil
- Botenstoffe wie ANF (atriale natriuretische Faktor) wird freigesetzt → steigern Diurese

Wichtige Erkrankungen

- Zu hoher Blutdruck (*Hypertonie*) mit Werten v. über 140 mmHg systolisch u./od. über 90 mmHg diastolisch bei mehreren Messungen sollte behandelt werden.
- Zu niedriger Blutdruck (*Hypotonie*) (unter 105/60 mmHg) muss nur behandelt werden, wenn Symptome auftreten (z. B. Schwindel, Bewusstseinsverlust).

Hirnhäute

Definition

Die Hirnhäute (*Meningen*) umgeben Gehirn und Rückenmark. Von außen nach innen: harte Hirnhaut (*Dura mater*), Spinnwebenhaut (*Arachnoidea*) und innere Hirnhaut (*Pia mater*).

Beteiligte Strukturen

- *Dura mater* besteht aus 2 Blättern → zw. den Blättern: Epiduralraum
  - Im Schädelbereich: beide Blätter größtenteils fest miteinander u. mit Schädelknochen verwachsen → Epiduralraum praktisch nicht vorhanden, nur an manchen Stellen mit venösem Blut gefüllte Hohlräume (*Sinus*)
  - Im Rückenmarkbereich: äußeres Blatt liegt Wirbelkanal innen an; inneres Blatt umgibt ➤ Rückenmark u. Spinalnervenwurzel → dazwischen Epiduralraum mit Fett u. Bindegewebe
- Arachnoidea: spinnwebartiges Aussehen, Ausstülpungen in Sinus (*Arachnoidalzotten*)
- Zw. Dura u. Arachnoidea: *Subduralraum* (schmal)
- Pia mater: folgt Gehirn u. Rückenmark in alle Furchen, viele Blutgefäße
- Zw. Arachnoidea u. Pia mater: *Subarachnoidalraum* = ➤ Liquorraum

Funktionen

- Dura mater: bindegewebige Ausstülpungen (*Septen*) halten Gehirn bei Bewegung in Position
- Arachnoidalzotten resorbieren Liquor
- Arachnoidea u. Pia mater mit Fasern verbunden u. durch Liquor getrennt → stoßsichere Aufhängung d. Gehirns

Wichtige Erkrankungen

Entzündungen der Hirnhäute (*Meningitiden*) äußern sich durch Kopfschmerzen, Nackensteife u. Fieber. Ursachen: Bakterien (z. B. Meningokokken) od. Viren.

MERKE

Meningokokken sind hoch ansteckend. Bei Kontakt muss dringend direkt ein Arzt aufgesucht werden, um das weitere Vorgehen zu besprechen. Das Gehirn selbst ist nicht schmerzempfindlich, die Hirnhäute schon.

Hirnnerven – allgemeine Grundlagen

Definition

Hirnnerven treten, im Gegensatz zu ➤ Spinalnerven, nicht aus dem Rückenmark, sondern aus dem Gehirn selbst aus. Es gibt 12 Hirnnerven, die von kranial nach kaudal mit römischen Ziffern von I bis XII durchnummeriert sind. Sie nehmen ihren Ausgang von Nervenkernen im Hirn. Ausnahmen sind die H. I und II, die ihren Ausgang von primären Sinneszellen der Riechschleimhaut (N. I) bzw. Ganglienzellen der Netzhaut (N. II) nehmen.

Beteiligte Strukturen

Aufteilung nach dem Hirnteil, in dem Nervenkern liegt:

- I: *N. olfactorius:* Großhirn, Riechsinneszellen sind erstes Neuron
- II: *N. opticus:* Zwischenhirn (*Thalamus*), Neurone liegen in Ganglienzellschicht d. Netzhaut
- Aus Hirnstamm:
  - III: *N. oculomotorius*
  - IV: *N. trochlearis*
  - V: *N. trigeminus*
  - VI: *N. abducens*
  - VII: *N. facialis*
  - VIII: *N. vestibulocochlearis*
  - IX: *N. glossopharyngeus*
  - X: *N. vagus*
  - XII: *N. hypoglossus*
- Aus oberem Rückenmark:
  - XI: *N. accessorius*

Funktionen

- Sensorische Hirnnerven leiten Empfindungen aus Sinnesorganen: N. I, N. II, N. VIII
- Willkürmotorische Nerven: N. III, N. IV, N. VI, N. XI, N. XII
- Gemischte Nerven: N. V, N. VII, N. IX, N. X

H. versorgen ausschließlich Kopf u. Hals. Ausnahme: N. X

MERKE

Merkspruch für die Anfangsbuchstaben der Hirnnerven in richtiger Reihenfolge: Onkel Otto orgelt tag-täglich, außer Freitag vormittags. „Ganz vernünftig", argumentiert Heinz.

Hirnnerven – I–III

Definition

- Der *N. olfactorius* (N. I) ist der sensorische Nerv für den Geruchssinn.
- Der *N. opticus* (N. II) ist der sensorische Nerv für den Sehsinn.
- Der *N. oculomotorius* (N. III) bewegt den größten Teil der ➤ Augenmuskeln willkürlich u. innerviert die Pupillenmuskeln parasympathisch.

Beteiligte Strukturen

- N. olfactorius:
  - Beginnt als einzelne Fäden (*Fila olfactoria*), die v. Sinneszellen d. Riechschleimhaut ausgehen
  - Fila olfactoria ziehen durch Löcher d. Siebbeinplatte (*Lamina cribrosa*) des Siebbeins (*Os ethmoidale*)
- Enden an Nervenzellen d. *Bulbus olfactorius* im Großhirn
- N. opticus:
  - Gebildet v. Fortsätzen d. Ganglienzellen d. Retina
  - Fasern der inneren Netzhauthälfte kreuzen an Sehnervenkreuzung (*Chiasma opticum*) zur Gegenseite
- N. oculomotorius:
  - Entspringt v. 2 Nervenkernen (einem für Willkürmotorik, einem für parasympathische Anteile) im Mittelhirn d. Hirnstamms (➤ Gehirn – Hirnstamm)
  - Gelangt in Augenhöhle

Funktionen

- N. olfactorius: leitet Information für ➤ Geruchssinn
- N. opticus: leitet optische Information
- N. oculomotorius:
  - Willkürmotorisch: hebt Lid; bewegt Augapfel nasenwärts, n. unten, n. oben u. n. oben schläfenwärts
  - Parasympathisch: verstärkt Linsenkrümmung (sehen in Nähe), verengt Pupille

Hirnnerven – IV–VI

Definition

- Der *N. trochlearis* (N. IV) innerviert den *M. trochlearis* am Auge motorisch.
- Der *N. trigeminus* (N. V) versorgt Gesicht u. Zähne sensorisch, Kau- und Mundbodenmuskeln motorisch.
- Der *N. abducens* (N. VI) versorgt den *M. rectus lateralis* am Auge motorisch.

Beteiligte Strukturen

- N. trochlearis:
  - Entspringt v. Nervenkern im Mittelhirn d. Hirnstamms
  - Gelangt in Augenhöhle
- N. trigeminus:
  - Entspringt v. 3 Kernen im oberen Rückenmark, in Brücke u. in Mittelhirn
  - Teilt sich in 3 Äste:
    - Augenhöhlennerv (*N. ophtalmicus*): gelangt in Augenhöhle, gibt Ast z. Haut d. Stirn ab
    - Oberkiefernerv (*N. maxillaris*): Äste z. Oberkieferzähnen u. Gesichtshaut
    - Unterkiefernerv (*N. mandibularis*): Äste z. Kau- u. Mundbodenmuskeln; Ast z. Zähnen d. Unterkiefers u. Haut am Kinn, läuft durch d. Unterkieferknochen
- N. abducens:
  - Entspringt v. Nervenkern in Brücke
  - Gelangt in Augenhöhle

Funktionen

- N. trochlearis: bewegt Auge n. schläfenwärts unten
- N. trigeminus:
  - N. ophtalmicus: innerviert sensorisch Augapfel, Haut über Stirn u. Nasenrücken
  - N. maxillaris: innerviert sensorisch Haut über Wangen, d. Schläfen, Zähne des Oberkiefers
  - N. mandibularis: innerviert sensorisch Haut über Unterkiefer, Zähne d. Unterkiefers, vordere 2/3 d. Zunge, motorisch Kau- u. Mundbodenmuskeln
- N. abducens: bewegt Auge n. schläfenwärts

Wichtige Erkrankungen

Eine Reizung d. N. trigeminus kann zu stärksten Schmerzen in seinem Versorgungsgebiet führen (*Trigeminusneuralgie*).

Hirnnerven – VII–IX

Definition

- Der *N. facialis* (N. VII) innerviert motorisch die Gesichtsmuskulatur u. parasympathisch Tränen- u. Speicheldrüsen.
- Der *N. vestibulocochlearis* (N. VIII) führt Informationen aus dem Hör- und Gleichgewichtsorgan.
- Der *N. glossopharyngeus* (N. IX) innerviert den Rachen sensorisch, die Rachenmuskeln motorisch u. die Ohrspeicheldrüse parasympathisch.

Beteiligte Strukturen

- *N. facialis:*
  - Entspringt v. 3 Nervenkernen im Hirnstamm
  - Motorische Anteile laufen durch Ohrspeicheldrüse u. teilen sich dort auf
- *N. vestibulocochlearis:*
  - Eigtl. 2 Nerven: 1 für Hören, 1 für Gleichgewichtssinn → 2 Nervenkerne im Hirnstamm
  - Läuft durch inneren Gehörgang zu Schnecke u. Bogengängen im Innenohr (➤ Ohr – Innenohr)
- *N. glossopharyngeus:*
  - 4 Nervenkerne im Hirnstamm
  - Gibt Äste z. Schleimhaut u. Muskulatur des Rachens, zur Ohrspeicheldrüse u. zur Karotisgabel ab

Funktionen

- *N. facialis:* versorgt mimische Muskulatur; erhöht Tränenproduktion, Speichelproduktion aus Unterkiefer- u. Unterzungenspeicheldrüse; Geschmacksinformationen aus vorderen ⅔ d. Zunge
- *N. vestibulocochlearis:* leitet Informationen für Gehör- u. Gleichgewichtssinn
- *N. glossopharyngeus:* erhöht Speichelproduktion in Ohrspeicheldrüse, leitet Informationen über Blutdruck aus Karotisgabel, Geschmacksinformationen aus hinterem ⅓ d. Zunge, innerviert motorisch Rachenmuskulatur (Schlucken)

Hirnnerven – X–XII

Definition

- Der *N. vagus* (N. X) ist der parasympathische Nerv. Er läuft bis in die Bauchhöhle und versorgt die inneren Organe.
- Der *N. accessorius* (N. XI) versorgt motorisch einige Rücken u. Halsmuskeln.
- Der *N. hypoglossus* (N. XII) versorgt motorisch Zungenmuskeln.

Beteiligte Strukturen

- *N. vagus:*
  - 4 Nervenkerne im Hirnstamm
  - Zieht in einer Gefäß-Nerven-Straße mit *A. carotis* u. V. *jugularis int.* nach unten
  - Gibt Äste z. Kehlkopf ab
  - Zieht durch Thorax
  - Durchbricht Zwerchfell gemeinsam mit Speiseröhre, erreicht Bauchraum
- *N. accessorius:*
  - 1 Nervenkern im oberen Rückenmark
  - 6 Faserbündel treten aus Rückenmark aus, vereinigen sich z. N. *accessorius*
  - Gibt Äste z. Hals- u. Rückenmuskeln ab
- *N. hypoglossus:*
  - 1 Nervenkern im verlängerten Mark im Hirnstamm
  - Tritt v. unten an Zungengrund heran

Funktionen

- *N. vagus:*
  - Motorisch: Teil d. Rachenmuskulatur, alle Kehlkopfmuskeln (Stimmbildung)
  - Sensorisch: Kehlkopf- u. untere Rachenschleimhaut; Informationen v. Blutdrucksensoren im Aortenbogen
  - Parasympathisch: Herz, Speiseröhre, Bronchien, Magen, Darm-Trakt, Niere, Leber, Pankreas
- *N. accessorius:* innerviert *M. sternocleidomastoideus* (am Hals) u. M. *trapezius* (am Rücken)
- *N. hypoglossus:* versorgt Muskeln d. Zunge → sprechen, schlucken

MERKE

Der N. vagus ist der einzige Anteil des Parasympathikus, der auf Herz, Bronchien und Baucheingeweide wirkt.

Hormone – Sexualhormone

Definition

Sexualhormone werden in der Zona reticularis der Nebennierenrinde, den Hoden und den Ovarien hergestellt. Es gibt primär männliche (*Androgene*) und primär weibliche (*Östrogene* und *Gestagene*) Sexualhormone. Jedoch kommen sie in kleinerer Menge auch beim jeweils anderen Geschlecht vor.

Alle Sexualhormone sind Steroidhormone, d. h. sie sind Abkömmlinge v. Cholesterin.

Während der Schwangerschaft bildet auch die Plazenta Östrogene.

Beteiligte Strukturen

Hypothalamus:
- Schüttet Gn-RH (Gonadotropin-Releasing-Hormon) aus

Hypophyse:
- Schüttet stimuliert v. Gn-RH LH (luteinisierendes Hormon) u. FSH (follikelstimulierendes Hormon) aus

Nebennierenrinde:
- Produziert geringe Menge Sexualhormone, vorwiegend Androgene, in der Zona reticularis und sehr geringe Mengen Progesterone

Ovar:
- Bildet unter Einfluss v. LH u. FSH:
  - Östrogene (v. a. Östradiol)
  - Im Gelbkörper: Progesteron (Gestagen)
  - Androgene (Testosteron)

Hoden:
- Bilden v. a. unter LH-Einfluss in Leydig-Zellen Testosteron

Funktionen

Auslösen d. Pubertät: Beginn d. Gn-RH-Freisetzung

Östrogene:
- Bei Mädchen in Pubertät Ausbildung v. sekundären Geschlechtsmerkmalen (Brustentwicklung, weibl. Fettverteilung)
- Entwicklung d. Endometriums d. Uterus während d. Proliferationsphase d. Zyklus
- Einfluss auf Follikelreifung im Ovar
- Einfluss auf Knochen (Östrogenabfall in Wechseljahren → Osteoporose)
- Wirken aufs ZNS → beeinflussen Stimmung u. Verhalten

Progesteron:
- Bereitet in zweiter Zyklushälfte Uterus auf Einnistung d. Frucht vor
- Erhält Schwangerschaft
- Stellt Uterusmuskulatur während Schwangerschaft ruhig
- Bereitet Milchbildung in Brustdrüsen vor

Androgene:
- Abhängig v. LH u. FSH: Spermienreifung
- Fördern die Blutbildung (Männer haben höheren Hämoglobin-Wert)
- Hoden- u. Peniswachstum während Pubertät
- Entwicklung sekundärer Geschlechtsmerkmale (tiefe Stimme, Körperbehaarung, Bartwuchs, Geheimratsecken)
- Begünstigt Muskelwachstum (anaboler Effekt)
- Stimuliert Geschlechtstrieb

MERKE

Die „Pille" enthält meist eine Kombination aus Östrogenen u. Gestagenen. Es gibt aber auch welche, die nur Gestagen enthalten. Wirkprinzip ist die Unterdrückung d. Eisprungs.

BESONDERE INFORMATION

Androgene sind die aus dem Sport leider sehr bekannten „anabolen Steroide".

Hormone – allgemeine Grundlagen

Definition

Hormone sind ein Kommunikationsmittel für Zellen und Organe des Körpers. Im Vergleich zum Nervensystem ist die Kommunikation über Hormone eher langsam. Hormone wirken an ihren Zielzellen über spezielle Rezeptoren. Hormone sind v. a. für die Steuerung des inneren Milieus des Körpers zuständig.

Beteiligte Strukturen

- Hypophyse
- Schilddrüse
- Nebenschilddrüse
- Nebenniere
- Zellgruppen, bzw. einzelne Zellen in:
  - Hypothalamus, Epiphyse
  - C-Zellen d. Schilddrüse
  - Schleimhäute d. Atemwege u. d. Verdauungssystems
  - Pankreas
  - Niere
  - Eierstöcke u. Hoden
- Bestimmte Abwehrzellen

Funktionsmechanismen

Die Einteilung v. Hormonen wird, wie folgt, vorgenommen.

- Nach Bildungsort:
  - *Drüsenhormone* (glanduläre Hormone): werden in endokrinen Drüsen gebildet
  - *Gewebshormone:* werden in einzelnen Zellen im Gewebe produziert
- Nach chemischer Beschaffenheit:
  - *Steroidhormone:* hergeleitet v. Cholesterin, fettlöslich
  - *Aminosäureabkömmlinge:* veränderte Aminosäuren, überwiegend wasserlöslich
  - *Proteo-/Peptidhormone:* längere, bzw. kürzere Ketten v. Aminosäuren, i. d. R. wasserlöslich
- Viele Hormone werden im Blut an Transportproteine gebunden transportiert. Das betrifft alle fettlöslichen u. viele wasserlösliche Hormone. Einteilung nach Entfernung v. Produktions- u. Wirkungsort:
  - *Endokrin:* Hormon wird über Blutbahn z. Zielzelle gebracht
  - *Parakrin:* hormonproduzierende Zelle u. Zielzelle liegen nebeneinander
  - *Autokrin:* Hormon beeinflusst Zelle, die es produziert

Arten v. Hormonrezeptoren:

- *Extrazelluläre* Rezeptoren (auf Zellmembran): Hormon bindet an Rezeptor → aktiviert Adenylatcyclase → macht in Zelle aus ATP cAMP („zweiter Botenstoff“: second messenger) → weitere Zwischenschritte → Hormonwirkung
- *Intrazelluläre* Rezeptoren: fettlösliche Hormone können durch Zellmembran diffundieren → binden an frei in Zelle

schwimmende Rezeptoren → Hormon-Rezeptor-Komplex aktiviert best. DNA-Abschnitte → Hormon kurbelt Proteinproduktion an

Steuerung d. Hormonproduktion:

- Regelkreise: übergeschaltetes Zentrum (i. d. R. Hypothalamus) gibt fördernde Releasing- u. hemmende Inhibiting- Hormone frei → Einfluss auf Hormonproduktion direkt od. über Hypophysenvorderlappen → meist hemmt große Menge zirkulierendes Hormon die Releasing-Hormon-Produktion im Hypothalamus (negatives Feedback)

Wichtige Erkrankungen

Die Steuerung d. Hormonproduktion ist bei vielen Krankheiten gestört. Möglich ist eine Hormonüberproduktion (z. B. durch hormonproduzierende Tumoren) wie auch die ungenügende Produktion v. Hormonen (z. B. durch Zerstörung d. betreffenden endokrinen Zellen).

Hormone – Hypothalamus und Hypophyse

Definition

Die *Adenohypophyse* (Hypophysenvorderlappen) setzt unter Einfluss von Releasing- und Inhibiting-Hormonen des Hypothalamus Hypophysenhormone frei, die entweder untergeordnete endokrine Drüsen zur Hormonausschüttung bewegen, oder direkt wirken. Die *Neurohypophyse* (Hypophysenhinterlappen) enthält Axone von Nervenzellen des Hypothalamus, die Oxytocin und ADH freisetzen.

Beteiligte Strukturen

Hypothalamus:

- Setzt Releasing-Hormone frei:
  - TRH (Thyreotropin-Releasing-Hormon, fördert TSH-Sekretion)
  - CRH (Corticotropin-Releasing-Hormon, fördert ACTH-Sekretion)
  - Gn-RH (Gonadotropin-Releasing-Hormon, fördert LH u. FSH-Sekretion)
  - GH-RH (Growth-Hormone-Releasing-Hormon, fördert HGH-Sekretion)
  - PRL-RH (Prolaktin-Releasing-Hormon, fördert Prolaktin-Sekretion
- Setzt Inhibiting-Hormone frei:
  - Somatostatin (GH-IH, Growth-Hormone-Inhibiting-Hormon)
  - PRL-IH (Prolaktin-Inhibiting-Hormon)

Adenohypophyse:

- Setzt glandotrope (stimulieren andere Drüsen) Hypophysenhormone frei:
  - TSH (Thyroidea-stimulierendes Hormon)
  - ACTH (adrenokortikotropes Hormon)
  - FSH (follikelstimulierendes Hormon)
  - LH (luteinisierendes Hormon)
- Setzt Hypophysenhormone frei, die direkt wirken:
  - HGH (Human Growth Hormone, Wachstumshormon, Somatotropes Hormon)
  - Prolaktin
  - MSH (Melanozyten-stimulierendes Hormon)

Neurohypophyse setzt Neurohormone frei:

- ADH (antidiuretisches Hormon, auch Vasopressin)
- Oxytocin

Funktionsmechanismen

Hypothalamus – steuert Hormonausschüttung in Hypophyse:

- Releasing-Hormone verstärken Hormonausschüttung
- Inhibiting-Hormone hemmen Hormonausschüttung

Adenohypophyse:

- Wirkmechanismen glandotroper Hypophysenhormone:
  - TSH: erhöht Ausschüttung d. Schilddrüsenhormone T_3 u. T_4 (➤ Hormone – Schilddrüsenhormone)
  - ACTH: erhöht Ausschüttung d. Glukokortikoide in Nebennierenrinde (➤ Hormone – Glukokortikoide)

  - FSH: stimuliert b. d. Frau Östrogenbildung u. Entwicklung d. Follikel im Eierstock; beim Mann Spermienreifung
  - LH: fördert b. d. Frau Reifung d. Eis, Eisprung, Bildung d. Gelbkörpers; als ICSH (Interstitialzellen-stimulierendes Hormon) fördert es beim Mann die Spermienreifung
- Wirkmechanismen direkt wirkender Hypophysenhormone:
  - HGH: bei Kindern u. Jugendliche kontrolliert es Körperwachstum; in jedem Alter stimuliert es Fett- u. Glykogenabbau
  - Prolaktin: u. a. Förderung Milchproduktion
  - MSH: beeinflusst u. a. Melanozyten d. Haut → stärkere Hautpigmentierung

Neurohypophyse:

- Oxytocin: unterhält Wehentätigkeit während ➢ Geburt, stimuliert Milcheinschuss; ist „Glückshormon", freigesetzt u. a. beim Orgasmus, entspannend, angstlösend, euphorisierend
- ADH: fördert Wasserrückresorption in ➢ Niere → weniger Harn wird ausgeschieden

Wichtige Erkrankungen

Ein Mangel an HGH führt zu proportioniertem Zwergwuchs, eine Überproduktion zu *Akromegalie* (verstärktes Wachstum von Gesichts-, Hand und Fußknochen) o. *Gigantismus* (proportioniertem Riesenwuchs).

Hormone – Schilddrüsen- und Nebenschilddrüsenhormone

Definition

Die Schilddrüse (*Glandula thyreoidea*) ist eine hormonproduzierende, endokrine Drüse. Sie liegt direkt unterhalb des Schildknorpels des ➤ Kehlkopfes vor der Luftröhre. Die 4 Nebenschilddrüsen liegen der S. unmittelbar an der Rückseite an (parathyroideal). Sie sezernieren Parathormon. Die ➤ Schilddrüse setzt die Hormone Thyroxin (T_4) u. Trijodthyronin (T_3) sowie Kalzitonin frei.

Beteiligte Strukturen

Schilddrüse: Die Schilddrüse besteht aus 2 Seitenlappen, die durch eine Engstelle in der Mitte (*Isthmus*) verbunden sind.

- Feinbau:
  - Bindegewebige Septen unterteilen Schilddrüse in Läppchen
  - Einzelne Läppchen sind gefüllt mit *Follikeln,* deren Wände aus einschichtigem Follikelepithel bestehen
- Follikelzellen:
  - Produzieren Thyroxin (T4) und Trijodthyronin (T3)
  - Beide werden aus Tyrosin durch Anlagerung von Jod gebildet, T4 enthält 4 Jodatome, T3 enthält 3 Jodatome
  - Stimulierung durch TSH
- C-Zellen: sezernieren Kalzitonin

Nebenschilddrüsen (*Gll. parathyroideae*):

- 4 weizenkorngroße Knötchen an Hinterseite d. Schilddrüse
- Sezernieren Parathormon (PTH)

Funktionen

Follikelzellen:

- T4 wandelt sich im Blut in T3
- T3 ist deutl. wirksamer als T4
- Beide bewirken:
  - Erhöhung v. Herzarbeit u. Körpertemperatur, vermehrter Fett- u. Glykogenabbau → Energieumsatz erhöht sich
  - Körperwachstum u. Gehirnreifung
  - Aktivitätszunahme d. Nervensystems

C-Zellen:

- Kalzitonin fördert Einbau v. Kalzium in Knochen → senkt Serumkalzium-Spiegel

Nebenschilddrüsen:

- Reguliert mit anderen Hormonen den Kalzium- und Phosphatstoffwechsel
- Aktivierung der Osteoklasten → Knochenabbau
- Verminderte Kalziumausscheidung, erhöhte Phosphatausscheidung
- Steigert indirekt (in Zusammenspiel mit Vitamin D) Kalziumaufnahme im Darm

Wichtige Erkrankungen

- Eine Vergrößerung der Schilddrüse („Kropf") heißt *Struma.* Häufigste Ursache ist Jodmangel
- Schilddrüsenüberfunktion (*Hyperthyreose*): Unruhe; warme, feuchte Haut; Wärmeintoleranz
- Schilddrüsenunterfunktion (*Hypothyreose*): Antriebslosigkeit; kühle, trockene Haut; Kälteempfindlichkeit

MERKE

Jeder 6. Erwachsene in Deutschland hat eine Struma. Die meisten Strumen gehen einher mit einer normalen Stoffwechsellage der Schilddrüse (→ euthyreote Strumen).

Inneres Milieu

Definition

Das innere Milieu beschreibt die konstanten Umgebungsbedingungen, die für das Funktionieren von Zellen erforderlich sind. Hält ein Körper das innere Milieu konstant, befindet er sich im Zustand der *Homöostase.*

Beteiligte Prozesse

Zusammensetzung der Extrazellulärflüssigkeit:
- Wässrige Umgebung zwischen Zellen
- Wichtig: Salze der Elemente Natrium, Chlor, Kalium und Kalzium

Optimale Körperkerntemperatur (➢ Wärmeregulation):
- Ca. 37 °C
- Wärmeerzeugung (u. a. durch Stoffwechselprozesse, Muskelbewegung) vs. Wärmeabgabe (u. a. Schwitzen, verstärkte Hautdurchblutung)
- Thermosensoren in Haut, inneren Organen u. Rückenmark
- ZNS: Regulationszentrum im Hypothalamus hat Sollwert „gespeichert", bei Abweichung vom Sollwert wird gegengesteuert
- Optimaler pH-Wert des Blutes (➢ Blut – Atemgastransport und pH-Wert)
- Blutdruckregulation (➢ Herz-Kreislauf-System – Blutdruck)

Wichtige Erkrankungen

- Grobe Abweichung im inneren Milieu können schnell lebensgefährlich werden.

MERKE

Temperaturen über ca. 42,5 °C sind mit dem Leben nicht vereinbar (Eiweißdenaturierung beginnt ab 41,5 °C). Unterkühlung ist ab 30 °C lebensgefährlich.

Kapillaren und Stoffaustausch

Definition

Kapillaren sind mit einem Durchmesser von 3–5 µm (z. Vergleich: Erythrozytendurchmesser 7,5 µm) die kleinsten Blutgefäße. An ihnen findet der Austausch von Gasen, Nähr-, Mineralstoffen und Stoffwechselprodukten sowie der Übertritt von Flüssigkeit statt.

Beteiligte Strukturen

Die Wand v. Kapillaren besteht nur aus einer sehr dünnen Lage v. Endothelzellen. Je nach Gewebe ist das Endothel unterschiedlich dicht für wasserlösliche Substanzen (sehr dicht im Gehirn, durchlässig z. B. in der Leber).

Funktionen

Druckverhältnisse im Kapillargebiet werden bestimmt durch den

- *kolloidosmotischen Druck:* (je mehr gelöste Teile, desto höher) in Kapillare u. Gewebe (je höher, desto mehr Wasser wird gebunden) und den
- *hydrostatischen Druck* (Flüssigkeitsdruck).

Je nach Konzentrationsgefälle: Flüssigkeit und kleinen Molekülen werden ins Interstitium filtriert o. in die Kapillaren reabsorbiert.

Wichtige Erkrankungen

Sinkt der kolloidosmotische Druck (z. B. durch Proteinverlust) od. steigt der hydrostatische Druck in den Gefäßen, wird mehr Flüssigkeit ins Gewebe filtriert. Es entstehen *Ödeme* (Wassereinlagerungen).

MERKE

Durch Hochlagern der v. Ödemen betroffenen Körperpartie kann man den hydrostatischen Druck in den Kapillaren verringern u. so die Rückbildung der Ödeme fördern.

Kaumuskulatur und Kiefer

Definition

Die Kaumuskulatur bewegt den Unterkiefer (*Mandibula*) im Kiefergelenk. Der Oberkiefer (*Maxilla*) ist unbeweglich. Ober- und Unterkiefer tragen die Zähne.

Beteiligte Strukturen

Der Oberkiefer ist Teil des knöchernen Schädels.

Der Unterkiefer ist hufeisenförmig gebogen. Die hinteren Enden tragen 2 Fortsätze, v. denen der Gelenkfortsatz (*Proc. condylaris*) im Kiefergelenk auf das Schläfenbein (*Os temporale*) trifft.

- Das Kiefergelenk (Art. temporomandibularis) ist ein Eigelenk und wird durch einen Diskus in 2 Teile geteilt. Im Kiefergelenk können der Unterkiefer geöffnet u. geschlossen, vor- u. zurückbewegt u. Mahlbewegungen ausgeführt werden. Bei Bewegung rutscht der Unterkiefer in d. Unterkiefergrube (*Fossa mandibulae*) des Schläfenbeins vorne u. hinten.
- Auf jeder Seite gibt es 4 Kaumuskeln. Sie entspringen am Schädel, werden über den Unterkiefernerv (*N. mandibularis*) des V. Hirnnerven (*N. trigeminus*) innerviert u. setzen am Unterkiefer an (➤ Tab. 25):
  - *M. masseter*
  - *M. temporalis*
  - *M. pterygoideus medialis*
  - *M. pterygoideus lateralis*
  - Ligamente
  - Die schlaffe Gelenkkapsel wird durch drei Ligamente verstärkt: *Lig. sphenomandibulare* (medial), *Lig. stylomandibulare* (medial) und *Lig. laterale* (lateral)

Funktionen

Der seitl. Flügelmuskel bewirkt ein Verschieben des Unterkiefers nach vorne u. Mahlbewegungen. Die anderen Muskeln schließen den Kiefer. Geöffnet wird er durch Schwerkraft u. Mundbodenmuskulatur.

Tab. 25 Übersicht über die temporomandibuläre Muskulatur (Kaumuskulatur)

Muskel	Ursprung	Ansatz	Funktion	Innervation
M. masseter (Kaumuskel, oberflächlicher und tiefer Anteil)	Arcus zygomaticus	Tuberositas masseterica Angulus mandibulae	Mund schließen im Kiefergelenk	N. massetericus
M. pterygoideus medialis (mittlerer und innerer Flügelmuskel)	Fossa pterygoidea	Tuberositas pterygoidea Angulus mandibulae	Beidseitige Kontraktion: Mundschluss im Kiefergelenk u. Ventralverschiebung (Protrusion) Unterkiefers Einseitige Kontraktion: seitliche Kiefer- (Mahl-)bewegung	N. pterygoideus medialis
M. pterygoideus lateralis (seitlicher u. äußerer Flügelmuskel)	Außenfläche Proc. pterygoideus u. Os sphenoidale	Fovea pterygoidea u. Discus articularis	M. pterygoideus medialis	N. pterygoideus lateralis
M. temporalis (Schläfenmuskel)	Planum temporale	Proc. coronoideus u. Ramus ascendens mandibulae	Mund schließen im Kiefergelenk u. Dorsalverschiebung (= Retrusion) Unterkiefer	Nn. temporales profundi

Keimzellen, männliche

Definition

Die männlichen Keimzellen sind die Spermien, die im Hoden reifen. Unreife Keimzellen durchlaufen mehrere Reifeteilungen, in denen der zunächst diploide (doppelte) Chromosomensatz auf die Hälfte reduziert wird. Diese *Spermatiden* reifen dann zu befruchtungsfähigen Spermien heran.

Beteiligte Strukturen

Samenkanälchen d. Hoden:
- Epithelzellen d. Samenkanälchen. Sertoli-Zellen: bilden seitl. u. an ihrer Basis Taschen, in denen sich Spermien entwickeln
- Bei Reifung wandern Keimzellen v. unten n. oben → im Epithel d. Samenkanälchen sind unreife Vorstufen nahe d. Basalmembran zu finden, reife Spermien nahe d. Lumens

Spermien:
- Fertige Keimzellen
- Haploider Chromosomensatz
- Bestehen aus Kopf u. Schwanz

Funktionsmechanismen

Spermienbildung (*Spermatogenese*):
- Dauert etwa 80 Tage
- Setzt mit Pubertät ein
- FSH regt Spermatogenese an, LH regt die Leydig-Zwischenzellen zur Ausschüttung von Testosteron an

Keimzellen, weibliche

Definition

Die weiblichen Keimzellen sind die Eizellen. Sie reifen in den Eierstöcken, vollenden die *Meiose* aber erst, wenn ein Spermium eingedrungen ist. Aus einer *Oogonie* mit *diploidem* Chromosomensatz (46 Chromosomen) entstehen Eizelle und 2 Polkörperchen.

Beteiligte Strukturen

- Follikel im Eierstock:
  - Pro Monat wird unter FSH-Einfluss ein Follikel ausgewählt, der zum Graaf-Follikel wird
  - Graaf-Follikel setzt Eizelle in Eileiter frei, wo sie befruchtet werden kann
- Eizelle:
  - Haploider Chromosomensatz

Funktionsmechanismen

Oogenese (Eizellbildung):

- Bei Geburt enthält jedes Ovar ca. 400.000 Primärfollikel, in denen Oozyten I. Ordnung enthalten sind.
- Hormonell bedingt differenzieren einige Primärfollikel jeden Monat zu Sekundärfollikeln, dann zu Tertiärfollikeln.
- Sekundärfollikel und Tertiärfollikel produzieren Östrogen (regt Wachstum der Gebärmutterschleimhaut an).

Entwicklung zum Graaf-Follikel:

- Kurz vor Eisprung: 1. Reifeteilung (Oozyte I. Ordnung → Oozyte II. Ordnung); Polkörperchen wird abgestoßen
- LH Anstieg löst Eisprung (Ovulation) aus: Oozyte „springt" aus Graaf-Follikel
- Oozyte wandert durch Eileiter → entweder Befruchtung durch Spermium und anschließende 2. Reifeteilung od. Absterben der Oozyte
- Entleerte Graaf-Follikel → Corpus luteum (Gelbkörper), der Progesteron bildet (bis Menstruation/3. Schwangerschaftswoche)

Kehlkopf

Definition

Der Kehlkopf (*Larynx*) liegt am Beginn der unteren Luftwege. Über ihm liegt der Rachen, unter ihm beginnt die Luftröhre (*Trachea*). Der Kehlkopf besteht v.a. aus Knorpeln und Muskeln und enthält in den Stimmfalten (*Plicae vocales*) die Stimmbänder.

Beteiligte Strukturen

Kehlkopfskelett:
- *Epiglottis:* ragt über Kehlkopfeingang
- Schildknorperl (*Cartilago thyroidea):* ragt wie Schiffsbug nach vorne, bildet Adamsapfel
- Ringknorpel (*Cartilago cricoidea):* unter Schildknorpel, geformt wie Siegelring, breiterer Teil (Siegel) zeigt n. hinten
- Stellknorpel (*Cartilagines arytenoideae),* im Inneren, stützen sich auf Siegel d. Ringknorpels auf; an ihnen sind Stimmbänder befestigt

Stimmbänder:
- Im Kehlkopf liegen 2 Paar Schleimhautfalten
- Oberes Paar: Taschenfalten (*Plicae vestibulares*); unteres Paar: Stimmfalten (*Plicae vocales*) → zusammen: *Glottis*
- In Stimmfalten: Stimmbänder (*Ligg. vocalia*)
- Stimmbänder verlaufen v. Stellknorpeln n. vorne zur Innenfläche Schildknorpel
- Spalt zw. Stimmbändern: Stimmritze

Kehlkopfmuskulatur:
- Äußere u. innere Kehlkopfmuskulatur
- Wird v. a. v. *N. recurrens* (aus dem X. Hirnnerv) innerviert

Der Kehlkopfinnenraum ist mit respiratorischem Epithel ausgekleidet. Ausnahme: auf Stimmfalten mehrschichtig unverhorntes Plattenepithel.

Funktionen

Stimmbildung (*Phonation*):
- Innere Kehlkopfmuskeln bewegen Stellknorpel → modulieren Anspannung d. Stimmbänder, schließen Stimmritze; einziger Öffner: *M. cricoarytenoideus posterior* („der Postikus")
- Luft strömt zw. geschlossenen Stimmritzen durch → gerät in Schwingung → Ton entsteht
- Starker Luftstrom → lauter Ton; leichter Luftstrom → leiser Ton
- Gespannte Stimmbänder → hoher Ton; entspannte Stimmbänder → tiefer Ton

Schlucken:
- Kehldeckel sichert Atemwege beim Schluckvorgang

Kindliche Entwicklung – allgemeine Grundlagen

Definition

Unter (kindlicher) Entwicklung werden Vorgänge verstanden, die innerhalb eines definierten Zeitraumes durch Wachstum und Reifung zu struktureller und funktioneller Differenzierung führen.

Prinzipien

Konvergenzprinzip:
- Zusammenspiel der Faktoren Genetik, Umwelt und Eigenaktivität
- Körperliche und Wahrnehmungsentwicklung beeinflussen sich gegenseitig

Sensomotorik:
- Funktion von Sinneswahrnehmung, Reizverarbeitung und motorischen Reaktionen

Prägung:
- Besonders schnelles und problemloses Lernen in sensiblen Phasen der Entwicklung

Positive Verstärkung:
- Lob und häufige Wiederholungen unterstützen Lernerfolge

Entwicklungsbereiche:
- Wahrnehmung, Haltung und Bewegung
- Psychische Entwicklung
- Sprache
- Kognitive Entwicklung
- Sozialverhalten

Entwicklungsstufen:
- Bauen aufeinander auf und beeinflussen sich gegenseitig

Entwicklungsrichtungen:
- erklären sich aus der Embryologie
- von kranial nach kaudal (z. B. Handgreif- erlischt vor dem Fußgreifreflex)
- von proximal distal (Stützaktivität obere Extremität: erst Ellbogen, später Hände)
- von ulnar nach radial (Greifen erst mit Kleinfingerseite, dann mit der ganzen Hand, schließlich radiales Greifen)

Entwicklungsgeschwindigkeit:
- Entwicklung verläuft individuell (normale Entwicklung freier Gang: von 9 bis 16 Monaten)

Kindliche Entwicklung – körperliche Prozesse und Basissinne

Definition

Für die kindliche Entwicklung sind sowohl körperliche Prozesse als auch die Entwicklung von Wahrnehmung von zentraler Bedeutung.

Beteiligte Prozesse

Körperliche Entwicklung:
- Die zephalokaudale Progression beeinflusst Körperproportionen (kraniale Körperteile reifen vor kaudalen)
- Hüftgelenk reift durch Bewegungen in Außenrotation, Flexion und Abduktion
- ZNS Reifung ermöglicht Aufrichtung gegen die Schwerkraft, aktive Haltung und differenzierte, harmonische und zielgerichtete Bewegungen
- Beinstellung und Beinachse:
  - Bei Neugeborenen physiologisch: Varusstellung (O-Beinstellung)
  - 2–4 Jahren: Entwicklung der Valgusstellung (X-Beinstellung)
  - Abschluss der Pubertät: Beinachse verläuft in einer Geraden durch den Mittelpunkt von Hüft-, Knie- und OSG

ZNS-Entwicklung:
- Synaptische Verbindung ab 7. Embryonalwoche
- Anlage fast aller Neurone bereits in der 34. SW
- ZNS ist bei Geburt noch nicht ausgereift, deshalb überwiegen primitive Reflexe und Massenbewegung bei Neugeborenen
- Zunehmende Myelinisierung, Reifung der Basalganglien und Einschaltung der Großhirnrinde → Reflexe werden in höhere Zentren integriert
- 1. Lebensjahr: Bewegungen werden differenzierter

Wahrnehmungsentwicklung:
- Basissinne:
  - Taktiles, Propriozeptives und vestibuläres System ermöglichen mit höheren Sinnessystemen sensorische, emotionale und motorische Aktionen
  - Ihre Aktivierung stimuliert Körperwahrnehmung
- Taktiles System:
  - Schmerz wird über taktiles System registriert
  - Schmerzzuordnung erst ab 2./3. Lebensjahr möglich
- Propriozeptives System:
  - Wird auch als kinästhetische Wahrnehmung bezeichnet
  - Entwickelt sich gleichzeitig mit dem vestibulären System
  - Fötus kann im Uterus Begrenzung, Druck und Widerstand wahrnehmen

  - Eigene und mütterliche Bewegungen vermitteln Sicherheit, Halt und Geborgenheit
  - Dient dem Aufbau eines guten Körperschemas (nach Jean Ayres: „Landkarten des Körpers")
- Vestibuläres System:
  - Vermittelt Schwerkrafterfahrungen
  - Zuständig für Entwicklung und Erhaltung des Gleichgewichts (Balancierung des Körpers auf labiler Unterlage)
- Faszien (als sechster Sinn):
  - Ermöglichen die Nutzung des gesamten Bewegungsrepertoires
  - Gesunde Faszien: regelmäßige, angepasste und abwechslungsreiche Bewegungen

PT-PRAXIS

- Physiotherapie nach *Vojta* kann Aktivierung der Muskulatur erreichen, die das Hüftgelenk umgibt und die zur Einstellung und Ausformung des Hüftgelenks beiträgt. Vorteil: funktionelle Muskelkoordination in isometrischer Form (kann ohne Bewegung aufgebaut werden).
- Die *sensorische Integrationstherapie* ist eine Bewegungstherapie auf Grundlage der sensomotorischen Entwicklung.

MERKE

Massenbewegungen (holokinetische Phase nach Vojta): unkoordinierte, ungezielte, gleichzeitige Bewegung von Kopf, Rumpf und Extremitäten (Moro-Reaktion/Fechterstellung).

Kontinenz – Harnkontinenz

Definition

Harnkontinenz ist die Fähigkeit, den Inhalt der Blase willentlich zurückzuhalten. Daran beteiligt sind Schließmuskeln, Teile des vegetativen Nervensystems und höhere Hirnzentren. Der Vorgang des Wasserlassens heißt *Miktion.*

Beteiligte Strukturen

Muskeln:
- *M. detrusor vesicae:* Summe glatter Muskulatur in Wand d. Harnblase
- *M. sphincter urethrae internus:* glatter Muskel um den Abgang d. Harnröhre aus d. Blase
- *M. sphincter urethrae externus:* v. a. quergestreifter Muskel; umgreift Harnröhre

Nerven:
- *N. pudendus:* innerviert *M. sphincter urethrae externus*

Teile d. vegetativen Nervensystems:
- Sympathische Zentren d. Thorakal- u. Lumbalmarks
- Parasympathische Zentren d. Sakralmarks

Funktionen

Kontinenz:
- Blase hat dehnbare Wand → trotz stärkerer Füllung steigt Druck kaum an
- Schließmuskeln haben ständig tonische Aktivität → Harnröhre bleibt verschlossen

Miktion:
- Dehnungsrezeptoren in Blase melden Füllung ab ca. 350 ml an Sakralmark → Sakralmark leitet Impulse weiter zu Hirnstamm → Hirnstamm zum Großhirn → Harndrang wird bewusst
- Wird Druck zu groß od. Miktion bewusst eingeleitet: Schließmuskeln erschlaffen, M. detrusor vesicae kontrahiert sich, presst Blaseninhalt aus (gesteuert v. parasympathischen Fasern)
- Beim Kind (bis ca. 3 Jahre): Miktion läuft ohne willkürliche Einflussmöglichkeit über Reflexbogen im Sakralmark

Wichtige Erkrankungen

Harninkontinenz ist die tw. od. völlige Unfähigkeit, seine Blase willkürlich zu kontrollieren. Vorkommen u. a.:
- Bei Frauen kurz nach einer Geburt
- Bei Männer nach einer Prostata-OP
- Bei multipler Sklerose od. Rückenmarksschädigungen (Störung d. Innervation)
- Überlaufblase: Abflusshindernis führt zu Harnstau, Blase wird überdehnt, *M. detrusor vesicae* kann seine Funktion nicht mehr ausüben

MERKE
Toilettentraining (*Kontinenztraining, Blasentraining*) kann bei manchen Formen d. Inkontinenz Linderung verschaffen. Ziel ist es, die Blase so zu trainieren, dass sie sich zu vorgegebenen Zeiten entleert.

Knochen – Aufbau

Definition

Knochen (*Os,* Mehrzahl *Ossa*) sind Teil des passiven ➤ Bewegungsapparats. Das menschliche Skelett besteht aus über 200 verschiedenen Knochen, die sich in bestimmte Typen einteilen lassen.

Beteiligte Strukturen

(➤ Abb. 29)
Knochen haben eine Knochenrinde (*Kortikalis, Kompakta*), die im mittleren Bereich d. Röhrenknochen bes. dick ist. Im Inneren findet sich ein Geflecht v. Knochenbälkchen, Schwammknochen (*Spongiosa*) genannt.

Knochen sind materialsparend gebaut: Knochenbälkchen bestehen nur dort, wo Druck- u./od. Zugkräfte auftreten. Stellen, an denen keine mechanische Belastung auftritt, bleiben hohl (*trajektorielle* Bauweise).

Knochentypen:
- Platte Knochen:
  - Flach, mit dicker Kompakta, dünner Schicht v. Spongiosa
  - Vorkommen: Schulterblatt, Rippen, Brust- u. Darmbein, Schädeldach
- Kurze Knochen:
  - Würfel-, quaderförmig; dünnere Kompakta, geht ohne scharfe Grenze in Spongiosa über
  - Vorkommen: Hand-/Fußwurzelknochen
- Sesambeine: kleine Knochen, in Sehnen eingelagert (Bsp.: Kniescheiben)
- Unregelmäßige Knochen: z. B. Wirbel
- Luftgefüllte (*pneumatisierte*) Knochen: enthalten luftgefüllte, mit Schleimhaut ausgekleidete Hohlräume; z. B. Stirn-, Sieb-, Keilbein, Oberkiefer
- Lange Knochen, Röhrenknochen:
  - Langer Mittelteil (Schaft): *Diaphyse*
  - An Enden d. Diaphyse: *Metaphysen,* verbreitern sich zunehmend
  - An Metaphysen anschließend: *Epiphysen;* Endstück d. Knochen, tragen Gelenkknorpel
  - *Apophysen:* entwickeln sich zu Knochenvorsprüngen, die als Ansatz für Muskeln und Bänder dienen
  - *Epiphysenfuge:* Wachstumsplatte zw. Epi- u. Metaphyse; während Wachstum knorpelig, verknöchern danach
  - In Diaphyse: dicke Kompakta, im inneren Markraum mit ➤ Knochenmark
  - In *Epi-* u. *Metaphyse* dünne Kompakta, innen Knochenbälkchen mit rotem Knochenmark
  - Vorkommen: lange Knochen d. Extremitäten
  - Knochen sind außen v. schmerzempfindlicher Knochenhaut (*Periost*) umgeben, aufgeteilt in 2 Schichten (nur während Wachstum zu unterscheiden):
    - Außen: Faserschicht (Kollagen, elastische Fasern)
    - Innen: Keimschicht (Knochenstammzellen, Nerven, Gefäße)

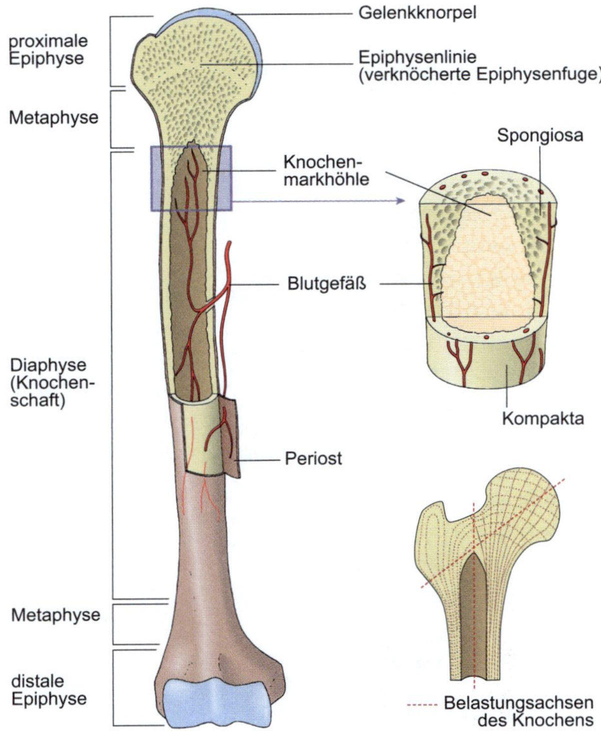

Abb. 29 Aufbau eines Röhrenknochens [L190]

Funktionen

- Knochen u. Knorpelgewebe bilden stabiles Gerüst (Skelettsystem), beeinflussen äußere Körpergestalt
- Skelett schützt innere Organe vor Verletzungen, speichert Mineralien

Wichtige Erkrankungen

Bes. bei Frauen nach d. Menopause verlieren die Knochen an Substanz u. können schon bei alltäglichen Belastungen brechen (*Osteoporose*).

Knochen – Feinbau

Definition

Je nach Feinbau unterscheidet man Geflechtknochen und Lamellenknochen. Im Lamellenknochen sind Kompakta und Spongiosa aus Knochenlamellen aufgebaut. Geflechtknochen sind aus einem Netzwerk von Knochenbälkchen und Kollagen aufgebaut. Beim Neugeborenen besteht zunächst vorwiegend Geflechtknochen, der dann in Lamellenknochen umgewandelt wird. Knochen ist im ständigen Umbau begriffen, deswegen findet man in ihm Zellen, die Knochen aufbauen (*Osteoblasten*) und solche, die ihn abbauen (*Osteoklasten*).

Beteiligte Strukturen

(➢ Abb. 30)

Lamellen:

- Dünne Schicht verkalkter Knochensubstanz, ca. 3–7 µm
- *Osteon:* mehrere Lamellen, die sich wie Jahresringe eines Baumes um Havers-Kanal legen
- Havers-Kanal: enthält ernährende Blutgefäße
- Volkmann-Kanäle: laufen senkrecht zu Havers-Kanälen, enthalten Blutgefäße
- General-Lamellen: umgeben ganzen Röhrenknochen unter Periost, bzw. die Markhöhle an innerer Grenze d. Kompakta
- Kompakta u. Spongiosa d. Lamellenknochens sind aus Lamellen aufgebaut

Knochenmatrix u. Knochenzellen:

- Knochenmatrix als mineralreiche und kollagenfaserhaltige Knochengrundsubstanz, besteht zu 65 % aus anorganischem und zu 35 % aus organischem Material
- Osteoblasten
- Wenn Osteoblasten in kleinen Hohlräumen zw. Lakunen eingemauert sind, heißen sie *Osteozyten*
- Osteoklasten

Funktionen

Arbeitsweise d. Zellen:

- Osteoblasten:
  - Scheiden organische Grundsubstanz aus (v. a. Kollagen)
  - Scheiden Mineralien aus → Grundsubstanz verkalkt
  - Mauern sich selbst in Knochenmatrix ein → werden Osteozyten
  - Unter Einfluss v. Parathormon geben sie Osteoklasten Signale z. Knochenabbau
- Osteoklasten:
  - Lagern sich an Knochen an, bauen Matrix ab
- Durch ständigen Umbau hat Knochen auch wichtige metabolische Funktion, z. B. als Kalziumdepot

Wichtige Erkrankungen

Knochenbrüche (*Frakturen*). Heilung:

- Liegen Bruchenden direkt aneinander wächst sofort Lamellenknochen an

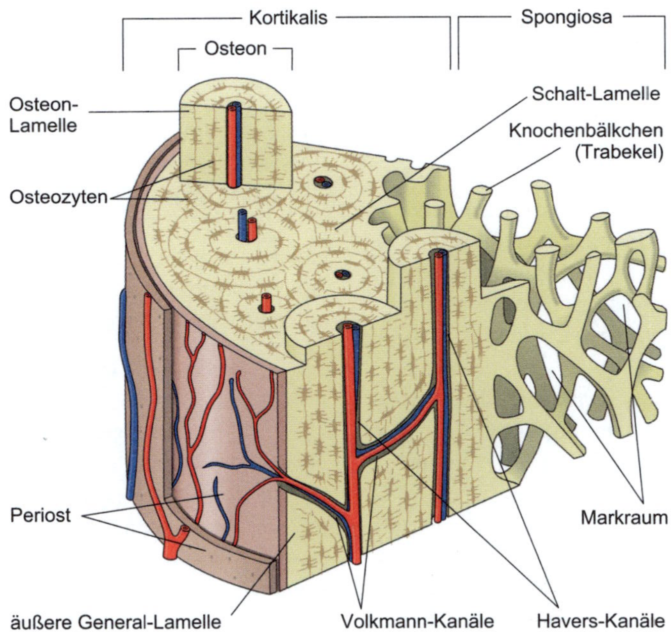

Abb. 30 Aufbau eines Lamellenknochens [L190]

- Liegt Spalt zw. den Bruchenden (z. B. Bluterguss) bildet sich zuerst Geflechtknochen

BESONDERE INFORMATION

Frakturen der unteren Extremitäten benötigen gegenüber Frakturen der oberen Extremität im Durchschnitt doppelt so lange Festigungszeiten, bis die normale Belastbarkeit wieder erreicht ist.

PT-PRAXIS

Frakturheilung
- Ruhigstellung des betroffenen Körperteils, aber Bewegung des übrigen Bewegungsapparates
- Auf posttraumatische Osteomyelitis oder sonstige Wundheilungsstörungen, z. B. durch zu eng sitzende Gipsverbände, achten

MERKE

Knochen ist auch nach dem Wachstum ständig im Umbau: An belasteten Stellen wird Knochenmatrix angefügt, an wenig belasteten abgebaut. Deswegen verlieren Knochen von Bettlägerigen an Masse.

Knochen – Knochenbildung

Definition

Die Knochenbildung heißt *Ossifikation*. Es gibt 2 Arten v. Knochenbildung: direkte (*desmale*) Ossifikation, bei der Knochengewebe direkt von sog. Ossifikationspunkten aus entsteht und indirekte (*chondrale*) Ossifikation, bei der zuerst eine Art Schablone aus Knorpel besteht, die nach und nach verknöchert.

Beteiligte Strukturen

Ausgangspunkt d. desmalen wie d. chondralen Ossifikation sind Stränge embryonalen Bindegewebes (*Mesenchym*) an d. Stelle d. späteren Knochen:

- Desmale Ossifikation: an platten Schädelknochen, Knochen des Gesichtsschädels, Schlüsselbein; Ausgehend v. Anhäufungen v. *Osteoblasten* in Mesenchym
- Chondrale Ossifikation: an den meisten anderen Knochen im Körper; Skelettteil wird zunächst aus hyalinem Knorpel vorgeformt

Funktionsmechanismen

Desmale Ossifikation:

- Osteoblasten scheiden Knochengrundsubstanz aus (u. a. Kollagen, Glykoproteine)
- Knochengrundsubstanz verkalkt
- Bälkchen (*Trabekel*) d. Geflechtknochens entstehen
- Geflechtknochen bildet sich an meisten Stellen später in Lamellenknochen um

Chondrale Ossifikation:

- 2 Prozesse: *perichondrale* Ossifikation, *enchondrale* Ossifikation
- Perichondrale Ossifikation:
  - Außerhalb d. Knorpelkerns bildet sich Knochenmanschette um Diaphyse d. Knochens
  - Unter Manschette verkalkt Knorpel
  - Gefäße sprießen v. außen in Knorpel ein
- Enchondrale Ossifikation:
  - Es entstehen gefäßreiche Ossifikationszentren
  - Dort werden Knorpelzellen abgebaut
  - In Hohlräume, in denen vorher Knorpelzellen waren, wandern Vorläuferzellen v. Osteoblasten ein
  - Osteoblasten bilden Geflechtknochen
  - Vorgang läuft zuerst in *Diaphyse* ab, danach auch in *Epiphyse*
  - An Enden d. Epiphysen bleibt Knorpel erhalten (Gelenkknorpel)
  - An Grenze zw. Dia- u. Epiphyse bleibt ebenfalls Knorpel bestehen (*Epiphysenfuge*)

Knochenwachstum:

- Längenwachstum geht v. Epiphysenfuge aus
- Knorpelzellen d. Epiphysenfuge vermehren sich, sterben ab; in die dadurch entstandenen Hohlräume wachsen Blutgefäße u. Osteoblasten ein; Osteoblasten verkalken Knorpelmasse

Lumbale Wirbelsäule

Definition

Die größten Wirbelkörper befinden sich in der lumbalen Wirbelsäule. Sie sind hoher Belastung ausgesetzt.

Beteiligte Strukturen

Wirbelkörper der LWS:
- Sind nicht mehr mit Rippen verbunden, haben einen *Proc. costarius* (Rippenfortsatz) und *Procc. accessorii* (urspr. Querfortsatz)
- Haben rudimentäre *Procc. transversi*
- *Proc. mamillares:* auf oberen Gelenkfortsätzen, dient als Ansatzfläche für Muskeln
- Übergang zwischen LWS und Sakrum: *Promontorium*

Ligamente:
- *Lig. interspinale:* hemmt Extensions- und Flexionsbewegungen
- *Lig. supraspinale:* hemmt Beugung des Rumpfes
- *Lig. intertransversarium:* hemmt Lateralflexion und Rotation

Hintere Rumpfwandmuskulatur:
- *M. quadratus lumborum* (verläuft durch Quadratus-Arkade): stabilisiert primär bei Bewegungen in der Frontalebene
- *Mm. intertransversarii laterales:* besitzen ventralen und dorsalen Anteil

Lumbale autochthone Muskulatur (➤ Tab. 26):
- Kurze intersegmentale Muskeln: *Mm. interspinales und Mm. intertransversarii mediales*
- Polysegmentale Muskeln, die an lumbalen Wirbeln inserieren: *M. multifidus*, lumbaler Teil des *M. longissimus thoracis* und *M. iliocostalis lumborum*
- Polysegmentale Muskeln, die nicht an lumbalen Wirbeln inserieren: thorakaler Teil des *M. longissimus thoracis* und *M. iliocostalis lumborum*

Funktion

Beweglichkeit der Facettengelenke:
- Flexion/Extension: kleine Verschiebung der oben liegenden Facettengelenkflächen in ventrokraniale Richtung, dorsale Anteile entfernen sich leicht
- Dorsalextension: Verschiebung der oben liegenden Facettengelenkflächen in dorsokaudaler Richtung, ventrale Anteile entfernen sich
- Lateralflexion: hochlumbal größer als tieflumbal, konvexe Seiten entfernen sich voneinander, konkaven Seite nähern sich an
- Rotation: gering

Tab. 26 Muskulatur der hinteren Rumpfwand und einige lumbale autochthone Wirbelsäulenmuskeln

Muskel	Ursprung	Ansatz	Funktion	Innervation
M. quadratus lumborum	Crista iliaca, Labium internum dorsale (tw.)	12. Rippe u. Procc. costales L1–4	Zieht 12. Rippe nach kaudal Homolateroflexion WS	N. subcostalis u. Plexus lumbalis (L1–3)
M. iliopsoas (M. psoas major)	Wirbelkörper, Proc. costarii u. Disci Th12–L5	Femur, Trochanter minor	Hüftflexion, Adduktion u. Exorotation sowie lumbale Lordosierung (wichtig bei normalen Gehbewegungen)	Plexus lumbalis
M. serratus posterior inferior	Fascia thoracolumbalis, Pars superficialis in Höhe Th11–L2	9.–12. Rippe	Senkt Rippen u. zieht diese nach dorsolateral	Nn. intercostales 11 und 12Ramus ventralis L1, L2
M. serratus posterior superior	Proc. spinosus C6– Th2	2.–5. Rippe	Unterstützt Inspiration u. Extension thorakale WS	Ramus ventralis C6–8 Kraniale Nn. intercostales 1–4
M. transversus thoracis	Dorsale Seite Proc. xiphoideus u. kaudales Sternum	2.–6. Rippe (Knorpel)	Unterstützung Exspiration	Nn. intercostales 2–6
M. levator costarum	Proc. transversus C7–Th11	1.–12. Rippe	Unterstützung Inspiration Unterstützung WS bei Extension Homolateroflexion u. Homorotation	Nn. thoracici (Rami dorsales)
Mm. interspinales	Procc. spinosi	Procc. spinosi	Extension	Rami dorsales d. Spinalnerven
Mm. spinales thoracis	Proc. spinosus L3–Th 10	Procc. spinosi Th8–2.	Extension Homolaterale Lateroflexion (= Sicherung d. Krümmungen)	
Mm. intertransversarii mediales	Zw. einzelnen Procc. transversi	Procc. transversi	Extension Homolaterale Lateroflexion	
Mm. rotatores	Procc. transversi	Procc. spinosi 1–2 Wirbel höher	Rotation zur heterolateralen Seite	

Tab. 26 Muskulatur der hinteren Rumpfwand und einige lumbale autochthone Wirbelsäulenmuskeln (*Forts.*)

Muskel	Ursprung	Ansatz	Funktion	Innervation
M. semispinalis	Procc. transversi C3–Th12	Procc. spinosi Th6 bis Occiput	Extension u. heterolaterale Rotation zervikal und thorakal	Rami dorsales d. Spinalnerven
Mm. multifidi	Os sacrum S4 bis Mitte HWS Überspringt 2–4 Wirbel	Procc. spinosi 2–4 Wirbel höher bis zu C2	Extension und Stabilisation Heterolaterale Rotation	
M. iliocostalis	• Crista iliaca, dorsales Os sacrum, dorsale Ligamente des ISG, Fascia thoracolumbalis u. Procc. spinosi d. kaudalen Thorakalwirbel u. der Lumbalwirbel • Costae 7–12 • Costae 3–6	• 7.–12. Rippe • 1.–6. Rippe • Procc. transversi C3–6	Extension Wirbelsäule	
M. longissimus cervicis	Crista iliaca, dorsales Os sacrum, dorsale Ligamente d. ISG, Fascia thoracolumbalis und Procc. spinosi d. kaudalen Thorakalwirbel und d. Lumbalwirbel	Rippen u. Procc. transversi d. lumbalen u. zervikalen Wirbel	Extension Wirbelsäule	
M. longissimus capitis	Zervikale Procc. transversi	Proc. mastoideus	Homolaterale Rotation	
M. splenius cervicis	Procc. spinosi C7–Th6	Procc. transversi C1–3	Extension zervikal u. Kopf	
M. splenius capitis		Linea nuchae superior u. Proc. mastoideus	Homolaterale Rotation	

Lymphsystem – Lymphgefäße

Definition

Die Lymphgefäße transportieren die *Lymphe,* ein Filtrat des Blutes, aus den Kapillaren. In die Lymphgefäße sind als Filterstationen Lymphknoten eingeschaltet (➤ Lymphsystem – Lymphknoten).

Beteiligte Strukturen

Systematik:

- Lymphkapillaren: beginnen blind im Gewebe
- Lymphbahnen: glatte Muskelzellen in Wand, Klappen, die Zurückströmen d. Lymphe verhindern
- Lymphbahnen d. unteren Körperhälfte münden in Lymphzisterne (*Cisterna chyli*)
- Milchbrustgang (*Ductus thoracicus*): zieht durch hinteres Mediastinum, nimmt Lymphbahnen d. linken Armes u. d. linken Kopfhälfte auf, mündet im linken Venenwinkel (an Einmündungsstelle d. linken *V. jugularis int.*) in *V. subclavia*
- Rechter Hauptlymphgang (*Ductus lymphaticus dexter*): nimmt Lymphbahnen aus rechtem Arm u. rechter Kopfhälfte auf, mündet in rechten Venenwinkel

Lymphe:

- Täglich ca. 2 Liter
- Zusammensetzung entspricht Blutplasma, allerdings niedrigerer Eiweißgehalt (20 g/l statt 70–80 g/l)

Funktionen

Lymphe:

- Aus Kapillaren wird Flüssigkeit ins Interstitium filtriert
- Ca. 10 % werden nicht wieder ins Kapillarsystem resorbiert → *Lymphe*
- Lymphgefäße aus Darmgebiet transportieren Großteil d. Fette aus Nahrung als Chylomikronen

Transport d. Lymphe:

- Lymphgefäße kontrahieren sich, Klappen dienen als Ventile → Lymphe bewegt sich

Wichtige Erkrankungen

Ansammlungen v. Lymphe im Gewebe (*Ödeme*) entstehen z. B. durch Zerstörung v. Lymphgefäßen durch OP.

PT-PRAXIS

- Die manuelle Lymphdrainage ist eine Massagetechnik, die den Lymphabfluss fördert. Sie steigert die Aufnahme interstitieller Flüssigkeit durch Lymphkapillaren. Kontraindikationen: starke Hautreizungen oder Herzinsuffizienz.
- Weitere Maßnahmen bei Lymphödem: Kompression der betreffenden Extremität, Intervalltraining (Entstauungsgymnastik), Hydrotherapie (z. B. Bewegungsbad), Tiefatemübungen, häufiges Hochlagern.

MERKE

Keine Massage durchführen bei Verdacht auf Tumoren, da dies die lymphogene Metastasierung fördern kann.

Lymphsystem – Lymphknoten

Definition

Lymphknoten (*Nodi lymphoidei*) sind mit Abwehrzellen bestückte Filterstationen, die in die Lymphbahnen eingeschaltet sind.

Beteiligte Strukturen

Lymphknoten (➤ Abb. 33):
- Bohnenförmig, mehrere mm Durchmesser
- Blutgefäße u. abführendes Lymphgefäß (*Vas efferens*) auf konkaver Seite
- Zuführende Lymphgefäße (*Vasa afferentia*) auf konvexer Seite
- Feinbau:
  - Umgebende Bindegewebskapsel
  - Bindegewebsstränge (*Trabekel*) ziehen v. Kapsel n. innen
  - Zw. Trabekeln: lymphatisches Gewebe
    - Äußere Rindenzone: Lymphozyten liegen in *Rindenfollikeln* vor
    - Innere Markzone: B-Lymphozyten und Plasmazellen
    - Dazwischen: T-Lymphozyten
  - Spalten, in denen Lymphe fließt: *Sinus*

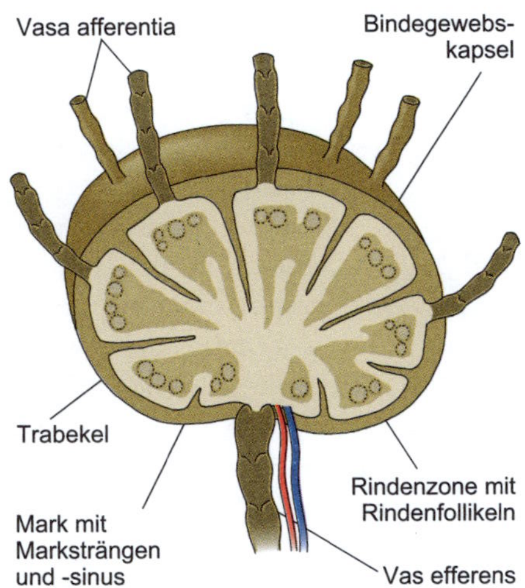

Abb. 33 Lymphknoten (schematisch). Die Lymphe mehrerer Vasa afferentia (zuführende Lymphgefäße) wird im Lymphknoten gefiltert und durch ein größeres Lymphgefäße, das Vas efferens, weitergeleitet. [L190]

Funktionen

- Fremdkörper u. Krankheitserreger treten durch zuführende Lymphgefäße ein
- Fließen durch Sinus
- Kommen mit Abwehrzellen in Kontakt

Wichtige Erkrankungen

Lymphknotenschwellungen können reaktiv (d.h. als Antwort auf eine Infektion), durch eine bösartige Vermehrung d. Abwehrzellen (*malignes Lymphom*) od. als Folge einer Absiedelung eines bösartigen Tumors (*lymphogene Metastasierung*) entstehen.

Magen-Darm-Trakt – allgemeine Grundlagen

Definition

Der *Gastrointestinaltrakt* reicht als durchgehendes Rohr vom Mund bis zum After. Seine Aufgabe ist die mechanische Zerkleinerung von Nahrung, ihre chemische ➢ Verdauung und Aufnahme (*Resorption*).

Beteiligte Strukturen

Abschnitte des Magen-Darm-Trakts:

- Mund/Rachenhöhle (➢ Magen-Darm-Trakt – Mund-/Rachenraum)
- Speiseröhre (*Oesophagus*) (➢ Magen-Darm-Trakt – Speiseröhre)
- Magen (Gaster) (➢ Magen-Darm-Trakt – Magen)
- Dünndarm (*Intestinum tenue*), besteht aus: (➢ Magen-Darm-Trakt – Dünndarm)
  - Zwölffingerdarm (*Duodenum*)
  - Leerdarm (*Jejunum*)
  - Krummdarm (*Ileum*)
- ➢ Dickdarm (*Intestinum crassum*) (➢ Magen-Darm-Trakt – Dickdarm), besteht aus:
  - Blinddarm (*Caecum*)
  - Grimmdarm (*Colon*)
  - Mastdarm (*Rectum*)
  - Analkanal (*Canalis analis*)
- ➢ Drüsen:
  - Speicheldrüse
  - ➢ Leber (*Hepar*)
  - ➢ Bauchspeicheldrüse (*Pankreas*)

Wandbau (v. innen n. außen):

- Schleimhaut (*Mukosa*):
  - Ganz innen: Epithel
  - Darunter: Bindegewebe
  - Darunter: dünne Schicht glatter Muskulatur (*Lamina muscularis mucosae*)
- *Submukosa*
  - Bindegewebsschicht zw. Mukosa u. Muskularis
  - Ab Speiseröhre mit Nervenzellen d. Meissner-Plexus (*Plexus submucosus*) d. Darmnervensystems
- Muskelschicht (*Tunica muscularis, Muskularis*):
  - In oberer Speiseröhre gestreifte, danach glatte Muskulatur
  - Innere Schicht: umgibt Magen-Darm-Rohr ringförmig
  - Äußere Längsmuskelschicht
  - Zw. d. Schichten: Nervenzellen d. Auerbach-Plexus (*Plexus myentericus*)
- Serosa: nur bei intraperitoneal gelegenen Organen, entspricht Peritoneum viscerale
- Bei Mundhöhle, Rachen, oberem Ösophagus besteht äußerste Schicht aus lockerem Bindegewebe u. heißt *Adventitia*

Peritoneum:

- Das Innere der Bauchwand u. viele Organe in ihr sind v. spiegelnder Haut (*Peritoneum*) bedeckt

- V. Peritoneum umgebener Raum: Bauchhöhle
- Teil d. Haut, die an Bauchwand angewachsen ist, heißt *Peritoneum parietale*
- Teil d. Haut, der Organe bedeckt, heißt *Peritoneum viscerale*
- Peritoneum parietale verlässt Bauchwand, wird z. Peritoneum viscerale, bedeckt ein Organ u. kehrt wieder zur Wand zurück → es entsteht eine Art Stiel (*Mesenterium* genannt) zw. Wand u. Organ, in d. Gefäße u. Nerven laufen
- Organe, die mit Peritoneum überzogen sind, liegen *intraperitoneal*
- Organe, die nur vorne mit Peritoneum überzogen sind, liegen *retroperitoneal*
- Organe, die keinen Kontakt mit Peritoneum haben, liegen *extraperitoneal*

Funktionen

- Zähne, Wandbewegungen: mechanische Zerkleinerung d. Nahrung
- Durch Verdauungssäfte aus Magen u. Drüsen: chemische Verdauung
- Über Mukosa d. Wand v. a. in Dünn- u. Dickdarm: Aufnahme v. Nährstoffen

Wichtige Erkrankungen

Gelangen Bakterien (z. B. durch Loch in d. Darmwand) in d. Bauchhöhle, kann sich eine lebensgefährliche Bauchfellentzündung (*Peritonitis*) entwickeln. Im Vergleich zu vielen anderen Magen-Darm-Erkrankungen ist diese jedoch eher selten. Für die tägliche Patientenversorgung sind v. a. Durchfallerkrankungen von Bedeutung, da diese nicht selten ansteckend sind.

Magen-Darm-Trakt – Dickdarm

Definition

Der Dickdarm (*Kolon*) besteht aus Blinddarm (*Caecum*) mit Wurmfortsatz (*Appendix vermiformis*) mit aufsteigendem Dickdarm (*Colon ascendens*), querverlaufendem Dickdarm (*Colon transversum*), absteigendem Dickdarm (*Colon descendens*) und S-förmigem Dickdarm (*Colon sigmoideum*).

Beteiligte Strukturen

(➢ Abb. 34)

Der Dickdarm umrahmt den Dünndarm wie ein umgedrehtes U. Von außen zu erkennen ist d. Dickdarm an folgenden Strukturen:

- *Tänien:* äußere Längsmuskulatur ist zu 3 Strängen zusammengefasst
- *Haustren:* Einschnürungen d. Wand durch Ringmuskulatur lassen Vorwölbungen entstehen → wandern über Dickdarm
- *Appendices epiploicae:* Fettanhängsel

Blinddarm:

- Teil d. linken unteren Schenkels des umgedrehten „U“
- Der Teil des Dickdarms, der unterhalb d. Einmündung d. Ileum liegt (6–8 cm lang)
- Liegt intraperitoneal → mit Bauchwand durch eine Duplikatur d. Peritoneums verbunden (*Mesokolon*) → beweglich
- Am unteren Pol hängt *Appendix vermiformis*
  - Im Durchschnitt ca. 10 cm lang
  - Schleimhaut ähnlich aufgebaut wie im Rest d. Dickdarms
  - In Wand zahlreiche Lymphfollikel (Ansammlungen v. Lymphozyten)

Colon ascendens:

- Liegt retroperitoneal (→ nur an Vorderseite mit Bauchfell bedeckt), wenig beweglich
- Macht in Nähe d. Leber einen Knick nach rechts (*Flexura coli dextra, rechte Kolonflexur*)

Colon transversum:

- Beginnt an rechter Kolonflexur
- Liegt intraperitoneal → mit Bauchwand durch Mesokolon verbunden
- Macht in Nähe d. Milz einen Knick nach unten (*Flexura coli sinistra, linke Kolonflexur*)

Colon descendens:

- Beginnt an linker Kolonflexur
- Liegt retroperitoneal
- Geht auf Höhe d. linken Darmbeinschaufel ins *Sigma* (Colon sigmoideum) über

Sigma:

- Beginnt am Ende d. Colon descendens mit S-förmiger Krümmung
- Liegt intraperitoneal → mit Bauchwand durch Mesokolon verbunden
- Zieht ins kleine Becken, geht ins *Rektum* über

Aufbau Schleimhaut:

- Keine Zotten

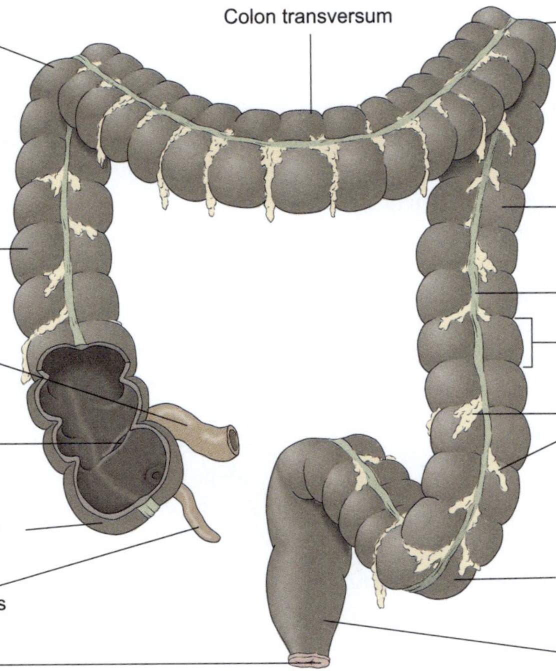

Abb. 34 Dickdarm (Caecum und Kolon) und Rektum in der Vorderansicht. Man erkennt eine der drei Tänien, die durch Bündelung der Längsmuskulatur entstanden sind. Außerdem sieht man die Haustren, die durch Einschnürungen der Ringmuskulatur gebildet werden. [L190]

- Tiefe Einstülpungen: Dickdarmkrypten
- In Krypten viele Becherzellen
- An Oberfläche auch resorbierende Enterozyten

Im Gegensatz zu den anderen Darmabschnitten ist der Dickdarm v. vielen Bakterien besiedelt, die unverdauliche Nahrungsreste durch Gärungs- und Fäulnisvorgänge weiter abbauen.

Funktionen

- Rückresorption v. Wasser u. Elektrolyten
- Eindicken d. Darminhalts zum Kot
- Bakterien: machen etliche unverdauliche Nährstoffe resorbierbar
- Becherzellen sondern Schleim ab, der Kot gleitfähig macht

Wichtige Erkrankungen

- Entzündung d. Wurmfortsatzes (*Appendizitis*, Blinddarmentzündung)

PT-PRAXIS

Zur Behandlung einer Obstipation kann eine Kolonmassage helfen.

Magen-Darm-Trakt – Dünndarm

Definition

Der Dünndarm ist der längste Abschnitt des Magen-Dram-Trakts. Er besteht aus Zwölffingerdarm (*Duodenum*), Leerdarm (*Jejunum*) und Krummdarm (*Ileum*). Charakteristisch für den Dünndarm ist die durch Kerckring-Falten, Zotten und Mikrovili extrem vergrößerte Oberfläche.

Beteiligte Strukturen

Duodenum:
- Erster u. kürzester (etwa 25 cm) Dünndarmabschnitt
- Beginnt am Pylorus d. Magens (> Magen-Darm-Trakt – Magen)
- C-förmig gekrümmt
- Umgreift Pankreaskopf
- An Wand: Mündung v. Gallen- u. Pankreasgang: Vater-Papille (*Papilla duodeni major*)
- Geht n. scharfem Knick (*Flexura duodenojejunalis*) ins Jejunum über

Jejunum, Ileum:
- Längste Abschnitte d. Dünndarms (3–4 m)
- Gehen ohne scharfe Grenze ineinander über
- Sind mit Bauchwand durch Duplikatur d. *Peritoneums* verbunden (*Mesenterium*)
- Terminales Ileum mündet ins Zäkum
- An Mündung stehen 2 Schleimhautfalten vor: Ileozökalklappe (*Valva ileocaecalis*)

Feinbau:
- Schleimhautepithelzellen: *Enterozyten*
- Oberflächenvergrößerung: durch Kerckring-Falten in Schleimhaut, *Zotten* (ca. 1 mm hohe Fransen auf d. Falten) u. *Mikrovili* (Stäbchensaum)
- In Zotten sind Blutkapillaren u. Lymphgefäß
- Auf Zotten gibt es außer Ausstülpungen auch Einsenkungen (Lieberkühn-Krypten); in Krypten: v. a. Becher- u. endokrine Zellen, Stammzellen d. Enterozyten
- Unterschiede:
  - Duodenum: viele hohe Kerckring-Falten; Brunner-Drüsen in Submukosa
  - Jejunum: „typische" Dünndarmschleimhaut
  - Ileum: nur noch wenige, flache Kerckring-Falten; Peyer-Plaques: Erhebungen mit lymphatischem Gewebe

Funktionen

- Pankreassaft u. Galle werden dem Speisebrei im Duodenum zugemischt
- Nährstoffe werden durch Verdauungssäfte aufgeschlossen
- Große Oberfläche erleichtert Aufnahme (*Resorption*) v. Nährstoffen in Enterozyten
- Größter Teil d. Verdauungssäfte (ca. 7 l/Tag) wird im Dünndarm rückresorbiert
- Brunner-Drüsen geben schleimhaltiges, Sekret ab, neutralisiert Magensaft

Darmbewegungen:
- Bewegungen werden v. Darmnervensystem gesteuert
- Beweglichkeit wird v. vegetativem Nervensystem modifiziert

- Kontraktionen d. *Muscularis mucosae* führen zu Bewegungen d. Zotten → Kontakt mit Speisebrei wird verbessert
- Durch Zusammenspiel v. Rings- u. Längsmuskulatur entstehen Misch- u. Pendelbewegungen sowie peristaltische Wellen (befördern Speisebrei vorwärts)

Wichtige Erkrankungen

- Wenn Darmbewegungen ausfallen, spricht man v. einem *Ileus.*
- Tumoren im Dünndarm kommen äußerst selten vor.
- Morbus Crohn (entzündliche Darmerkrankung) manifestiert sich oftmals zuerst im terminalen Ileum.

MERKE
Im Gegensatz zum Dickdarm ist der Dünndarm nur wenig von Bakterien besiedelt.

Magen-Darm-Trakt – Gefäßverhältnisse

Definition

Die arteriellen Gefäße für die Organe des Magen-Darm-Traktes kommen insbesondere aus der Bauchaorta (*Aorta abdominalis*). Der venöse Abfluss der unpaaren Bauchorgane hat eine Besonderheit: Er bildet ein Pfortadersystem.

Beteiligte Strukturen

Arterieller Zufluss (➤ Abb. 35):
- Versorgung bis etwa zum absteigenden Teil d. Duodenums aus *Truncus coeliacus*
- Versorgung ab absteigendem Teil d. Duodenums bis zur linken Kolonflexur aus *A. mesenterica sup.*
- Versorgung v. linker Kolonflexur bis zum Rektum aus *A. mesenterica inf.*

Venöser Abfluss:
- Über Pfortader (*V. portae*) zur ➤ Leber
- Pfortadersystem: 2 hintereinander geschaltete Kapillargebiete; 1. Kapillarbett in Darmschleimhaut, Blut fließt dann in Leber u. in Sinusoide (2. Kapillarbett)
- Von Leber fließt Blut in untere Hohlvene (*V. cava inf.*)
- Ausnahme: Venen aus mittlerem u. unterem Rektum; sie geben Blut über *V. iliaca* direkt in die *V. cava inferior*

Lymphgefäße:
- Halten sich im Wesentlichen an Verlauf der Arterien
- Münden in Cisterna chyli, von dort geht der Ductus thoracicus aus, der im linken Venenwinkel mündet

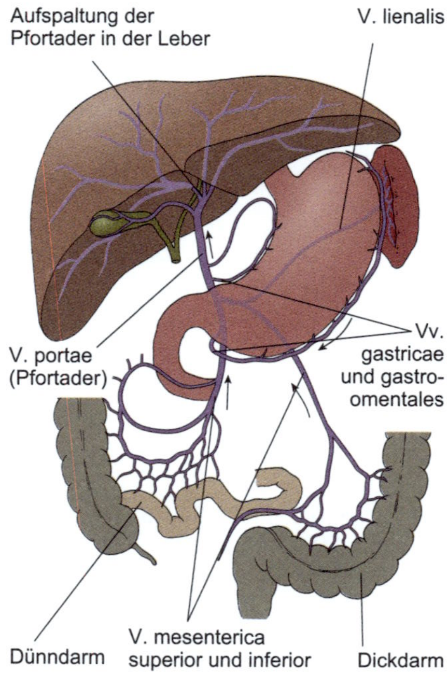

Abb. 35 Die Venen des Bauchraums. Die Pfortader nimmt venöses Blut aus dem Magen, der Milz, dem Dünndarm und dem größten Anteil des Dickdarms auf und leitet es zur Leber. [L190]

Funktionen

- Nährstoffe u. Giftstoffe fließen zuerst über Leber, um verstoffwechselt zu werden
- Größter Teil d. Fette aus d. Nahrung fließt über Lymphbahnen ab

Wichtige Erkrankungen

Erhöhter Druck in d. Pfortader (z. B. wegen Leberzirrhose) führt dazu, dass Wasser aus d. Gefäßen in d. Bauchhöhle abgepresst wird → Bauchwasser (*Aszites*).

BESONDERE INFORMATION

Ein Pfortadersystem findet man im menschlichen Körper nur in d. ➤ Leber.

Magen-Darm-Trakt – Magen

Definition

Der Magen (*Gaster, Ventriculus*) ist ein hakenförmiges Hohlorgan mit muskulöser Wand. Er liegt im linken Oberbauch und produziert einen stark sauren Magensaft.

Beteiligte Strukturen

Aufbau (> Abb. 36):

- Magenmund (*Cardia*): Mageneingang
- Magengrund (*Fundus*): Teil, der oberhalb des Mageneingangs liegt
- Magenkörper (*Corpus*)
- Magenausgang (*Antrum, Pars pylorica*)
- Pförtner (*Pylorus*): Muskelring um Magenausgang
- Kleine Kurvatur
- Große Kurvatur
- Schleimhaut liegt in Falten

Muskelschichten in Muskularis:

- Ganz außen: Längsmuskelschicht
- Mittlere Schicht: ringförmige Muskulatur

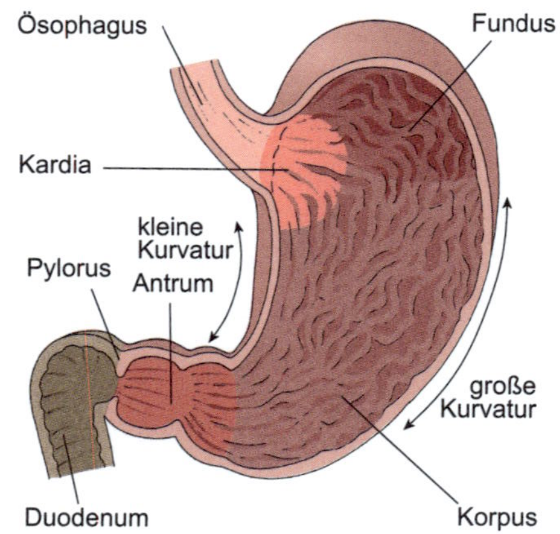

Abb. 36 Magen im Längsschnitt [L190]

- Ganz innen: schräg verlaufende Muskelfasern

Feinbau Magenschleimhaut:

- Einreihiges Zylinderepithel, in tiefe Falten gelegt, Drüsen produzieren Magensaft
- Spezialisierte Zellen d. Magenschleimhaut:
  - Belegzellen (*Parietalzellen*): v. a. im mittleren Abschnitt d. Drüsen, produzieren Salzsäure (HCl) u. Intrinsic factor (für Vit. B_{12})
  - Hauptzellen: v. a. in unterem Drüsenabschnitt, produzieren Pepsin, Pepsinogen; kommen nur im Korpus-/Fundusbereich vor
  - Nebenzellen: Magenschleim, vorwiegend im oberen Drüsenabschnitt (Drüsenhals) u. an Oberfläche
  - G-Zellen: bilden Gastrin, kommen in Antrum u. Pars pylorica vor

Funktionen

Magen:

- Muskelkontraktionen (*peristaltische* Wellen) durchlaufen Magen → durchmischen Speisebrei, zerkleinern Nahrungsbrocken
- Pylorus gibt Speisebrei portionsweise ins Duodenum ab

Magensaft:

- HCl
  - Desinfiziert Speisebrei
  - Denaturiert Eiweiße → können v. eiweißspaltenden Proteinen leichter zerlegt werden
  - Senkt pH-Wert im Magen auf 2–4
- Pepsinogen, Pepsin:
  - Proteasen
  - Pepsinogen ist inaktiv, wird durch sauren pH zu aktivem Pepsin
- Magenschleim:
  - Enthält *Muzin*→ schützt Schleimhaut vor Magensäure
  - Intrinsic-Faktor: wird benötigt um Vitamin B_{12} aufzunehmen

Wichtige Erkrankungen

Eine Komplikation von Magenschleimhautentzündungen kann ein Magengeschwür (*Ulcus ventriculi*) sein. Dieser Defekt der Magenwand kann zu chronischen Blutungen mit folgender Anämie führen.

Magen-Darm-Trakt – Mastdarm

Definition

Der Mastdarm (*Rektum*) ist der letzte Abschnitt des Magen-Darm-Trakts. In ihm wird Kot gesammelt, um dann beim Stuhlgang (*Defäkation*) portionsweise abgegeben zu werden. Schließmuskeln dienen der ➢ Kontinenz.

Beteiligte Strukturen

(➢ Abb. 37)

- Liegt im kleinen Becken, außerhalb d. Bauchraums → nicht mit *Peritoneum* überzogen
- Längsmuskelschicht umgibt Rektum ganz → keine Taenien wie am Dickdarm
- Auch keine Haustren, keine *Appendices epiploicae*
- Läuft nicht gerade, sondern S-förmig
- Erweiterung am oberen Ende: Ampulle (*Ampulla recti*)

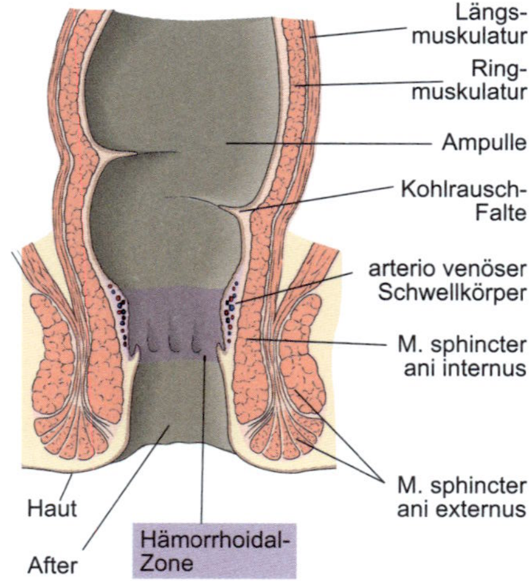

Abb. 37 Das Rektum im Längsschnitt. Zwischen der Ampulle und dem Anus liegt die Hämorrhoidalzone. Dort findet sich unter der Schleimhaut ein arteriovenöser Schwellkörper. [L190]

- Am After (*Anus*) mündet Rektum an Körperoberfläche: Übergang v. Schleimhaut zu äußerer Haut mit Haaren u. Talgdrüsen
- Öffnung d. Anus wird v. 2 Schließmuskeln verschlossen: *M. sphincter ani int.* u. *M. sphincter ani ext.*
- Hämorrhoidalzone: Venengeflecht (*Plexus venosus rectalis*)

Funktionen

- In Ampulle sammelt sich Kot bis zur Defäkation
- Schließmuskeln verschließen Rektum aktiv
- Venenplexus trägt passiv zur Abdichtung bei

Wichtige Erkrankungen

Knotige Aussackungen d. venösen Schwellkörpers heißen *Hämorrhoiden.* Sie reißen leicht ein, was zu Blutungen u. Schmerzen führt.

Magen-Darm-Trakt – Mund-/Rachenraum

Definition

Der Mund-/Rachenraum ist der 1. Abschnitt des Mundes. Er beginnt mit den Lippen und endet am Beginn der Speiseröhre.

Beteiligte Strukturen

Mundhöhle (*Cavum oris*):

- Begrenzungen:
  - Mund unten: Mundboden (muskulär)
  - Seitl: Wangen
  - Mund oben: harter Gaumen (vorderer Teil, knöchern) u. weicher Gaumen (hinterer Teil, Muskelplatte, mit Zäpfchen [*Uvula*])
  - Mund vorne: Lippen
  - Mund hinten: Schlundenge zw. Gaumenbögen (2 bogenförmige Schleimhautfalten, hintereinander gelegen, dazwischen: Gaumenmandeln)
- In Mundhöhle münden Speicheldrüsen (Gl. parotis, Gl. submandibularis und Gl. sublingualis)
- An Zahnfortsätzen d. Kiefer ist Schleimhaut fest mit Knochen verwachsen → Zahnfleisch (*Gingiva*)
- In Mundhöhle: Zunge (*Lingua*)

Rachen (*Pharynx*):

- Muskelschlauch, d. Mundhöhle u. Speiseröhre verbindet
- Verbindet außerdem Nase u. Kehlkopf → Luftwege u. Weg d. Nahrung kreuzen im Rachen
- Zunge
- Muskulatur hat 2 Schichten:
  - Außenmuskulatur: Ursprung in knöchernen u. muskulären Strukturen der Umgebung; Lageveränderungen
  - Binnenmuskulatur: Formveränderungen
- Motorische Innervation: XII. Hirnnerv (N. hypoglossus)

Funktionen

Einzelne Organe:

- Zähne: Zerkleinerung d. Nahrung
- Speicheldrüsen: Speichel macht Nahrung gleitfähig; geben Enzyme z. geringen chemischen Verdauung ab
- Zunge: Geschmacksempfindung, Lautbildung

Schluckakt:

- Zunge formt aus eingespeichelter, zerkauter Nahrung einen Bissen u. schiebt ihn in Richtung Rachen → Schluckreflex wird ausgelöst
- Weicher Gaumen hebt sich, Rachenmuskulatur kontrahiert → Nasen-Rachenraum wird abgedichtet
- Mundbodenmuskulatur kontrahiert → Kehlkopf wird angehoben, Kehldeckel verschließt Eingang d. unteren Atemwege

Wichtige Erkrankungen

Bei Bewusstseinstrübung od. Narkotisierung kann Schluckreflex ausbleiben → Gefahr, dass Nahrung/Erbrochenes in Luftröhre gelangt (*Aspiration*).

Magen-Darm-Trakt – Speiseröhre

Definition

Die Speiseröhre (*Ösophagus*) ist ein muskulöser, mit Schleimhaut ausgekleideter Schlauch, der sich vom Rachen bis zum Magen erstreckt (➢ Magen-Darm-Trakt – Magen).

Beteiligte Strukturen

- Länge: ca. 25 cm
- Beginn: auf Höhe d. Ringknorpels d. ➢ Kehlkopfs, zw. Halswirbelsäule u. Kehlkopf
- Läuft durch Mediastinum
- Durchtritt durch Zwerchfell am *Hiatus oesophageus*
- Läuft kurz im Bauchraum, mündet in Magen
- In Ruhe liegen Wände einander an
- Muskulatur am oberen u. unteren Ende hat in Ruhe erhöhte Spannung → verschließt Speiseröhre: oberer u. unterer *Ösophagussphinkter*
- 3 physiologische Engstellen:
  - Ringknorpelenge: engste Stelle
  - Aortenenge: hervorgerufen durch Aortenbogen u. linken Hauptbronchus
  - Zwerchfellenge
- Muskulatur im oberen Teil quergestreift, sonst glatt

Funktionen

Schluckakt:

- Oberer Ösophagussphinkter erschlafft → Bissen kann in Speiseröhre
- Peristaltikwelle transportiert Bissen aktiv weiter:
  - Unterhalb d. Bissens kontrahiert Längsmuskulatur → Lumen erweitert sich
  - Oberhalb d. Bissens kontrahiert Ringmuskulatur → Bissen wird weitergeschoben
- Unterer Ösophagussphinkter erschlafft → Bissen gelangt in Magen

Muskulatur – Energiestoffwechsel

Definition

Die Muskelzelle benötigt Energie in Form von ATP (*Adenosintriphosphat*). Energie wird frei bei der Abspaltung der letzten Phosphatgruppe (P). Es gibt verschiedene Mechanismen, wie ATP bereitgestellt werden kann.

Beteiligte Prozesse

MERKE

ATP → ADP (Adenosindiphosphat) + P (Phosphat) + Energie

Phosphatspeicher:
- Vorrätiges ATP hält für ca. 2 Sekunden
- Kreatinphosphat (KP) + ADP (Adenosindiphosphat) → Kreatin + ATP (Energie für 12 Sekunden)
- Schnelle Energielieferung von kurzer Dauer
- Ist KP Vorrat erschöpft, Gewinnung v. Glukose aus Glykogen (Speicherform von Glukose im Muskel) → *Glykogenolyse*
  - Aerobe Glykolyse
  - Sauerstoff vorhanden → Pyruvat wird im Zitratzyklus zu CO_2 und Wasser zerlegt
  - Sauerstoff nicht vorhanden → Pyruvat wird zu Laktat umgewandelt

Anaerobe Glykolyse:
- Glykogen + ADP → Laktat + ATP (nach maximal 45 s)
- Laktat muss sauerstoffabhängig abgebaut werden → Laktat + O_2 → Kohlensäure + Wasser (wird ausgeatmet) + Energie

Oxydative Phosphorylierung:
- Abbau von Kohlenhydraten u. Fetten
- Atmungskette und ATP Synthase
- Fette + Sauerstoff + ADP → Kohlensäure + Wasser + ATP

PT-PRAXIS

Aerobe Glykolyse benötigt Sauerstoff im Muskel. Die Bereitstellung von Sauerstoff im Muskel geschieht durch Myoglobin in den Mitochondrien. Durch Muskeltraining, insbesondere Ausdauertraining erhöht sich die Anzahl der Mitochondrien.

MERKE

Die Laktatkonzentration im Blut kann der Beurteilung des Trainingszustands der Muskulatur dienen.

Muskulatur – Fasertypen (Skelettmuskulatur)

Definition

Muskelfasern können je nach Eigenschaft unterteilt werden in *tonische* und *phasische* Muskelfasern. Innerhalb einer motorischen Einheit haben alle Muskelfasern die gleiche Zusammensetzung.

Beteiligte Strukturen

- Tonische Muskulatur (Typ I):
  - Rote Muskulatur (verstärkte Durchblutung)
  - Reich an Mitochondrien
- Phasische Muskulatur (Typ IIx):
  - Weiße Fasern (geringere Durchblutung)
  - Ermüden schneller
- Mischform: Typ IIa

Funktion

- Tonische Muskulatur: Haltefunktion (z. B. Rückenmuskulatur)
- Phasische Muskulatur: Schnellkraft (z. B. beim Sprint)
- „*Size principle*“: beschreibt die Aktivierung der motorischen Einheiten
  - Bei geringer Belastungsintensität: überwiegend kleine motorische Einheiten (Aα2-Nerven) → Typ I Muskelfasern
  - Bei höherer Belastungsintensität: überwiegend große motorische Einheiten (Aα1-Nerven) → Typ IIx Muskelfasern (explosive Kraft)

PT-PRAXIS

- Muskeltraining bewirkt Muskelfaserveränderungen
- Dehnungsreize und leichte Schädigung von Muskelfasern → Aktin- und Myosin- Produktion durch Aktivierung von Muskelstammzellen (*Satellitenzellen*)
- Kurzes, intensives Training → Verschiebung Richtung Typ II (IIa)
- Umwandlung von Typ II (IIa) zu Typ I ist schwerer zu erreichen

Muskulatur – glatte Muskulatur

Definition

Glatte Muskulatur ist willkürlich nicht zu steuern. Sie findet sich an vielen Stellen, v. a. in der Wand von Hohlorganen, um Blut- und Lymphgefäße sowie an Haaren.

Beteiligte Strukturen

- Spindelförmige Zellen, 5–10 µm lang → kleiner als Skelettmuskelfasern
- Einzelner ovaler Kern in Mitte d. Zelle
- Keine Querstreifung erkennbar

Funktionen

- Glatte Muskulatur reguliert Weite v. Blutgefäßen, transportiert Inhalt d. ➤ Magen-Darm-Trakts, ist an Stuhl- u. Harnkontinenz beteiligt (➤ Kontinenz), lässt z. B. Haare zu Berge stehen
- Glatte Muskelzellen sind eng miteinander verbunden u. bilden so ein Netzwerk → Erregung einer Zelle führt zur Erregung aller Zellen d. Netzwerks (wichtig z. B. für Peristaltik im Magen-Darm-Trakt)
- Auch in Ruhe sind glatte Muskelzellen immer etwas angespannt (*Ruhetonus*)
- Steuerung durch folgende Faktoren:
  - Vegetatives Nervensystem
  - Hormonelle Faktoren oder lokale Faktoren wie Dehnung, pH-Wert, Sauerstoff- oder Kohlendioxidkonzentration des Blutes und Temperatur

MERKE
Die Kontraktionen der glatten Muskulatur sind 5- bis 500-mal langsamer und dauern länger an als die von Skelettmuskeln. Außerdem ermüdet glatte Muskulatur nicht.

Muskulatur – Herzmuskelzellen

Definition

Die Zellen des Herzmuskels (*Myokard*) zeigen zwar eine Querstreifung wie die Skelettmuskelzellen, sie weisen aber auch einige Merkmale glatter Muskulatur auf. Da Herzmuskelzellen auch Eigenschaften haben, die weder bei glatter noch bei Skelettmuskulatur vorkommen, ist es am sinnvollsten, sie als gesonderte Art von Muskelzellen zu betrachten.

Beteiligte Strukturen

- Kleiner als Skelettmuskelzellen
- Zellen verzweigen sich unregelmäßig, bilden Netzwerk mit untereinander
- Zellkern ist längsoval, liegt mittig in Zelle
- Glanzstreifen: Zone, an d. eine Zelle an die andere stößt
- Manche Zellen sind spezialisiert zu Zellen, die Erregung erzeugen od. leiten

Funktionen

- Kontraktion ist unwillkürlich, kontinuierlich und rhythmisch
- Ermüden nicht
- Zellen sind alle elektrisch miteinander gekoppelt (über die Glanzstreifen)
- Können Erregung selbst erzeugen (Schrittmacherfunktion im Sinusknoten)
- Nach einer Kontraktion dauert es bis zu 300 ms, bis die Zelle erneut erregt werden kann (*Refraktärzeit;* Vergleich: Refraktärzeit d. Skelettmuskels 1 ms)

MERKE

Herzmuskelzellen können sich nicht mehr teilen. Abgestorbene Zellen (z. B. nach Infarkt) werden durch bindegewebige Narben ersetzt. Narbengewebe am Herzmuskel kann die Entwicklung von Herzrhythmusstörungen begünstigen (z. B. Extrasystolen, Kammerflimmern).

Muskulatur – quergestreifte Muskulatur

Definition

Quergestreifte Muskulatur ist die Muskulatur der Skelettmuskeln. Sie kann willkürlich kontrolliert werden und ist Teil des aktiven Bewegungsapparats.

Beteiligte Strukturen

(➢ Abb. 38)
Quergestreifte Muskelzelle:
- Lange (bis 15 cm), schlauchförmige Zelle (heißt auch *Muskelfaser*)
- Bis zu 40 randständige Zellkerne
- Jede Muskelfaser hat dünne, elastische, reizbare Zellmembran (*Sakolemm*)
- Im Zytoplasma liegen *Myofibrillen:*
  - Bündel aus Proteinen, die sich über ganze Länge d. Faser ziehen
  - Bestehen aus Myofilamenten: *Aktin* (dünner) u. *Myosin* (dicker)
  - Myofilamente sind regelmäßig angeordnet, überlappen sich tw. → überlappende Abschnitte erscheinen dunkler → Querstreifen
  - Die kleinste kontraktile Einheit heißt *Sarkomer* (jedes Sarkomer ist an genau einem Streifen beteiligt)
  - *Z-Streifen* (Z-Scheiben, Z-Linien): aufgebaut aus Aktin, begrenzen das Sarkomer
  - *M-Proteine:* halten Myosinfilamente zusammen

Makrostruktur:
- Spindelförmig (M. fusiformis): einfach o. zweiköpfig (z. B. M. biceps brachii) o. dreiköpfig (z. B. M. triceps brachii)
- Dreiteilig (z. B. M. deltoideus)
- Vielfach gezackt (z. B. M. serratus anterior)
- Einseitig gefiedert (M. unipennatus)
- Doppelseitig gefiedert (M. bipennatus)
- Mehrbäuchig mit Zwischensehen: zweibäuchig (z. B. M. hyoideum) o. vier- bis fünfbäuchig (z. B. M. rectus abdominalis)

Funktionen

(➢ Abb. 39)
Kontraktion:
- Nervenreiz lässt Ca^{2+} einströmen
- auf Ca^{2+}-Reiz gleiten Filamente unter ATP-Verbrauch ineinander
- Myosinfilament hat kleine Köpfchen, die an Aktinfilamente binden u. mit einer Art Ruderschlag Filamente gegeneinander verschieben → Sarkomere verkürzen sich

BESONDERE INFORMATION

Pathologie der Skelettmuskulatur, d. h. Abweichung vom normalen Muskeltonus:
- *Muskelhypotonie,* d. h. abnorme Schlaffheit der Muskeln:
  - Kann muskulär (z. B. durch Myopathien) o. neuronal bedingt sein (z. B. Floppy-infant-Syndrom bei Säuglingen mit Großhirnschädigung)
- *Parese* (Teillähmung) o. *Paralyse* (vollständige Lähmung)

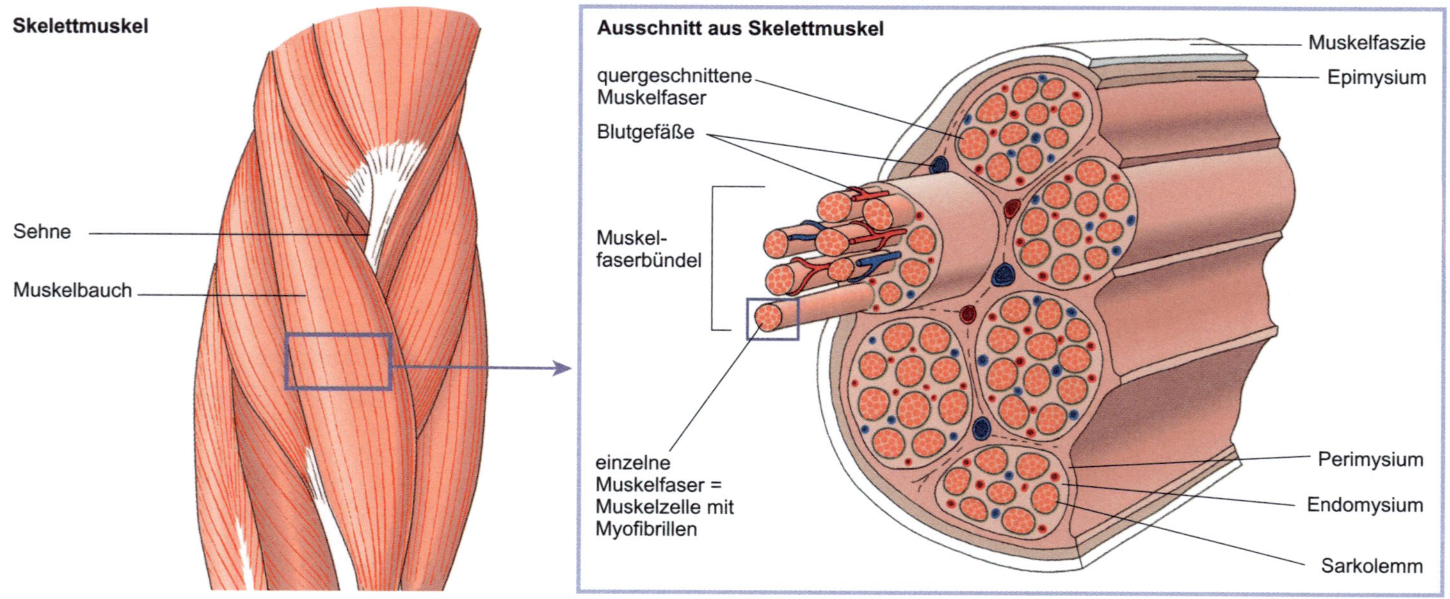

Abb. 38 Aufbau des Skelettmuskeln. Rechts: Ausschnitt aus einem Skelettmuskel. [L190]

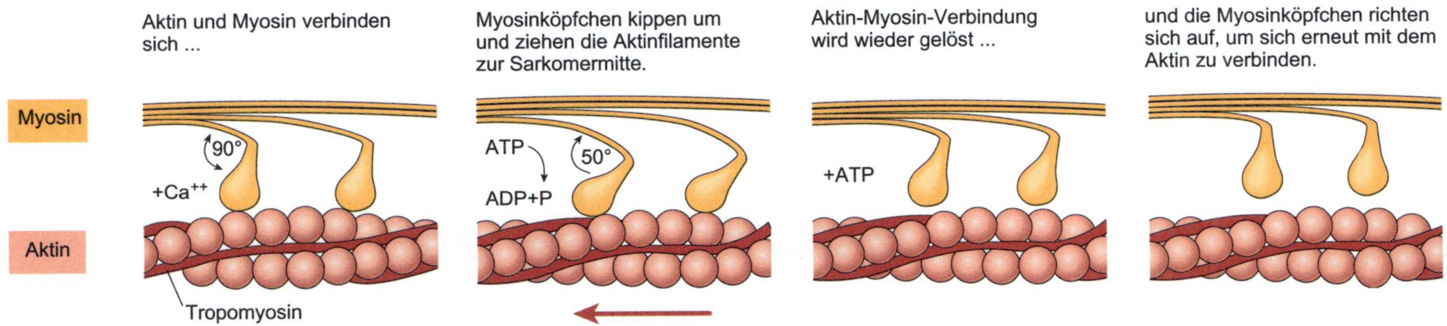

Abb. 39 Mechanismus der Muskelkontraktion nach dem traditionellen Modell des sog. Querbrückenzyklus [L190]

- *Muskelhypertonie,* d.h. erhöhter Spannungszustand der Muskulatur:
  - Spastische Hypertonie (z.B. bei Menschen mit Schlaganfall): Muskeltonus erhöht, lässt im Verlauf einer passiven Bewegung meist plötzlich nach (Taschenmesserphänomen); pathologische Reflexe vorhanden
  - Rigor: (z.B. bei an Morbus Parkinson Erkrankten): Erhöhter Muskeltonus bleibt bei passiver Bewegung erhalten (Zahnradphänomen); Reflexe normal
- Pathologische Kontraktionen:
  - *Spasmus:* plötzliche unwillkürliche Kontraktion einer großen Muskelgruppe
  - *Tremor:* rhythmische, ungewollte Kontraktionen antagonistisch wirkender Muskelgruppen
  - *Faszikulieren:* ungewollte, sichtbare, kurze Zuckungen von Muskelfaserbündeln unter der Haut (keine Körperbewegung)
  - *Tic:* stereotype, sich wiederholende, nicht-rhythmische Bewegung
- *Muskelatrophie:*
  - Inaktivitätsatrophie: ist reversibel
  - Neurogene Muskelatrophie: Nervenversorgung eines Muskel ist durchtrennt, irreversibel
- *Muskeldystrophien:* erblich bedingte Schwäche und progressive Atrophie aller Muskeln

MERKE
Unter einer Tetanie versteht man eine andauernde Muskelkontraktion, die ausgelöst wird durch eine zusätzliche Freisetzung von Ca^{2+}.

Muskulatur – Steuerung (Skelettmuskulatur)

Definition

Die Kontraktion von Muskelzellen wird durch verschiedene Einflüsse auf die Muskelzellen ausgelöst. Quergestreifte Muskeln können nur durch Aktionspotenziale von Nerven erregt werden.

Beteiligte Strukturen

- *Axon* eines Motoneurons (Nervenzelle, die Skelettmuskulatur steuert) bildet mit Muskelfaser spezielle *Synapse* (neuromuskuläre Endplatte):
  - Axon u. Muskelfaser berühren sich nicht (Zwischenraum: synaptischer Spalt)
  - Auf Axonseite d. neuromuskulären Endplatte: Überträgerstoff Acetylcholin in kleinen Bläschen (*Vesikeln*) gespeichert
  - Auf Muskelfaserseite: nikotinische Acetylcholinrezeptoren
- Jede Muskelfaser hat eigene muskuläre Endplatte
- Gruppe v. Muskelfasern, die v. Motoneuron versorgt wird, heißt motorische Einheit
- Sarkoplasmatisches Retikulum dient der Speicherung von Ca^{2+}

Funktionsmechanismen

- *Ruhepotenzial:* Spannung (von ca. 70mV) an unerregter Nervenzelle; das Zellinnere ist gegenüber dem Extrazellulärraum negativ geladen; Durchlässigkeit für Kaliumionen („Kaliumdiffusionspotenzial“)
- *Aktionspotenzial:* Veränderung des Membranpotenzials

Kontraktion der Skelettmuskulatur:

- Ankommendes Aktionspotenzial im Axon führt zu Ca^{2+}-Einstrom ins Axon → Acetylcholin wird ausgeschüttet
- Acetylcholin bindet an Rezeptoren auf Muskelfaser → Kanäle für Natrium öffnen sich → Muskelzelle depolarisiert
  - *Latenzzeit:* Zeit zwischen Moment der Acetylcholinausschüttung und der Kontraktion
- Spannungsgesteuerte Ca^{2+}-Kanäle öffnen sich → Kontraktion wird ausgelöst
- Acetylcholin in synaptischem Spalt wird v. Enzym (*Acetylcholinesterase*) gespalten → Ende d. Erregung
- *Alles-oder-nichts-Regel:* Jedes Aktionspotenzial an neuromuskulärer Endplatte führt zu maximaler Kontraktion d. Muskelfaser → Stärke d. Muskelkontraktion wird nicht v. Stärke d. Erregung, sondern v. Zahl der zum Einsatz kommenden motorischen Einheiten gesteuert
  - *Refraktärzeit:* Zeitraum in der eine erregbare Zelle kein neues Aktionspotenzial auslösen kann

Ein *Agonist* (Spieler) führt eine bestimmte Bewegung aus, sein *Antagonist* (Gegenspieler) ist für entgegengesetzte Bewegung verantwortlich. Muskeln, die sich gegenseitig in ihrer Arbeit unterstützen, nennt man *Synergisten.*

MERKE

Bei Skelettmuskeln, die feine Bewegungen ausführen, besteht eine motorische Einheit aus wenigen Muskelfasern, bei Muskeln, die eher grobe Halteaufgaben haben, aus mehreren.

BESONDERE INFORMATIONEN

Bei automatisierten Bewegungen werden weniger motorische Einheiten aktiviert als bei ungewohnten Bewegungen. Dadurch erfordert das Einüben neuer Bewegungen zusätzliche Energie.

PT-PRAXIS

Isometrische Übungen sind angebracht, wenn der Patient die betroffene Extremität nicht bewegen darf. Bei an Arthrose Erkrankten isotonische Kontraktion vornehmen, um Versteifung zu vermeiden (Kontrakturprophylaxe).

Milz

Definition

Die Milz (*Splen*) ist ein lymphatisches Organ, sie steht v. a. im Dienst der Abwehr. Außerdem beseitigt sie überaltete Erythrozyten (*Blutmauser*). Sie liegt im linken Oberbauch.

Beteiligte Strukturen

- Bohnenförmig, misst ca. 12 cm x 8 cm x 4 cm
- Milz-Arterie (*A. lienalis*) u. Milz-Vene (*V. lienalis*) treten an Milzpforte (*Milzhilus*) ein bzw. aus.
- Von Milz-Kapsel aus ziehen bindegewebige Balken (*Milztrabekel*) ins Milzinnere → stützendes Gerüst.
- Das Innere der Milz besteht aus weißer u. roter *Pulpa:*
  - Weiße Pulpa: lymphatisches Gewebe, umgibt Zentralarterien
  - Rote Pulpa: durchzogen v. Milz-Sinus (weite Gefäße mit dünnen Wänden)
- Zw. Zentralarterie u. Sinus fließt Blut frei durch Gewebe u. tritt durch Wand d. Sinus wieder ins Gefäßsystem ein → alte Erythrozyten können sich nicht mehr genügend verformen um durch Sinuswand zu treten

Funktionen

Die Milz ist als Filter in Blutstrom eingeschaltet. Blut kommt in weißer Pulpa mit Abwehrzellen in Kontakt. In roter Pulpa beseitigen Makrophagen Fremdkörper u. überaltete Blutzellen. Zu den Funktionen der Milz gehören:

- Blutmauser
- Thrombozytenspeicherung
- Abfangen und Abbau von Gerinnungsprodukten
- Sitz der Hämatopoese vor der Geburt

MERKE

Bei Patientinnen und Patienten ohne Milz findet die Erythrozytenmauser in der ➤ Leber statt.

Nervenzellen

Definition

Nervenzellen sind die funktionstragenden Einheiten des Nervensystems.

Beteiligte Strukturen

Nervenzellen bestehen aus Fortsätzen u. einem Zellkörper (*Perikaryon, Soma*). Es gibt Fortsätze, die Erregungen aufnehmen (*Dendriten*) u. solche, die sie weitergeben (*Axon*). Nervenzellen können mehrere verzweigte Dendriten haben, aber nur ein Axon. Bei manchen Nervenzellen ist das Axon v. Markscheiden umhüllt, welche die Erregungsleitung beschleunigen.
Synapsen sind Kontakte, die Nervenzellen untereinander od. mit anderen Strukturen (z. B. Muskeln, Drüsen) haben.
Es gibt verschiedene Typen v. Nervenzellen:

- *Bipolare* Nervenzellen: ein Dendrit, ein Axon
- *Pseudounipolare* Nervenzellen: dem Perykarion entspringt nur ein Fortsatz, der sich in Axon u. Dendrit aufspaltet
- *Unipolare* Nervenzellen: nur ein Axon, Reiz wird über Perykarion aufgenommen (in Sinnesorganen, z. B. Riechschleimhaut)
- *Multipolare* Nervenzellen: häufigste Nervenzellen im ZNS, viele Dendriten, ein Axon

Funktionen

Nervenzellen leiten elektrische Reize (*Aktionspotenziale*) weiter u. können sie dabei verändern.
In manchen Sinnesorganen sind Nervenzellen die primären Sinneszellen, d. h. sie empfangen Sinnesreize u. verarbeiten sie selbst zu Aktionspotenzialen.

Wichtige Erkrankungen

Bei neurodegenerativen Erkrankungen wie der Alzheimer- od. Parkinson-Krankheit werden Nervenzellen zerstört. Das führt zu charakteristischen Ausfallserscheinungen (z. B. Demenz).

MERKE
Erst das Zusammenspiel der über 100 000 000 000 (= 10^{11}) Nervenzellen des Menschen ermöglicht die verschiedenen Leistungen des Nervensystems.

Nebennieren

Definition

Die beiden Nebennieren (*Gll. suprarenales*) sind jeweils etwa 5–10 g schwere, endokrine Hormondrüsen, die der ➢ Nieren oben aufsitzen. Sie sind sowohl funktionell als auch entwicklungsgeschichtlich aufgeteilt in Nebennierenrinde und Nebennierenmark.

Beteiligte Strukturen

Nebennierenrinde: Diese ist aufgeteilt in 3 Zonen (v. außen n. innen) und produziert Steroidhormone:

- *Zona glomerulosa:* Mineralkortikoide (z. B. Aldosteron)
- *Zona fasciculata:* Glukokortikoide (v. a. Kortisol)
- *Zona reticularis:* Sexualhormone (v. a. Androgene)

Nebennierenmark:

- Besteht entwicklungsgeschichtlich aus Nervenzellen des Sympathikus.
- Hat 2 Zelltypen zur Produktion v. Adrenalin od. Noradrenalin

Funktionen

Nebennierenrinde – Glukokortikoide:

- Diese werden durch CRH und ACTH gesteuert:
  - CRH (aus Hypothalamus) stimuliert ACTH Sekretion
  - ACTH (aus Hypophyse) fördert Glukokortikoidausschüttung
- Hohe Glukokortikoidspiegel hemmen Freisetzung (negatives Feedback)
- Wirksamste Glukokortikoid: Kortisol
- Wirkung von Glukokortikoiden:
  - Katabolismus
  - Steigerung der Glukoneogenese
  - Lipolyse
  - Wirkung bei erhöhter Blutkonzentration
  - Antientzündlicher Effekt: Hemmung von Entzündungen u. Hemmung von Wundheilung
  - Immunsuppressiver Effekt: Hemmung von Abwehrzellen
  - Antiallergischer Effekt: Hemmung von überschießenden Antigen-Antikörper-Reaktionen
  - Osteoporotischer Effekt: Ausdünnung der Knochen

Das Nebennierenmark stellt v. a. die Katecholamine Adrenalin u. Noradrenalin her, diese haben folgende Aufgaben:

- Rasche Energiebereitstellung durch Glykogenolyse und Lipolyse
- Stimulation durch vegetative Nervenzellen des ZNS

Wichtige Erkrankungen

Eine Überproduktion v. Glukokortikoiden (z. B. wg. eines Tumors) führt zum Cushing-Syndrom mit Stammfettsucht, Bluthochdruck, dem typ. Vollmondgesicht u. erhöhtem Blutzuckerspiegel.

MERKE

Glukokortikoide wirken u.a. immunsuppressiv und werden als Entzündungshemmer eingesetzt.

Nervensystem – allgemeine Grundlagen

Definition

Die Gesamtheit des Nervengewebes bezeichnet man als Nervensystem. Man kann es funktionell einteilen in willkürliches (*somatisches, animales*) und unwillkürliches (*vegetatives, autonomes*) Nervensystem. Rein topografisch lässt sich das *zentrale* Nervensystem (ZNS) vom *peripheren* Nervensystem (PNS) unterscheiden.

Beteiligte Strukturen

ZNS:
- ➢ Gehirn
- ➢ Rückenmark

PNS:
- Periphere Nerven
- *Afferenzen:* Nerven, die Informationen zum ZNS leiten; sensorische Nervenfasern; Informationen aus Gelenken, Haut, Sinnesorganen und inneren Organen
- *Efferenzen:* Nerven, die Informationen vom ZNS in Peripherie leiten; motorische Nervenfasern; Innervation Skelettmuskulatur, glatter Muskulatur, Drüsen, Herzmuskulatur

Somatisches und *vegetatives* Nervensystem:
- Somatisch: leitet und verarbeitet (bewusste) Reize aus der Umwelt
- Vegetativ: reguliert v. A. Arbeit der inneren Organe → Regulierung des inneren Milieus
- Weder vom Aufbau noch funktional trennbare Systeme

Willkürliches Nervensystem (bewusst steuerbare Vorgänge) und *autonomes Nervensystem* (unbewusst ablaufende Vorgänge)

Funktionen

ZNS:
- Steuerzentrum
- Fasst Informationen zusammen (*integriert*), stimmt sie aufeinander ab (*koordiniert*), setzt sie zueinander in Beziehung (*assoziiert*)
- Entwirft Steuerbefehle u. schickt sie in Peripherie

PNS:
- Leitet Informationen v. ZNS in Peripherie u. v. Peripherie ins ZNS

Autonomes Nervensystem:
- Reguliert unbewusst Funktion innerer Organe

Somatisches Nervensystem:
- Leitet u. verarbeitet bewusste Sinnesreize
- Steuert willkürliche Muskulatur

Nerven – Aufbau

Definition

Ein Nerv ist im *peripheren* Nervensystem (PNS) ein Bündel aus vielen Nervenfasern. Eine Nervenfaser ist das *Axon* (Fortsatz) einer Nervenzelle. Es gibt in Nerven *myelinisierte* (markhaltige) und *nichtmyelinisierte* (marklose) Nervenfasern.

Beteiligte Strukturen

(➢ Abb. 40)
Nervenfaser:
- Axon einer Nervenzelle
- Nervenfasern werden v. *Gliazellen* umgeben (im PNS: Schwann-Zellen, im ZNS Oligodendrozyten), welche die Fasern umhüllen
- Marklose Nervenfasern:
  - Mehrere Nervenfasern liegen in Einsenkungen d. Zellmembran einer Schwann-Zelle
  - Keine Markscheiden
- Markhaltige Nervenfasern:
  - Eine Gliazelle umhüllt einen Abschnitt nur einer Nervenfaser
  - Gliazelle bildet Markscheide um Nervenfaser
  - Markscheide: Gliazelle wickelt sich in mehreren Windungen um Faser → Nervenfaser wird umgeben v. mehreren Lagen Zellmembran mit *Myelin* (Fett-Eiweißgemisch)
  - In gewissen Abständen ist Markscheide unterbrochen → *Ranvier-Schnürringe*
- Gliazellen:
  - Makrogliazellen: Astrozyten (sternförmige Zellen mit zahlreichen Fortsätzen) und Oligodendrozyten (bilden Markscheiden)
  - Mikrogliazellen: „Gehirn-Makrophagen“, kleine bewegliche Zellen
  - Ependymzellen: kleiden Hohlräume in Gehirn und Rückenmark aus

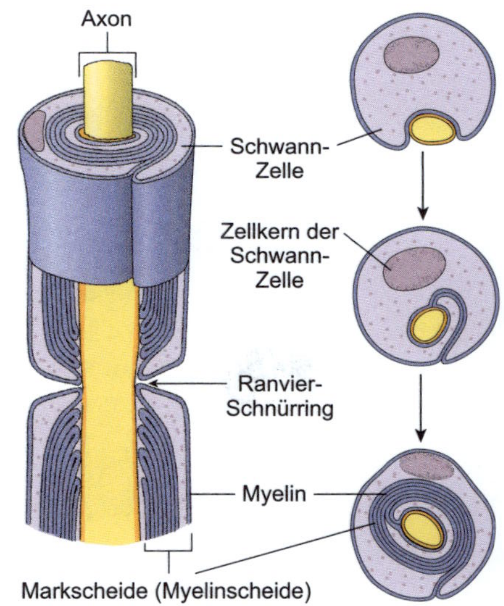

Abb. 40 Schnitt durch eine markhaltige Nervenfaser. Das Axon ist von einer dicken Isolierschicht umgeben, die von der Schwann-Zelle gebildet wird. Rechts ist dargestellt, wie sich die Schwann-Zelle im Laufe der Nervenreifung zunächst an das Axon anlegt, es dann umwickelt und letztlich, durch mehrere Lagen ihrer Zellmembran, die Myelinscheide bildet. [L190]

Nerv:

- Nur im PNS
- Viele Nervenfasern zusammengefasst durch Bindegewebe:
  - Bindegewebshülle um jede einzelne Nervenfaser: *Endoneurium*
  - Mehrere Nervenfasern werden v. Bindegewebe d. *Perineuriums* zu Bündeln zusammengefasst
  - Der ganze N. (bestehend aus mehreren Nervenbündeln) wird v. Bindegewebshülle d. *Epineuriums* umgeben u. im umgebenden Gewebe befestigt

Funktionen

Markscheiden:

- Beschleunigen Leitungsgeschwindigkeit d. Nerven
- Aktionspotenziale wandern an Nervenfaser entlang → wenn jeder Abschnitt d. Nervenfaser eigens erregt wird, dauert es ziemlich lange
- Markscheiden isolieren Nervenfaser zw. Schnürringen elektrisch → in diesem Bereich erreicht Spannungsunterschied d. Aktionspotenzials Nervenfaser nicht → Nervenfaser wird hier nicht erregt
- Nur an Ranvier-Schnürringen erreicht Spannungsunterschied d. Zelloberfläche → Erregung springt v. Schnürring zu Schnürring → saltatorische Erregungsleitung
- Marklose Nervenfasern leiten langsamer

Wichtige Erkrankungen

Bei Multipler Sklerose (MS) werden die Myelinscheiden im ZNS durch einen Autoimmunprozess zerstört u. die Erregungsleitung beeinträchtigt → Missempfindungen, Taubheitsgefühl, Lähmungen.

MERKE

Die Myelinisierung v. Nervenfasern ist nach Geburt noch nicht abgeschlossen. Ihr Fortschreiten zeigt sich u.a. in den wachsenden motorischen Fähigkeiten d. Kindes.

Nerven – Erregungsübertragung an Synapsen

Definition

Für die Weitergabe von Informationen bilden Nervenzellen spezielle Strukturen aus, die *Synapsen.*

Beteiligte Strukturen

Synapsen (➤ Abb. 41):
- Verbinden Nervenzellen, Nerven- u. Muskelzellen o. Nerven- u. Drüsenzelle
- Synaptische Verbindung zwischen Axon und Muskelzelle: motorische Endplatte

Aufbau einer (chem.) Synapse:
- *Präsynaptisches* Neuron (Neuron, v. d. Information kommt):
  - Synaptisches Endknöpfchen: birnenförmige Auftreibung am Ende d. Axons
  - Synaptische Bläschen (*Vesikel*) mit Neurotransmitter
- *Postsynaptisches* Neuron (Neuron, das Information aufnimmt): postsynaptische Membran mit Rezeptoren für Neurotransmitter
- Zw. Neuronen: synaptischer Spalt

Funktionen

Je nachdem, welcher Neurotransmitter ausgeschüttet wird, u. mit welchen Rezeptoren die postsynaptische Membran ausgestattet ist, werden hemmende u. erregende Synapsen unterschieden:
- Hemmende Synapsen: Membranpotenzial d. postsynaptischen Neurons wird erhöht, Neuron wird hyperpolarisiert (inhibitorisches postsynaptisches Potenzial, IPSP); typischer Transmitter: GABA
- Erregende Synapsen: Membranpotenzial d. postsynaptischen Neurons wird gesenkt, Neuron wird depolarisiert (erregendes postsynaptisches Potenzial, EPSP); typischer Transmitter: Glutamat

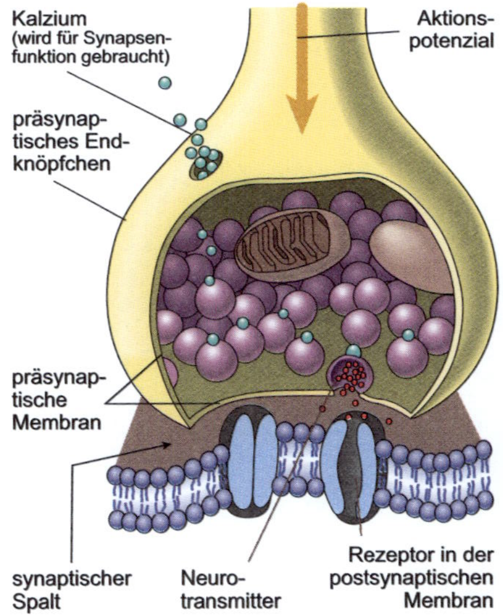

Abb. 41 Aufbau einer Synapse. Die anhaltende Erregung bewirkt mit Hilfe von Kalzium, dass Neurotransmitter in den synaptischen Spalt ausgeschüttet werden. Im Ruhezustand sind die Neurotransmitter in den synaptischen Bläschen gespeichert. Auf der postsynaptischen Membran finden sich Rezeptoren, an die sich die Transmitter anheften. [L190]

Ablauf Erregungsübertragung:

- Aktionspotenzial kommt am Endknöpfchen an → Vesikel verschmelzen mit Zellmembran, setzen Transmitter frei
- Transmitter bindet an Rezeptoren d. präsynaptischen Membran, die direkt od. indirekt Ionenkanäle öffnen
- Transmitter wird wieder aus synaptischem Spalt entfernt durch:
  - Wiederaufnahme ins präsynaptische Neuron
- Aufnahme in umgebende Zellen
- Spaltung durch Enzyme

BESONDERE INFORMATION

Neuropeptide (z.B. Opioide oder Endorphine) sind Botenstoffe des Gehirns, die das Erleben von Gefühlen und Schmerzen fein abgestuft regulieren können.

MERKE

Nervenzellen erhalten meist Eingänge v. mehr als einer Synapse. Je nachdem, wie schnell hintereinander Aktionspotenziale an den Synapse ankommen und ob mehr erregende oder hemmende Eingänge registriert werden, verändert die Nervenzelle die Frequenz ihrer Aktionspotenziale. Sie errechnet also aus ihren Eingängen ein neues Signal.

Nervensystem, autonomes

Definition

Das *autonome* (*vegetative*) Nervensystem steuert unbewusst wichtige Körperfunktionen wie Atmung, Kreislauf, Stoffwechsel und Wasserhaushalt. Funktionell kann man die beiden Gegenspieler Sympathikus und Parasympathikus unterscheiden.

Beteiligte Strukturen

Sympathikus u. Parasympathikus werden v. Nervenkernen in Rückenmark, Hirnstamm u. tw. auch höheren Gehirnanteilen gesteuert.
In d. Peripherie werden d. Nervenfasern auf ein 2. Neuron umgeschaltet. Diese Neuronen liegen in Gruppen u. bilden Ganglien. Die peripheren Anteile v. Sympathikus u. Parasympathikus bestehen also aus einem *präganglionären* Neuron (Ursprung im Rückenmark) u. einem *postganglionären* Neuron.

Sympathikus:

- Sitz d. präganglionären Neurons: Nervenkerne in Seitenhörnern d. ➤ Rückenmarks (C8–L2 → *thorakolumbal*)
- Fasern verlassen Rückenmark mit ➤ Spinalnerven
- Umschaltung auf postganglionäres Neuron für Kopf, Hals u. Brustregion erfolgt im Grenzstrang (mehrere Ganglien, neben Wirbelsäule angeordnet, vertikal durch Nervenfasern perlschnurartig verbunden)
- Umschaltung auf postganglionäres Neuron für Bauch- u. Beckenorgane in prävertebralen Ganglien (in Umgebung d. großen Arterien), Nervenfasern bilden in ihrer Umgebung große Geflechte (u. a. *Plexus coeliacus* u. *Plexus aorticus abdominalis*)
- Transmitter d. präganglionären Neurons: Acetylcholin
- Transmitter d. postganglionären Neurons: Noradrenalin
- Sonderfall: Nebennierenmark ist funktionell sympathisches Ganglion, dessen Zellen Adrenalin u. Noradrenalin ausschütten → wird v. präganglionärem Neuron innerviert

Parasympathikus:

- Ursprung d. präganglionären Neurons: Nervenkerne d. ➤ Hirnnerven VII, IX, X im Hirnstamm, Seitenhörner des Rückenmarks v. S2–S4
- Ganglien liegen in Nähe od. in Wand d. Erfolgsorgane
- Transmitter beider Neurone: Acetylcholin

Darmnervensystem:

- Neurone liegen in Darmwand (Auerbach- u. Meissner-Plexus)

Funktionen

Sympathikus:

- U. a.: erweitert Pupille, vermindert Darmbewegungen, vermindert Sekretion d. Speicheldrüsen, verengt Blutgefäße im Magen-Darm-Bereich u. Haut, erweitert Bronchien → möglichst große körperliche Leistung

Parasympathikus:

- U. a.: verengt Pupille, erhöht Darmbewegungen, erhöht Sekretion d. Speicheldrüsen, erweitert Blutgefäße, verengt Bronchien → Ruhe, Verdauung

Darmnervensystem:

- Steuert Aktivität im Magen-Darm-Trakt (u. a. Wandbewegungen)
- Erhält modulierende Reize v. Sympathikus u. Parasympathikus

MERKE

Der Sympathikus macht den Körper bereit für „fight or flight", der Parasympathikus für „rest and digest" (Ruhe und Verdauung).

Niere – allgemeine Grundlagen

Definition

Die beiden Nieren (Einzahl: *Ren, Nephros*) liegen in der hinteren Bauchwand. Ihre Hauptaufgaben sind die Filtration des Blutes sowie Produktion und Abgabe von Harn.

Lage und Aufbau

Lage:
- In hinterer Bauchwand, unter Zwerchfell
- Retroperitoneal; hinter Bauchfell, vor Rückenmuskulatur

Aufbau:
- Bohnenförmig
- Jede Niere ist von Bindegewebshülle umgeben (Nierenkapsel)
- Größe: etwa 11 × 6 × 2,5 cm
- Medial: Nierenpforte (*Nierenhilus*), mit Nierenbecken u. Gefäßen
- Ins Nierenbecken münden 8–12 trichterförmige Nierenkelche
- Im Längsschnitt: 3 Schichten:
  - *Nierenbecken*
  - Nierenmark (*Medulla renalis*): angeordnet in Pyramiden, deren Spitze (*Markpapille*) in Nierenkelch hineinragt
  - Nierenrinde (*Cortex renalis*): umgibt Pyramiden, Ausläufer (Columna renalis) füllen auch Raum zw. ihnen
- Jede Markpyramide u. d. sie umgebende Nierenrinde sind ein Nierenlappen

Gefäße:
- Arterieller Zufluss: *A. renalis*
- Verzweigt sich in Zwischenlappenarterien (*Aa. interlobares*), die in Nierensäulen Richtung Oberfläche ziehen
- Auf Höhe Basis d. Markpyramiden gehen Bogenarterien (*Aa. arcuatae*) ab
- Ziehen als Zwischenläppchenarterien (*Aa. interlobularis)* Richtung Kapsel
- Aus den Aa. interlobularis gehen Arteriolen hervor, die als Vas afferens zu Nierenkörperchen ziehen (➤ Niere – Nierenkörperchen)
- Am Nierenkörperchen bildet das Gefäß ein Knäuel (*Glomerulum*)
- *Vas efferens* verlässt Nierenkörperchen
- *Vasa efferentia* bilden entweder Kapillarnetz um Nierentubulus in d. Rinde od. steigen als *Vasa recta* tief ins Mark ab
- Venöser Abfluss: *V. renalis,* v. dort in untere Hohlvene *V. cava inf.*

Funktionen

Niere:
- Konstanthaltung des Wassergehaltes und des osmotischen Drucks
- Ausscheidung von Stoffwechselendprodukten, v. a. des Eiweißstoffwechsels und v. Fremdsubstanzen wie Medikamente
- Reguliert Wasser- u. Elektrolythaushalt
- Ist beteiligt an Blutdruckregulation
- Reguliert Säure-Basen-Gleichgewicht

- Wandelt Vitamin-D-Vorstufe in aktives Vitamin D um
- Ist endokrin aktiv (Renin, Erythropoetin)

Autoregulation – Durchblutung:

- Vas afferens u. Vas efferens regulieren ihre Weite u. damit Blutdruck u. Durchblutung d. Glomerulus

MERKE

Druck im Glomerulum bleibt bei arteriellem Mitteldruck zw. 80 mmHg und 190 mmHg konstant.

Niere – Nierenkörperchen

Definition

Die kleinste funktionelle Einheit der Niere ist das Nephron. Es besteht aus dem Nierenkörperchen (*Glomerulum*), in dem der Primärharn abgefiltert wird, u. einem Harnkanälchen (*Tubulusapparat)*, in dem der Harn konzentriert wird. Die Tubuli mehrere Nephrone münden in ein Sammelrohr, das den Harn zum Nierenbecken leitet.

Beteiligte Strukturen

(➤ Abb. 42)

Niere:

- Am Gefäßpol (oben) tritt *Vas afferens* ein, *Vas efferens* aus
- Glomerulum ist umgeben von Bowman-Kapsel
- Hohlraum zw. 2 Blättern der Bowman-Kapsel: Kapselraum
- In Kapselraum wird Primärharn abgepresst
- Am Harnpol (unten) tritt Primärharn in Tubulusapparat über

Juxtaglomerulärer Apparat:

- Liegt zwischen distalem Tubulus und Vas afferens am Gefäßpol des Nierenkörperchens

Funktionen

Glomerulärer Filtrationsdruck:

- Druck, mit d. Wasser u. gelöste Blutbestandteile in Kapselraum gepresst werden
- Resultiert aus:
  - *Hydrostatischem* (Blut-)Druck im Glomerulus (ca. 50 mmHg)
  - *Kolloidosmotischem* Druck v. a. der Bluteiweiße (wirkt entgegengesetzt, ca. 25 mmHg)
  - *Hydrostatischem* Druck im Kapselraum (ca. 17 mmHg)
- 50 mmHg – 25 mmHg – 17 mmHg = 8 mmHg glomerulärer Filtrationsdruck

Glomeruläre Filtrationsrate (GFR):

- Menge Glomerulusfiltrat, die in 1 Minute in beiden Nieren produziert wird
- Normalwert ca. 120 ml/min (→ ca. 180 l täglich!)
- Durch Autoregulation d. Nierendurchblutung werden glomerulärer Filtrationsdruck u. glomeruläre Filtrationsrate relativ konstant gehalten

Juxtaglomerulärer Apparat:

- Bildung von Renin

MERKE

Die Kreatininkonzentration im Blut ist ein Marker für die Nierenfunktion und ermöglicht das grobe Abschätzen der GFR.

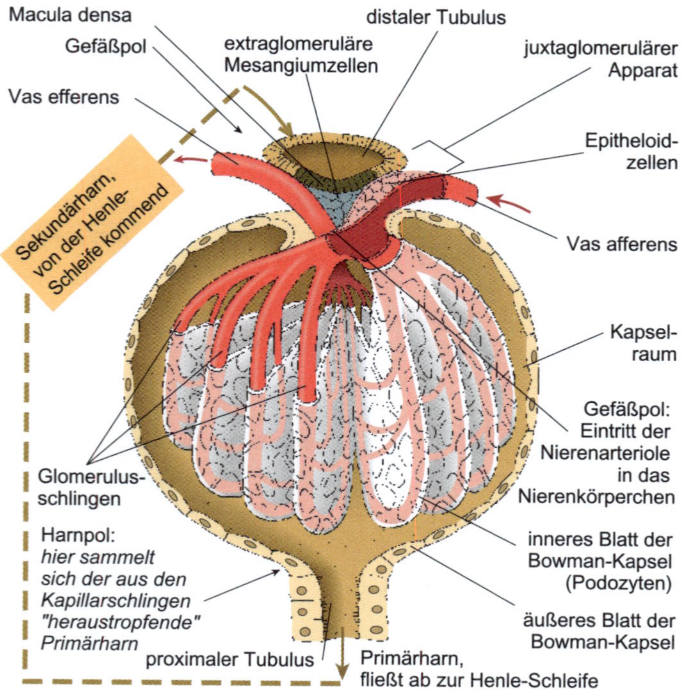

Abb. 42 Feinbau eines Glomerulums (Nierenkörperchens). Der juxtaglomeruläre Apparat ist die Kontaktzone zwischen zuführender Arteriole und dicht anliegendem distalem Tubulusabschnitt. Dort wird u. a. Renin gebildet. [L190]

Niere – Tubulusapparat

Definition

Im Harnkanälchen (*Tubulusapparat*) wird der Harn konzentriert. Die Tubuli mehrerer Nephrone münden in ein Sammelrohr, das den Harn zum Nierenbecken leitet.

Beteiligte Strukturen

- Aus Nierenkörperchen entspringt proximaler Tubulus (am Harnpol); mit gewundenem u. geradem Teil (zieht hinunter ins Nierenmark)
- Daran anschließend: *intermediärer* Tubulus; macht eine Kurve (Henle-Schleife), zieht wieder Richtung Rinde
- *Distaler* Tubulus: gerader Teil, daran anschließend gewundener Teil; berührt den Gefäßpol seines eigenen Nierenkörperchens (bildet mit Teilen d. Nierenkörperchens juxtaglomerulären Apparat)
- Verbindungstubulus: verbindet distalen Tubulus u. Sammelrohr
- Sammelrohr: zieht zum Nierenbecken

Funktionen

- Großteil des Primärharns wird rückresorbiert
- Im Tubulussystem werden Stoffe auch in d. Harn abgegeben (*sezerniert*), z. B. Harnstoff, Medikamente, je nach Konzentration im Blut K^+-Ionen
- Der Endharn ist etwa 4-mal höher konzentriert als das Plasma
- Zusammensetzung des Urins:
  - 95 % Wasser, die restlichen 5 % Harnstoff, Harnsäure und Kreatinin
  - Urochome färben Urin gelblich

MERKE

Die Nierenschwelle für Glukose liegt bei etwa 180 mg/dl. Ist im Blut mehr Glukose, kann sie nicht mehr vollständig aus dem Harn entfernt werden → Glukose wird mit dem Urin ausgeschieden (*Glukosurie*). Da die Glukose Wasser mitzieht, ist dann die Urinmenge erhöht.

Niere – Wasser-, Elektrolyt- und Säure-Basen-Haushalt

Definition

Die Nieren können die Ausscheidung von Wasser und Elektrolyten je nach Bedarf entweder hochfahren (*Diurese*) oder extrem drosseln (*Antidiurese*). Über diese Mechanismen werden das Volumen und die Osmolarität des Extrazellulärraumes (also auch des Blutes) sehr genau eingestellt. Über die Ausscheidung von Bikarbonat oder sauren H^+-Ionen spielen die Nieren überdies eine Rolle im Säure-Basen-Haushalt.

Beteiligte Strukturen

- Hypophyse: sezerniert Adiuretin (ADH)
- Nebenniere: sezerniert Mineralokortikoide (v. a. Aldosteron)
- Zellen im Herzvorhof: sezernieren ANF (atrialer natriuretischer Faktor)
- Juxtaglomerulärer Apparat: sezerniert Renin (RAAS) u. reguliert die GFR (Nierenkörperchen)
- Tubulusepithelzellen: kleiden Tubulusapparat aus, verändern ihre Durchlässigkeit für Wasser, Elektrolyte, Bikarbonat u. H^+-Ionen

Funktionen

Antidiurese:

- Niedriger Blutdruck o. Natriumgehalt in Serum → Ausschüttung von Renin
- Renin wandelt Angiotensinogen in Angiotensin I um, Angiotensin Converting Enzyme (ACE) wandelt
  - Angiotensin I in Angiotensin II um
  - Angiotensin II wirkt an *Vas afferens* u. *Vas efferens* → verringert Nierendurchblutung u. damit GFR
  - Außerdem löst es Durst aus, führt zu Ausschüttung v. ADH, Aldosteron u. Katecholaminen (Adrenalin, Noradrenalin)
- Wirkungen am Tubulusapparat:
  - Aldosteron: vergrößert Na^+-Resorption im Sammelrohr
  - ADH: baut im Sammelrohr verstärkt Wasserkanäle in Zellmembran d. Epithelzellen ein → mehr Wasser strömt aus Sammelrohr

Diurese:

- ADH-Ausscheidung nimmt bei verminderter Blutosmolarität ab
- Zellen im Herzvorhof erkennen eine erhöhte Dehnung d. Vorhofs (also ein vergrößertes Blutvolumen) → schütten ANP aus
- ANP wirkt am Vas afferens erweiternd → Nierendurchblutung, GFR steigen Führt zu verstärkter NaCl- u. Wasser-Ausscheidung

Säure-Basen-Haushalt:

- Niere können Entgleisungen d. Säure-Basen-Haushalts längerfristig kompensieren (kurzfristige Kompensation: ➤ Atmung)
- Alkalose: Nieren scheiden mehr Bikarbonat, weniger H^+ aus
- Azidose: Nieren scheiden weniger Bikarbonat, mehr H^+ aus

Wichtige Erkrankungen

Beim Diabetes insipidus (der nichts mit der Blutglukose zu tun hat) wird entweder zu wenig ADH in d. Hypophyse ausgeschüttet, od. die Nieren reagieren nicht auf ADH → extreme Diurese (Polyurie mit mehr als 20 l täglich u. vermehrtem Durst, Polydipsie).

MERKE

Viele gängige *Diuretika* („Entwässerungsmittel") verringern die Resorption von NaCl im Tubulus → aus osmotischen Gründen wird mehr Wasser mit dem NaCl ausgeschüttet. Da im Sammelrohr Na^+ im Austausch gegen K^+ resorbiert wird, führt ein vermehrtes Na^+-Angebot im Sammelrohr zu einer höheren K^+-Ausscheidung → viele Diuretika können als Nebenwirkung zu Elektrolytentgleisung (v. a. *Hyperkaliämie*) führen.

Ohr – Aufbau

Definition

Das Hörorgan reagiert auf Schallreize. Man unterscheidet das äußere Ohr mit Ohrmuschel und Gehörgang, das Mittelohr mit den Gehörknöchelchen und das Innenohr.

Beteiligte Strukturen

- Äußeres Ohr:
  - Ohrmuschel: Grundgerüst: elastischer Knorpel
  - Trommelfell: Dünne Membran aus Bindegewebe; Grenze zwischen äußerem Ohr und Innenohr
- Mittelohr:
  - Paukenhöhle
  - Zwei Knochenfenster: ovales und rundes Fenster
  - Ohrtrompete (*Eustachische Röhre*): Verbindung Mittelohr und oberer Rachenraum
  - Drei kleine Knochen: Hammer (*Malleus*), Amboss (*Incus*) und Steigbügel (*Stapes*)
- Innenohr:
  - Sinnesrezeptoren für Gehör und Gleichgewicht
  - Cochlea: gefüllt mit Perilymphe

Funktion

- Ohrmuschel: Schalltrichter; verbessert Aufnahme d. Schallwellen
- Drüsen im Gehörgang: produzieren Ohrschmalz (*Cerumen*)
- Trommelfell: gerät durch Schallwellen in Schwingung, überträgt Schwingung auf Gehörknöchelchen d. Innenohres
- Ohrtrompete: Ermöglicht Druckausgleich zw. Paukenhöhle u. Umgebung
- Gehörknöchelchen: Übertragen Bewegungen d. Trommelfells aufs Innenohr
- Hören:
  - Schallwellen = Luftdruckschwankungen; Schwingungen
  - Schallwellen bringen Trommelfell zum Schwingen, Trommelfell bewegt Gehörknöchelchen
  - Steigbügelplatte bringt ovales Fenster zum Schwingen → Perilymphe schwingt
  - Sinneszellen geben Reiz über N. vestibulocochlearis zum Hörzentrum im Großhirnschläfenlappen

Ohr – Gleichgewichtssinn

Definition

Der Gleichgewichtssinn gibt Informationen über Position und Drehungen des Kopfes und ermöglicht – zusammen mit anderen Sinnesorganen – eine Orientierung im Raum. Im Innenohr ist das Gleichgewichtsorgan der Vestibularapparat mit Vorhof (*Vestibulum*) und den 3 Bogengängen.

Beteiligte Strukturen

Häutiges Labyrinth d. Gleichgewichtsorgane:
- Im Vorhof: kleine Säckchen (*Utriculus* u. *Sacculus*), durch Gänge miteinander verbunden
- Bogengänge: 3 halbkreisförmige Gänge, stehen im 90°-Winkel zueinander, münden in Utriculus:
  - Vorderer Bogengang: steht in Frontalebene
  - Hinterer: steht in Sagittalebene
  - Seitl.: steht in Horizontalebene
- Jeder Bogengang hat am Ende eine Erweiterung: *Ampulle*

Rezeptoren:
- *Macula:*
  - In Sacculus u. Utriculus
  - Liegt im Utriculus horizontal, im Sacculus vertikal
  - Sekundäre Sinneszellen mit Sinneshärchen, Härchen ragen in gallertige Masse hinein
  - Gallertige Masse: *Statolithenmembran;* Decke über den Haarzellen, in die Kalziumkarbonatkristalle eingelagert sind → schwerer als *Endolymphe*
- *Crista ampullaris:*
  - Jeweils eine in Ampullen der Bogengänge
  - Leiste, auf der Sinnes- u. Stützzellen liegen
  - Sinneshärchen d. Sinneszellen ragen in eine gallertige Kuppel hinein: *Cupula*
  - Cupula liegt wie Segel im Bogengang

Zentrale Schaltstationen:
- VIII. ➤ Hirnnerv (*N. vestibulocochlearis*) leitet Informationen zu den Vestibularis-Nervenkernen im Hirnstamm
- Informationen werden u. a. weitergeleitet zu: Thalamus, Nervenkernen für Augenbewegungen, Kleinhirn, Rückenmark

Funktionsmechanismen

Macula-Organe:
- Wenn sich d. Statolithenmembran bewegt, knicken Sinneshärchen ab → Aktionspotenziale d. VIII. Hirnnerven
- Statolithenmembran ist schwerer als Endolymphe → schwimmt nicht → folgt Schwerkraft
- Im Stand: Sinneszellen im Utriculus (horizontal) nicht erregt; Sinneszellen im Sacculus (vertikal) maximal erregt
- Im Liegen: genau umgekehrt → Gehirn kann Position d. Kopfes errechnen

- Maculae nehmen außerdem Beschleunigung wahr: Statolithenmembran ist träge, folgt Bewegungen des Schädels mit Verzögerung

Bogengangorgane:

- Endolymphe ist träge → bei Drehbewegungen d. Kopfes folgt sie zuerst nicht → drückt gegen Cupula
- Bewegung d. Cupula führt zum Abknicken d. Sinneszellen

Verschaltungen im ZNS:

- Fasern zu Nervenkernen für Augenbewegung: Augen bleiben auch bei Bewegung d. Kopfes auf fixiertes Objekt gerichtet
- Fasern zu Rückenmark u. Kleinhirn: Körperstellung wird justiert

Wichtige Erkrankungen

Bei Bewegungskrankheiten (*Kinetosen*) kommt es durch die Verknüpfung d. Gleichgewichtssinns mit vegetativen Zentren bei ungewohnten Bewegungen zu Übelkeit, Erbrechen, Schwindel, z. B. Reisekrankheit.

PT-PRAXIS

Der zervikale Schwindel ist ein Beispiel für einen nichtvestibulären Schwindel, der durch Veränderungen im HWS-Bereich (z. B. Degeneration der Wirbelkörper) hervorgerufen wird. Durch Reizung des A. vertebralis bei Kopfbewegungen wird Drehschwindel ausgelöst.

Propriozeption

Definition

Eigenwahrnehmung bzw. -empfindung eines Organs oder des Körpers, ermöglicht u. a. die Lagekontrolle des Körpers im Raum, wird v. a. über Mechanorezeptoren vermittelt.

Aufbau

Rezeptortypen:

- Muskelspindeln (Muskellänge): sind in fast allen Skelettmuskeln zu finden. Bestehen im Gegensatz zu Arbeitsmuskulatur aus intrafusalen Fasern. Diese haben einen nicht kontraktilen sensorischen Mittelteil. Es gibt zwei Arten:
  - Statische/dynamische Kernsackfasern: Kernsackregion mit mehreren Zellkernen im Zentrum
  - Kernkettenfasern: weniger Zellkerne, über gesamte Länge angeordnet
- Golgi-Sehnenorgane in Sehnenenden (Muskelspannung)
- Kapselsensoren (Gelenkstellung): Gelenkrezeptoren (4 Typen)

Rezeptoren und Bahnen – afferent:

- Muskelspindel Mittelteil:
  - Ia-Fasern = dynamisch und statisch
  - II-Fasern = statisch
- Golgisensoren in Sehnenenden: Ib-Fasern = Zugspannung in den Sehnen
- Gelenkrezeptoren I–IV in Gelenkkapseln: II-Fasern = dynamisch und statisch

Rezeptoren und Bahnen – efferent:

- α-Motoneurone: innervieren normale Muskelfasern
- γ-Motoneurone: innervieren Muskelspindelfasern
  - Dynamisch: Kernsackfasern
  - Statisch: Kernsackfasern und Kernkettenfasern.

Funktionen

- Stellungssinn (Lage im Raum)
- Bewegungssinn (Zusammenspiel der Muskeln)
- Kraftsinn (erforderliche Muskelarbeit zum Überwinden von Widerständen)

PT-PRAXIS

Entspannungstechniken können helfen, Stress abzubauen und den Gammatonus der Muskulatur zu senken.

Proteinsynthese

Definition

Proteine (Eiweiße) werden nach den Anweisungen der aus den Chromosomen „herauskopierten“ Erbsubstanz DNA aufgebaut. Die Reihenfolge der Basen einer DNA entspricht der späteren Reihenfolge der Aminosäurebausteine im Eiweiß. Ein Gen der DNA entspricht jeweils einem Eiweißmolekül.

Funktionsmechanismus

- Proteinsynthese findet nicht im Zellkern, sondern im Zytoplasma an den Ribosomen statt
- Ein Basentriplet (3 aufeinander folgende Basen) codiert jeweils eine Aminosäure
- DNA-Basen: Adenin, Thymin, Guanin und Cytosin
- 1. Transkription:
  - Erstellung der “Zwischenkopie” der DNA: messenger-RNA (*mRNA*)
  - DNA wird entspiralisiert und der Doppelstrang bricht auf
  - RNA Moleküle können sich anlagern und mRNA bilden
- 2. Translation:
  - Übersetzung der mRNA-Codes in die Aminosäuresequenz der Proteine
  - mRNA erreicht Ribosomen: *tRNA* transportier Aminosäuren zu Ribosomen
  - tRNA hat Anticodon (Codon, mit dem sich tRNA an Codon auf mRNA bindet)
  - Proteinsynthese ist beendet, wenn mRNA Stopp-Codon erreicht

Funktion

Proteine (Eiweiße) bestimmen maßgeblich den Aufbau bzw. die Struktur der Zelle, z. B. als Bestandteile der Zellmembran, der Mikrofilamente, der Mikrotubuli und vieler anderer Zellteile. Außerdem regulieren sie als Enzyme alle chemischen Reaktionen in der Zelle und sind deshalb für die Funktion der Zelle von entscheidender Bedeutung.

Reflexe – allgemeine Grundlagen

Definition

Reflexe sind Reaktionen auf äußere Reize, die immer gleich und unwillkürlich ablaufen. Dabei unterscheidet man zwischen Eigenreflexen (Reizaufnahme und -antwort erfolgen im gleichen Organ, Reizverarbeitung über nur eine Synapse, immer in der Skelettmuskulatur) und Fremdreflexen (Reizaufnahme in einem anderen Organ als Reizantwort, Verarbeitung über mehr als eine Synapse).

Vegetative Reflexe lassen sich in *viszeroviszerale* (Reizaufnahme und -antwort über autonomes Nervensystem), *viszerosomatische* (Reizaufnahme über autonomes, Reizantwort über somatisches Nervensystem) und *viszerokutane* Reflexe (Wechselwirkung zwischen Haut und inneren Organen) unterteilen.

Beteiligte Strukturen

Reflexbogen – Weg, den ein Reiz vom Auslöser zum reagierenden Organ nimmt:

- Rezeptor: Mechano-, Thermo-, Chemo-, Photo (Licht)- oder Nozi (Schmerz)-rezeptoren
- Sensible Nervenfasern: Weiterleitung an ZNS
- Reflexzentrum im ZNS: Nervenkerne im ZNS (z. B. Rückenmark)
- Motorische Nervenfasern: Weiterleitung an Effektor
- Effektor: ausführendes Organ (z. B. Muskel oder Drüse)

Funktionen

Eigenreflexe (z. B. Patellarsehnenreflex):

- Passive Dehnung d. Muskels (z. B. durch Schlag auf Patellasehne) erregt Längenrezeptoren d. Muskelspindeln
- Afferenz ins Rückenmark erregt α-Motoneurone
- Motorische Fasern erregen Muskulatur → passive Dehnung wird mit aktiver Verkürzung ausgeglichen

Fremdreflexe (z. B. Beugereflex):

- Schmerzreiz, z. B. durch Tritt in einen Nagel
- Afferenz ins Rückenmark erregt Beugemuskulatur des betroffenen Beins → Entfernung v. der Schmerzquelle
- Kollateralen erregen Strecker des anderen Beins → Umkippen wird verhindert
- Reflexantwort durch vom Großhirn absteigende Fasern willkürlich beeinflussbar

Wichtige Erkrankungen

Zahlreiche neurologische Krankheiten lassen sich durch Abweichungen vom normalen Reflexverhalten diagnostizieren. Beispiel: Babinski-Reflex lässt sich bei Pyramidenbahnläsionen auslösen. Bestreichen des lateralen Fußrandes führt zu Streckung der Großzehe u. Spreizung der anderen Zehen → „Babinski-positiv".

MERKE

Sehnenreflexe sind eigentlich Muskelreflexe: Erregung der Muskelspindel durch plötzliche Dehnung (z.B. Schlag mit Reflexhammer) löst Kontraktion des Muskels aus. Der Golgi-Sensor hingegen reagiert auf hohe Muskelspannung und bewirkt die Entspannung des Muskels.

Reflexe – frühkindliche

Definition

Frühkindliche Reflexe werden auch Reaktionen genannt. Sie sind größtenteils auf Hirnstammebene verschaltet. Ihre Aktivität ist Zeichen für die Unreife des ZNS und sie werden eingestellt, sobald ein übergeordnetes Zentrum heranreift.

Prinzipien

Waltezeit:

- Zeitraum, in dem ein frühkindlicher Reflex physiologisch ist (z. B. Fechterstellung bei 6 bis 8 Wochen alten Säuglingen)

Stellreaktion:

- Automatische, unbewusste, vom Mittelhirn gesteuerte Schutzreaktion (Stellreaktion): Koordination von Bewegung
- Gleichgewichtsreaktion
- Automatische, unbewusste, vom Mittelhirn gesteuerte Schutzreaktion (Gleichgewichtsreaktion): Körperhaltung und Bewegungsmöglichkeiten im Raum

Funktion

Viele Reflexe sichern das Überleben:

- Nahrungsaufnahme (Such-, Rooting-, Saugreflex)
- Schutz- und Abwehrfunktion (Reflex acusticofacialis [RAF])
- Lokomotion (Schreitreaktion)
- Greifen und Festhalten (palmarer/plantarer Greifreflex)

PT-PRAXIS

In der Bobath-Therapie werden durch die sog. Faszilitation an Schlüsselpunkten physiologische Haltungs- und Bewegungsmuster angebahnt.

MERKE

Reflexverstärkung: Die Auslösung des Handgreifreflexes verstärkt den Saugreflex bzw. die Saug-Schluck-Koordination.

Rückenmark

Definition

Das Rückenmark (*Medulla spinalis*) ist Teil des zentralen Nervensystems. Es geht auf Höhe der Schädelbasis ohne Unterbrechung ins Gehirn über. Das Rückenmark liegt im Wirbelkanal, umgeben von den Hirnhäuten. Es besteht aus Nervenzellkörpern sowie aus auf- und absteigenden Bahnen aus Nervenfasern.

Beteiligte Strukturen

Das Rückenmark füllt den Wirbelkanal bis zur Höhe des 1. od. 2. Lendenwirbels aus. Die Wurzelfäden der unterhalb v. L2 austretenden ➤ Spinalnerven ziehen als Pferdeschweif (*Cauda equina*) weiter abwärts.

Im Querschnitt erkennt man eine Gliederung in weiße u. graue Substanz (➤ Abb. 43).

- Weiße Substanz: auf- u. absteigende Bahnen (*Tractus*)
- Graue Substanz: schmetterlingsförmig, auf jeder Seite ein Vorder-, Seiten- (Achtung: nicht im ganzen Rückenmark!) u. Hinterhorn

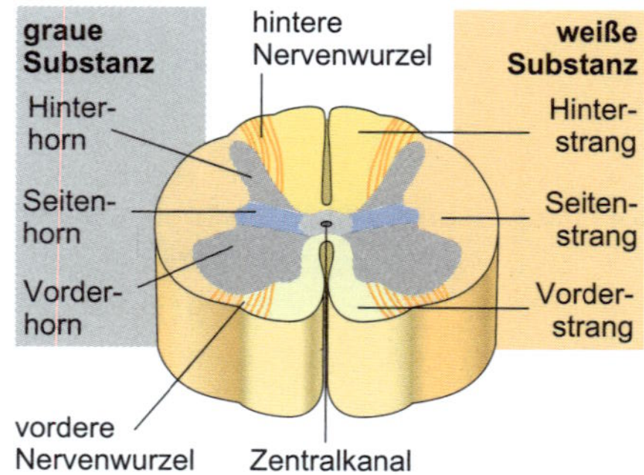

Abb. 43 Das Rückenmark im Querschnitt [L190]

Afferente Rückenmarksbahnen:

- Hinterstrangbahnen: ziehen zur Medulla oblongata
- Seitenstrangbahnen: führen zum Cerebellum
- Vorderseitenstrangbahnen: Impuls wird auf Neurone im Hinterhorn umgeschaltet

Efferente Rückenmarksbahnen:

- Pyramidenbahn
- Extrapyramidale Bahnen

Die arterielle Versorgung erfolgt über das horizontale und das vertikale System, die über Anastomosen verbunden sind.

- Vertikales System:
  - *A. spinalis anterior:* versorgt Vorderhörner, Basis der Hinterhörner und Vorder- und Seitenstränge
  - *Aa. spinales posteriores:* versorgen Rest der Hinterhörner sowie Hinterstränge
- Horizontales System:
  - Aus Aa. vertebralis zweigen Rami spinales ab
  - Dorsaler Zweig: *A. radicularis posterior* u. ventraler Zweig: *A. radicularis anterior*
  - Drei Versorgungsgebiete: Zervikalgebiet, Thorakalgebiet u. Lumbalgebiet

Die venöse Versorgung unterscheidet sich je nach Tiefe der Venen.

- Intramedulläre Venen folgen Muster der Arterien

- Tiefe Venen:
  - Drainieren ventralen Teil und münden in *V. longitudinalis mediana anterior*
  - Radiäre Venen drainieren dorsalen Teil und münden in *V. longitudinalis mediana anterior/posterior* und *V. longitudinalis lateralis anterior/posterior*
- Oberflächliche Venen:
  - Sind klappenlos und dünnwandig; sind in Plexus eingebunden: *Plexus venosus vertebralis internus anterior* und *Plexus venosus vertebralis internus posterior*

Funktionen

Weiße Substanz:

- Aufsteigende Bahnen mit sensorischen Informationen:
  - Hinterstrangbahn: Tastsinn, Vibrationsempfinden
  - Seitenstrangbahnen (*Tractus spinocerebellaris*): Informationen über Bewegung u. Lage des Körpers (*Propriozeption*).
  - Vorderseitenstrangbahn (*Tractus spinothalamicus ant.* u. *lat.*): Druck-, Temperatur- u. Schmerzempfinden
- Absteigende Bahnen:
  - Pyramidenbahn (*Tractus corticospinalis*): motorische Informationen v. a. für Präzisionsbewegungen
  - Extrapyramidale Bahnen: motorische Informationen für grobe u. unwillkürliche Bewegungen

Graue Substanz:

- Vorderhorn: Motoneurone, versorgen motorisch Skelettmuskulatur; Ausgangspunkt der motorischen Fasern aus Vorderwurzeln der Spinalnerven, auch Schaltstationen für motorische ➤ Reflexe.
- Seitenhorn: Nervenzellen des autonomen Nervensystems (C8–L2: Sympathikus; Sakralmark: Parasympathikus)
- Hinterhorn: sensorische Nervenzellen; Endpunkt der sensiblen Fasern aus Hinterwurzeln d. Spinalnerven

Wichtige Erkrankungen

- Bei der in Entwicklungsländern noch grassierenden Kinderlähmung (*Poliomyelitis*) werden Motoneurone in Vorderhorn u. Hirnstamm zerstört → schlaffe Lähmung der Extremitäten, Sensibilität bleibt voll erhalten.
- Werden durch Trauma, Tumor od. Entzündung die Bahnen des Rückenmarks unterbrochen, entwickelt sich das Bild der Querschnittslähmung: unterhalb der Läsion kommt es zuerst zur schlaffen, nach mehreren Wochen zur spastischen Lähmung.

MERKE

Motorische Lähmungen

- *Parese:* Erschlaffung, inkomplette Lähmung, Minderung der Bewegungsfähigkeit
- *Paralyse* (Plegie): komplette Lähmung, völlige Bewegungsunfähigkeit
- *Spasmus:* plötzliche unwillkürliche Kontraktion einer großen Muskelgruppe

PT-PRAXIS

Die Therapie von Querschnittsgelähmten fokussiert sich auf Kompensationsstrategien: Training von funktionierender Muskulatur in Kraft, Ausdauer u. Koordination. Ziel ist eine Wiedereingliederung in ein möglichst selbstständiges Leben.

Rückenmuskulatur

Definition

Die Rückenmuskulatur untergliedert sich in:
- Oberflächliche Rückenmuskulatur: entwicklungsgeschichtlich in den Rücken eingewandert
- *Autochthone* (tiefe) Rückenmuskulatur: zusammengefasst als Rumpfaufrichter (*M. erector spinae*); entwicklungsgeschichtlich am Rücken entstanden (autochthon = v. selbst entstanden)

Beteiligte Strukturen

Die oberflächliche Rückenmuskulatur gehört funktional zur Schulter- bzw. Schultergürtelmuskulatur u. wird dort besprochen.

Charakteristika der autochthonen Rückenmuskulatur:
- Erstreckt sich vom Kreuz- bzw. Darmbein bis zum Hinterkopf
- Schließt auch tiefe Nackenmuskulatur mit ein
- Wird im LWS- u. unteren BWS-Bereich v. derber Bindegewebshülle (*Fascia thoracolumbalis*) umhüllt, die aus 3 Schichten besteht
  - Oberflächliches Blatt: ist an *Procc. spinosi* befestigt und bedeckt M. erector spinae von dorsal
  - Mittleres Blatt: hat Ursprung an *Procc. transversi* und *Ligg. intertransversarii* und bedeckt M. erector spinae von ventral
  - Tiefes Blatt: hat Ursprung an Ventralflächen der Procc. transversi und den dazwischen liegenden Ligamenten und liegt ventral vom *M. quadratus lumborum*
- Wird aus den *Rr. posteriores* der ➤ Spinalnerven innerviert
- Gliedert sich in medialen sowie lateralen Trakt
- Medialer Trakt: tiefer gelegen, besteht aus:
  - *Mm. interspinales:* liegen im zervikalen, thorakalen und lumbalen Bereich (helfen beim Strecken der Wirbelsäule)
  - *Mm. spinales:* als M. spinalis capitis et cervicis im Zervikalbereich und als M. spinalis thoracis im Thorakalbereich; sind mit M. longissimus verbunden (sichern Krümmung, strecken Wirbelsäule bei doppelseitiger Anspannung, neigen sie bei einseitiger Anspannung zur Seite)
  - *Mm. intertransversarii mediales:* liegen im zervikalen und lumbalen Bereich zwischen Procc. transversi (einseitige Innervation und Kontraktion: Seitwärtsneigung, bei beidseitiger Anspannung die Extension)
  - *Mm. rotatores:* liegen im zervikalen, thorakalen und lumbalen Bereich (drehen Wirbelsäule zur kontralateralen Seite

- *M. semispinalis:* als M. semispinalis capitis et cervicis im zervikalen, als M. semispinalis thoracis im thorakalen Bereich (bei beidseitige Kontraktion Streckung der zervikalen und thorakalen Wirbelsäule
- *Mm. multifidi:* bestehen aus kleinen Muskelbündeln, die von Os sacrum bis zweiten Halswirbel reichen (drehen die Wirbelsäule zur heterolateralen Seite bzw. fixieren o. strecken sie bei beidseitiger Anspannung)

- Lateraler Trakt: oberflächlich gelegen, lange Muskelzüge, besteht aus:
  - *Mm. iliocostales:* lange Muskeln in der zervikalen, thorakalen und lumbalen Wirbelsäule (unterstützen Streckung u. Seitwärtsneigung in der zervikalen und thorakalen Wirbelsäule)
  - *Mm. longissimi:* lange Muskeln, als M. longisissmus capitis und cervicis im zervikalen Bereich und als M. longissimus thoracis im thorakalen und lumbalen Bereich (bewirken Seitwärtsneigung u. Drehung sowohl des Kopfes als auch des entsprechenenden Wirbelsäulenabschnittes zur selben Seite; Streckung v. Wirbelsäule u. Kopf)
  - *Mm. splenii:* M. splenius capitis u. M. splenius cervicis liegen im zervikalen und hochthorakalen Bereich, setzen am Proc. mastoideus an (unterstützen die Seitwärtsneigung und Drehung zur gleichen Seite und Streckung von Kopf und zervikaler Wirbelsäule)

Funktionen

- Medialer und lateraler Trakt: unterstützen alle Bewegungen mit Ausnahme der Ventralflexion
- Funktionelle Einteilung der Rückenmuskulatur:
  - Interspinales System (gerader Verlauf zwischen Procc. spinosi)
  - Intertransversales System (gerader Verlauf zwischen Procc. transversi)
  - Transversospinales System (schräger Verlauf von Procc. transversi kaudal zu Procc. spinosi kranial)
  - Spinotransversales System (schräger Verlauf von den Procc. spinosi kaudal zu Procc. transversi kranial)

Wichtige Erkrankungen

Mangelndes Training der Rückenmuskeln kann zu Rückenschmerzen u. Haltungsschäden führen.

Schädel – Knochen

Definition

Der knöcherne Schädel (*Cranium*) besteht aus Gesichtsschädel (*Viscerocranium*) und Hirnschädel (*Neurocranium*).

Beteiligte Strukturen

Neurocranium:

- Unten: Schädelbasis
- Oben: Schädelkalotte
- Knochen d. Hirnschädels (➤ Abb. 44):
  - *Os frontalis* mit *Sinus frontalis*
  - *Os parietale:* paarig
  - *Os temporale:* paarig, bildet Teil v. Schädelbasis u. -kalotte; im Felsenbein (*Pars petrosa*) liegen Hör- u. Gleichgewichtsorgan
  - *Os occipitale:* mit großem Hinterhauptsloch (*Foramen magnum*); trägt an Unterseite Gelenkflächen für ersten Halswirbel
  - *Os sphenoidale:* mit *Sinus sphenoidalis;* im *Sella turcica* liegt Hypophyse
  - *Os ethmoidale:* v. außen nicht zu sehen, liegt zw. Augenhöhlen, enthält Siebbeinzellen (*Cellulae ethmoidalis*), Siebbeinplatte (*Lamina cribrosa*, mit Durchtritt I. Hinnerv) bildet Dach d. Nasenhöhle

Viscerocranium:

- Öffnung zur Mundhöhle ➤ Nase u. Nasenhöhle
- Augenhöhlen (*Orbitae;* Einzahl *Orbita*)
- Knochen d. Gesichtsschädels (➤ Abb. 44):
  - *Os lacrimale:* kleine Knochen in Augenhöhle
  - *Maxilla:* mit *Sinus maxillaris,* trägt auf Zahnfortsatz (*Proc. alveolaris*) Zähne; nach hinten geht Jochfortsatz (*Proc. zygomaticus*) ab
  - *Mandibula*
  - *Os zygomaticum:* formt Großteil d. Jochbogens (*Arcus zygomaticus*)
  - *Os palatinum:* v. außen nicht sichtbar; formt mit Gaumenfortsatz (*Proc. palatinus*) Maxilla d. harten Gaumens (*Palatum durum*)
  - *Os nasale:* bildet oberen Teil d. Nasenrückens
  - *Vomer:* v. außen nicht sichtbar; Teil d. Nasenseptums
  - *Concha nasalis inferior:* paarig, ragt in Nasenhöhle
  - *Os hyoideum:* Hals
  - Gehörknöchelchen: Mittelohr (➤ Ohr – Mittelohr)

Funktionen

Der Hirnschädel schützt d. Gehirn. Durch Löcher (*Foramina*) treten Nerven u. Gefäße aus u. ein.

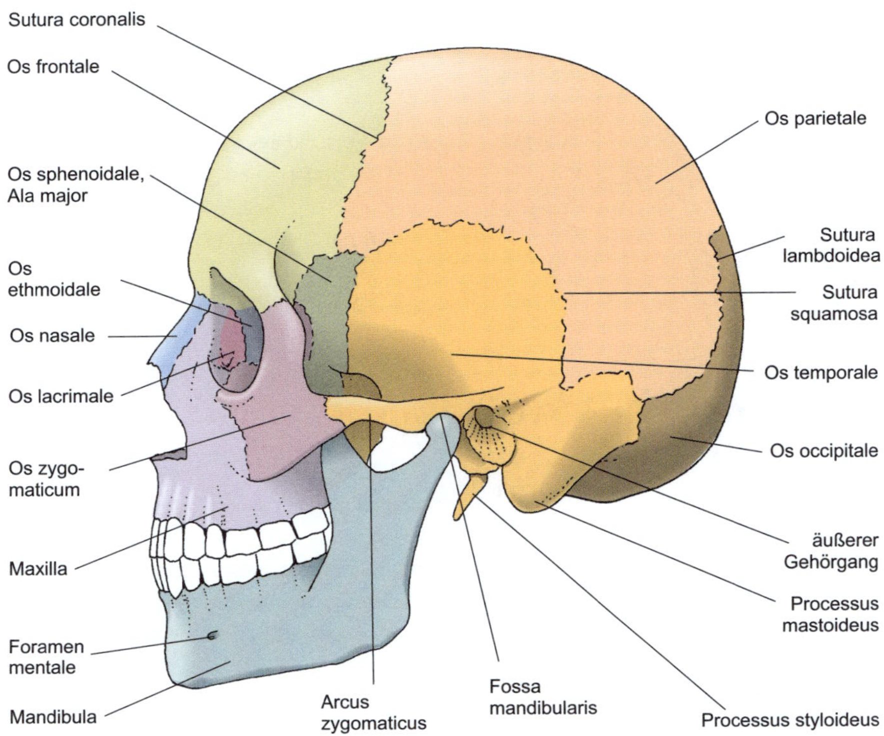

Abb. 44 Der Schädel von lateral [L190]

Schädel – Schädelnähte und Fontanellen

Definition

Die platten Knochen des Hirnschädels sind untereinander durch Knochennähte (*Suturae*) verbunden. Bei Neugeborenen sind zwischen den Schädelknochen Lücken, die mit Bindegewebe ausgefüllt sind. Diese Lücken heißen *Fontanellen.*

Beteiligte Strukturen

(➢ Abb. 45)
Schädelnähte:

- *Sutura frontalis:* trennt Hälften d. *Os frontalis*
- *Sutura coronalis:* zw. Os frontalis u. *Ossa parietale*
- *Sutura sagittalis:* zw. Ossa parietale
- *Sutura lambdoidea:* zw. Ossa parietale u. *Os occipitale*
- *Sutura squamosa:* zw. *Os temporale* u. Os parietale. Mit zunehmendem Alter verknöchern die Suturen.

Fontanellen:

- *Fonticulus ant.*: Verschluss im 2. Lebensjahr
- *Fonticulus post.*: Verschluss im 3. Lebensmonat
- *Fonticulus sphenoidalis:* Verschluss bald nach Geburt
- *Fonticulus mastoideus:* Verschluss bald nach Geburt

Funktionen

Fontanellen machen den kindl. Kopf beim Durchtritt durchs mütterl. Becken flexibler.

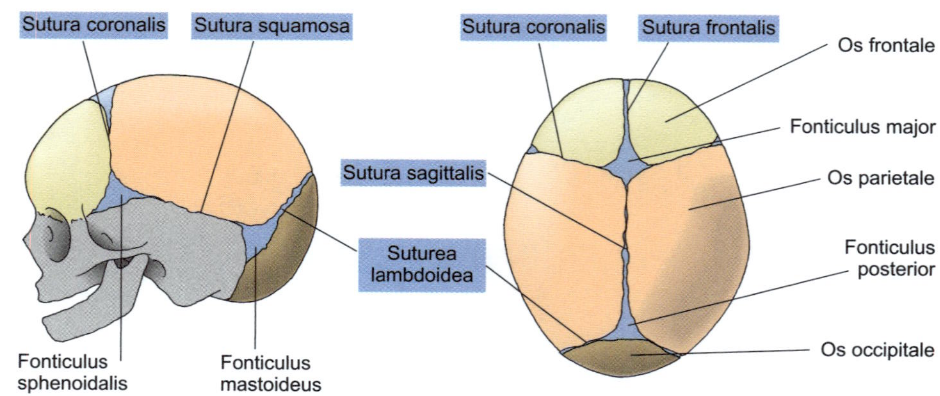

Abb. 45 Schädelnähte und Fontanellen [L190]

Schädel – Schädelbasis

Definition

Auf den Gruben der Schädelbasis ruht das Gehirn. Sie hat Durchtrittsstellen (*Foramina*) für Nerven und Gefäße. Man unterscheidet die vordere, mittlere und hintere Schädelgrube, die treppenartig hintereinander angeordnet sind.

Beteiligte Strukturen

(➤ Abb. 46)

Vordere Schädelgrube (*Fossa cranii anterior*):

- Darunter: Augenhöhlen
- Nur durch dünne Knochenschuppe v. Augenhöhle getrennt
- Gebildet v. Stirnbein (*Os frontale*), Siebbein (*Os ethmoidale*) u. den kleinen Flügeln d. Keilbeins (*Os sphenoidale*)
- In vorderer Schädelgrube liegt Frontallappen d. Großhirns (➤ Gehirn – Großhirn)
- Durch Siebbeinplatte tritt I. Hirnnerv (*N. olfactorius*) ein

Mittlere Schädelgrube (*Fossa cranii media*):

- Gebildet v. Körper u. großen Flügeln d. Os sphenoidale
- Körper d. Os sphenoidale hat mittig Grube, die an Reitsattel erinnert: Türkensattel (*Sella turcica*), in d. Hypophyse liegt
- Enthält Parietallappen d. Großhirns
- Durch *Foramen orbitale* tritt II. Hirnnerv (*N. opticus*) ein
- Durch *Canalis caroticus* (Kanal der inneren Halsarterie) tritt *A. carotis* int. Ein
- Durch *Foramen jugulare* treten u. a. die *V. jugularis int.* aus u. X. Hirnnerv (*N. vagus*) ein
- Hinterrand bildet Felsenbeinpyramiden (*Pars petrosa* d. *Os temporalis*)

Hintere Schädelgrube (*Fossa cranii posterior*):

- Gebildet v. Hinterseite Sella turcica (*Dorsum sellae*), Hinterhauptsbein (*Os occipitale*) u. Felsenbeinpyramide
- Enthält Kleinhirn
- Durch inneren Gehörgang (*Meatus acusticus internus*) tritt VIII. Hirnnerv (*N. vestibulocochlearis)* ein
- Verlängertes Mark verlässt Schädel durch großes Hinterhauptsloch (*Foramen magnum*), die beiden *Aa. vertebralis* treten hier ein

Schädelbasis v. außen:

- Neben Hinterhauptsloch: Gelenkflächen des *Antlantookzipitalgelenks* zw. Schädelbasis u. erstem Halswirbel (*Atlas*)
- Prominente Vorsprünge lateral d. Hinterhauptlochs:
  - *Proc. styloideus:* spitz, v. ihm geht ein Band zum Zungenbein aus
  - *Proc. mastoideus:* abgerundet, v. ihm entspringt M. sternocleidomastoideus; mit Hohlräumen: *Cellulae mastoideae*

Wichtige Erkrankungen

Bei Frakturen d. Schädelbasis können je nach Lokalisation – Nerven od. Gefäße abgerissen u. geschädigt werden.

MERKE

Bei Verdacht auf Schädelbasisfrakturen auf Blutungen oder Liquoraustritt aus Nase oder Ohren achten.

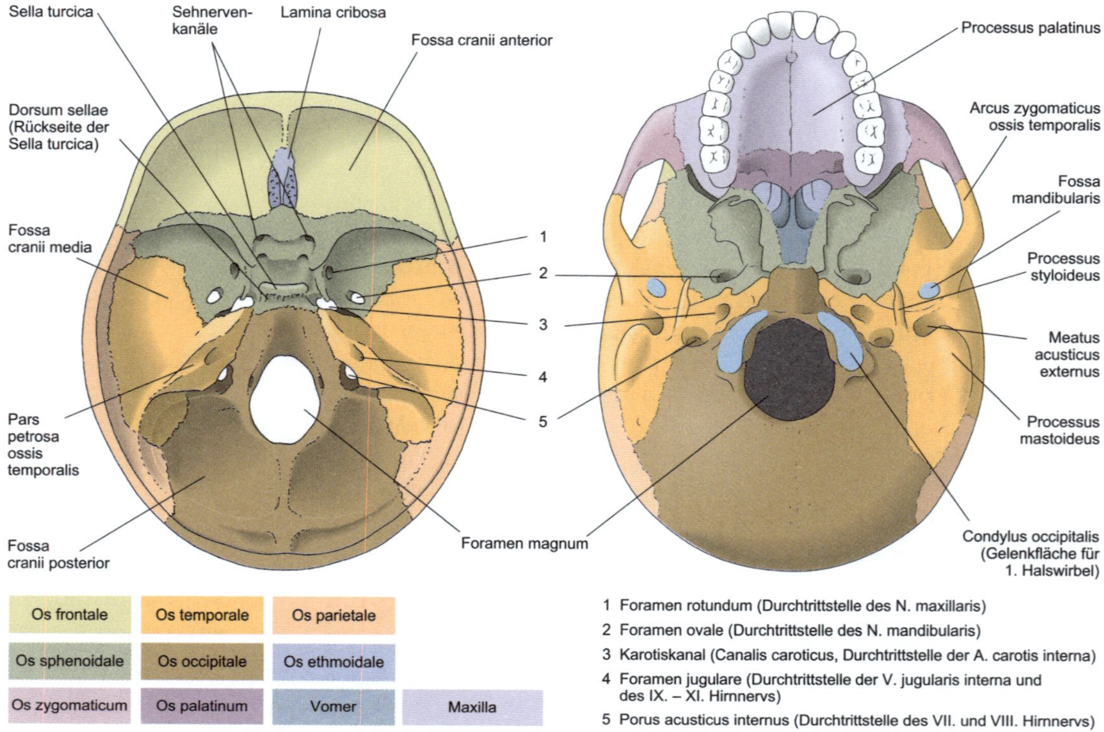

Abb. 46 Innere Schädelbasis von kranial nach Entfernung der Kalotte und des Gehirns (links), äußere Schädelbasis von kaudal (rechts) [L190]

Schmerz

Definition

Schmerz ist eine negativ empfundene Sinneswahrnehmung (*Nozisensorik*). Sie ist überlebenswichtig, da sie das Vorhandensein schädigender Ursachen anzeigt und es ermöglicht, diesen auszuweichen.

Beteiligte Strukturen

- Sensoren (Nozizeptoren): freie Nervenendigungen im ganzen Körper
- Zentrale Verarbeitung:
  - Zellkörper der Rezeptoren in Hinterwurzel d. > Rückenmarks u. best. Hirnnervenkernen
  - Hinterhorn wirkt als Art „Filterstation"
  - Weiterleitung zur sensorischen Großhirnrinde
- Absteigendes Hemmsystem: vom Gehirn aus absteigende Bahnen hemmen Schmerzneurone über *Endorphine*

Funktionsmechanismen

- Produkte v. Entzündung od. Gewebeschädigung (u. a. Prostaglandin, Bradykinin, Histamin, Serotonin) reizen Nervenfasern
- Schädigung od. Durchtrennung v. Nervenfasern → neurogener S. (hell, einschießend)
- Unterschiedliche Arten v. Schmerz:
  - *Oberflächenschmerz:* aus d. Haut: zuerst: hell, rasch nach Verletzung/Schädigung; später: dumpf, brennend, klingt langsamer ab
  - *Tiefenschmerz:* aus Muskeln, Gelenken, Knochen: dumpf, schlecht zu lokalisieren
  - *Viszeraler Schmerz:* aus inneren Organen: dumpf, schlecht zu lokalisieren
  - *Neurogener Schmerz* und neuropathischer Schmerz: primäre Verletzung o. Dysfunktion im Nervensystem, nicht von Reizung der Nozizeptoren abhängig
- Sonderformen d. Schmerzes:
  - *Projizierter Schmerz:* Schmerzen können durch Verschaltung afferenter Neurone des Hinterhorns an anderer Stelle innerhalb eines Segmentes ausgelöst werden (z. B. Schmerzprojektion in den Oberarm bei Problemen der Rotatorenmanschette)
  - *Übertragener Schmerz:* durch neuronale Konvergenz (mehrere Afferenzen enden auf gemeinsame Neurone) kann Schmerz an anderer Stelle wahrgenommen werden (z. B. Schmerzen in Oberarm bei Herzinfarkt)
  - *Head-Zonen:* Hautzonen die neuronal mit inneren Organen zusammenhängen

Wichtige Erkrankungen

Bei fast allen Erkrankungen ist die Bekämpfung v. Schmerz eines der wichtigsten Therapieziele.

MERKE

Ein ziehender Schmerz kann auch ohne Nervenreizung auftreten als Folge eines projektierten Schmerzes aus anderen gereizten Strukturen. Ausfallerscheinungen können allerdings nur durch Nervenkompression verursacht werden.

Schultergürtel – Knochen

Definition

Das knöcherne Gerüst des Schultergürtels besteht aus Schulterblatt (*Skapula*) und Schlüsselbein (*Klavikula*). Das Schlüsselbein ist gelenkig mit dem Brustbein (*Sternum*) verbunden. Am Schultergürtel ist die obere ➢ Extremität befestigt.

Beteiligte Strukturen

Klavikula:
- S-förmig gebogen
- An den Enden: Extremitas sternalis und Extremias acromialis mit Gelenkflächen
- Gelenk mit Brustbein: *Sternoklavikular*gelenk
- Klavikula liegt dem Thorax ventrokranial auf, ist medial über Sternoklavikulargelenk mit dem Sternum verbunden
- Ansatzstelle sämtlicher Hals-, Nacken- und Brustmuskeln

Skapula:
- Platter, etwa dreieckiger Knochen
- Liegt Brustkorb v. hinten an
- An Rückseite: vorspringende Leiste, die *Spina scapulae*
- Spina scapulae hat an äußerem Ende dachartigen Vorsprung: Schulterhöhe (*Akromion*)
- *Angulus acromialis:* Übergang zwischen Spina scapulae und Akromion
- *Proc. coracoideus* zeigt am Außenrand nach vorne
- Am Akromion treffen Schulterblatt u. Schlüsselbein im *Akromioklavikular*gelenk (Schultereckgelenk) aufeinander
- Unterhalb d. Akromions liegt Schultergelenkspfanne (*Cavitas glenoidale*)

Bänder:
- Zw. Schlüsselbein u. Brustbein
- Zw. Schlüsselbein u. Schulterblatt

Kreislauf im Schulterbereich:
- Arteriell: A. subclavia zieht unter Klavikula und M. subclavius her und wird zur A. axillaris, diese gibt Äste ab:
  - Auf Höhe der Achsel: *A. thoracoacromialis*
  - Weiter distal: *A. circumflexa humeri anterior* und *posterior*
  - *A. subscapularis* (teilt sich in A. thoracodirsalis und A. circumflexa scapulae)
  - *Aa. thoracica lateralis:* zieht über M. serratus anterior nach kaudal
- Venös: oberflächliche und tiefe Venen sind durch *Vv. communicantes* verbunden
  - *V. axillaris:* Fortsetzung der V. brachialis
  - *V. jugularis:* hinteres Sternoklavikulargelenk
  - Lateral am Oberarm: *V. cephalica*

Funktionen

- Sternoklavikular- u. Akromioklavikulargelenk: Kugelgelenke mit eingeschränkter Drehbewegung (Einschränkung durch Bänder)
- Schultergelenk: Kugelgelenk
- Bewegung der Schulter:
  - Vor- und Rückwärtsbewegen: Klavikula macht Pro- bzw. Retraktion gegenüber Skapula
  - Hochheben und Herunterziehen: Klavikula macht Abduktion bzw. Adduktion gegenüber Skapula
  - Elevation und Depression sowie Pro- und Retraktion im Sternoklavikulargelenk (Sternum: unbeweglich, Skapula: mobiler Gelenkpartner)

Schultergürtel – Muskulatur

Definition

Die Muskulatur des Schulterbereichs verbindet den Humerus, die Knochen des Schultergürtels und den Thorax miteinander. Anatomisch unterscheidet man die skapulothorakale, die thorakohumerale und die skapulohumerale Muskulatur.

Aufbau

Skapulothorakale Muskulatur:

- Ventrale Schultergürtelmuskulatur (➢ Tab. 27):
  - *M. pectoralis minor:* entspringt am Brustkorb, setzt am Schulterblatt an
  - *M. serratus ant.*: entspringt mit mehreren Zacken am Brustkorb, setzt am Schulterblatt an
  - *M. subclavius:* v. erster Rippe zum Schlüsselbein
- Dorsale Schultergürtelmuskulatur (➢ Tab. 28):
  - *M. trapezius:* entspringt entlang einer langen Linie v. Hinterkopf über Dornfortsätze d. Wirbelkörper bis zur Brustwirbelsäule, setzt am Schlüsselbein u. am Akromion d. Schulterblatts an

Tab. 27 Die ventrale skapulothorakale Muskulatur

Muskel	Ursprung	Ansatz	Funktion	Innervation
M. pectoralis minor	Ventrale Seite 3.–5. Rippe	Proc. coracoideus, skapulare Seite	Zieht Skapula in Depression u. Protraktion, unterstützt Retroversion Arm u. arbeitet als Atemhilfsmuskel bei fixiertem Schultergürtel	N. pectoralis medialis
M. serratus anterior	Ventrale Seite 1.–9. Rippe	Mit 3 Ansätzen an Skapula: an Pars superior Angulus superior, an Pars intermedia Margo medialis und an Pars inferior Angulus inferior	Zieht Skapula in Protraktion, fixiert sie am Thorax und arbeitet als Atemhilfsmuskel; Pars inferior bewirkt zusätzlich Laterorotation Skapula	N. thoracicus longus
M. subclavius	Oberseite der 1. Rippe	Unterseite der Klavikula, Extremitas acromialis	Zieht Klavikula an Sternum und fixiert somit Sternoklavikulargelenk	N. subclavius

Tab. 28 Die dorsalen skapulothorakalen Muskeln

Muskel	Ursprung	Ansatz	Funktion	Innervation
M. trapezius: Pars descendens	Am Schädel von Linea nuchae superior und Protuberantia occipitalis externa sowie vom Lig. nuchae C1–C6	Am lateralen Drittel Klavikula und Akromion	Zieht Skapula in Elevation u. Laterorotation. Pars descendens bewirkt bei beidseitiger Anspannung Extension u. bei einseitiger Anspannung Lateroflexion mit kontralateraler Rotation der zervikalen WS	Hirnnerv N. XI, Plexus cervicalis
M. trapezius: Pars descendens	Am unteren Teil Lig. nuchae (C6–C7) und den oberen thorakalen Procc. spinosi (Th1–3)	Akromion u. lateraler Teil Spina scapulae	Retraktion Skapula	
M. trapezius: Pars descendens	Processus spinosi Th3–12	Am lateralen Drittel der Spina scapulae	Retraktion u. Laterorotation der Skapula	
M. levator scapulae	Procc. transversi C1–C4 (Tub. post.)	Angulus superior u. oberer Teil Margo medialis scapulae	Elevation u. Mediorotation Skapula; zervikal Lateroflexion u. homolaterale Rotation	Plexus cervicalis, N. dorsalis scapulae
M. rhomboideus major	Procc. spinosi Th1–Th4	Margo medialis scapulae	Elevation, Retraktion u. Mediorotation d. Skapula	N. dorsalis scapulae
M. rhomboideus minor	Procc. spinosi C6–C7 u. Lig. nuchae	Margo medialis scapulae	Elevation, Retraktion u. Mediorotation Skapula	N. dorsalis scapulae

- *M. levator scapulae:* v. Querfortsätzen d. oberen 4 Halswirbel zum Schulterblatt
- *M. rhomboideus major* u. *minor:* v. letztem Hals-/ersten Brustwirbeln zum Schulterblatt

Skapulohumerale Muskulatur (> Tab. 29):

- *M. supraspinatus:* läuft in Rinne über Spina scapulae v. oben zum Humeruskopf
- *M. infraspinatus:* entspringt v. Schulterblattfläche unterhalb Spina scapulae
- *M. teres minor:* entspringt v. Außenrand d. Schulterblatts, tritt v. seitl. unten zum Humeruskopf
- *M. teres major:* v. unterer Ecke d. Skapula zum Humeruskopf
- *M. subscapularis:* entspringt v. der dem Brustkorb zugewandten Schulterblattseite
- *M. deltoideus:* entspringt v. Spina scapulae, dem Akromion u. Schlüsselbein, setzt am weitesten unten am Humerus an, legt sich wie Kapuze über Schultergelenk u. andere Muskeln
- *M. coracobrachialis:* entspringt vom Proc. coracoideus und liegt lateral der Achselhöhle

Tab. 29 Die skapulohumerale Muskulatur

Muskel	Ursprung	Ansatz	Funktion	Innervation
M. deltoideus	Mit 3 Ursprüngen – an Klavikula (Extremitas acromialis), Akromion u. Spina scapulae	Tuberositas deltoidea humeri	Hauptfunktion –Abduktion. Je nachdem, welche Teile d. Muskels anspannen, werden auch Anteversion, Retroversion, Endorotation u. Exorotation unterstützt; Bei > 90° abduziertem Arm unterstützen vordere und hintere Fasern auch Adduktion	N. axillaris
M. subscapularis	Skapula, Fossa subscapularis (ventrale Seite)	Humerus, Crista tuberculi minoris	Endorotation u. Adduktion des Armes	N. subscapularis
M. supraspinatus	Skapula, Fossa supraspinata	Am kranialen Teil Tuberculum majus u. an Gelenkkapsel	Startet Abduktion Arm, Exorotation	N. suprascapularis
M. infraspinatus	Skapula, Fossa infraspinata	Am mittleren Teil Tuberculum majus u.an Gelenkkapsel	Exorotation, in Skapulaebene Abduktion des Armes (kranialer Teil) und Adduktion (kaudaler Teil)	N. suprascapularis
M. teres minor	Skapula, Margo lateralis	Am kaudalen Teil Tuberculum majus u. an Gelenkkapsel	Exorotation u. Adduktion des Arm	N. axillaris
M. teres major	Skapula, kaudaler Teil der Margo lateralis und Angulus inferior	Humerus, Crista tuberculi minoris	Endorotation, Adduktion u. Retroversion Arm	N. suprascapularis
M. coracobrachialis	Proc. coracoideus	Humerus, Margo medialis	Anteversion u. Adduktion Arm	N. musculocutaneus

Thorakohumerale Mukulatur (➤ Tab.30):

- Dorsale Schultermuskulatur:
  - *M. pectoralis major:* v. Schlüsselbein u. Brustbein zum Humeruskopf
  - *M. latissimus dorsi:* entspringt entlang einer langen, gedachten Linie v. d. unteren Brustwirbeln bis zum Kreuzbein u. Beckenkamm

Tab. 30 Die thorakohumerale Muskulatur

Muskel	Ursprung	Ansatz	Funktion	Innervation
M. pectoralis major				
Pars clavicularis	Mediale Klavikula	Crista tuberculi majoris	3 Anteile bewirken Adduktion u. Endorotation d. Armes und dienen als Atemhilfsmuskel. • Anteversion, Adduktion u. Endorotation • Anteversion u. Endorotation • Adduktion u. Endorotation des Armes u. Depression der Skapula	N. pectorales mediales u. laterales
Pars sternocostalis	Ventrale Sternumseite u. 2.–6. Rippenknorpel			
Pars abdominalis	Rektusscheide			
M. latissimus dorsi				
	Proc. spinosi Th7-Th12, Fascia thoracolumbalis, Crista iliaca (hinterer Teil) und 10.–12. Rippe.	Crista tuberculi minoris humeri	Zieht Schulter in Depression u. Retraktion, Arm in Retroversion, Adduktion u. Endorotation. Zieht Körper bei fixierten Armen an diese heran (Klimmzug).	N. thoracodorsalis

Funktionen

Schultergürtelmuskulatur:

- Fixieren Schultergürtel
- Kippen Schulterblatt → ermöglichen größere Beweglichkeit d. Arms

Schultermuskulatur:

- *Abduktion:* M. deltoideus, M. supraspinatus
- *Adduktion:* M. pectoralis major, M. latissimus dorsi, M. teres major, M. deltoideus
- *Anteversion:* M. deltoideus, M. pectoralis major
- *Retroversion:* M. deltoideus, M. latissimus dorsi, M. teres major
- *Innenrotation:* M. subscapularis, M. pectoralis major, M. deltoideus, M. teres major, M. latissimus dorsi
- *Außenrotation:* M. infraspinatus, M. teres minor, M. deltoideus

Wichtige Erkrankungen

Bei Atemnot werden die ventralen Schultergürtelmuskeln als Atemhilfsmuskeln eingesetzt.

PT-PRAXIS

- Glenohumerale Instabilitätstests für ventro-kaudale Instabilität (Apprehension-Test, Relocation-Test, Anterior-release Test)
- Akromioklavikuläre Problematik und Testmöglichkeiten (horizontaler Adduktionstest, akromioklavikulärer Kompressionstest, O'Brien-Test)

Schultergürtel – Schultergelenk

Definition

Das Schultergelenk ist eine funktionelle Einheit von 5 unterschiedlichen Gelenken: Akromioklavikulargelenk, Sternoklavikulargelenk, Skapulothorakalgelenk (unechtes Gelenk), Glenohumeralgelenk, Suprahumerale bzw. subakromiale Fläche (unechtes Gelenk). Es verbindet die obere > Extremität und den Rumpf.

Beteiligte Strukturen

Art. acromioclavicularis (> Tab. 31):

- Art. plana, verbindet das Akromion und Klavikula
- Setzt sich zusammen aus *Facies articularis clavicularis* und *Facies articularis acromialis*
- Wenig Bewegungsfreiheit durch straffe Gelenkkapsel: verstärkt durch Lig. acromioclaviculare
- *Lig. coracoclaviculare* (Lig. conoideum u. Lig. trapezoideum)
- *Lig. coracoacromiale*

Art. sternoclavicularis (> Tab. 32):

- *Art. sellaris,* verbindet das Sternum und Klavikula
- Setzt sich zusammen aus *Facies articularis sternalis* und *Facies articularis clavicularis*
- *Lig. costoclaviculare:* kurzes kräftiges Band

Tab. 31 Eigenschaften des Akromioklavikulargelenks

Kapselzeichen	Maximales Bewegungsausmaß mit Schmerzen
Bewegungen	Protraktion und Retraktion ändern in der Horizontalebene den Winkel zwischen Klavikula und Skapula: • **Um vertikale Bewegungsachse:** – Protraktion: Winkel zwischen Klavikula und Skapula wird größer – Retraktion: Winkel zwischen Klavikula und Skapula wird kleiner • **Um 2 horizontale Bewegungsachsen:** – Abduktion und Adduktion: führen zu Winkelveränderungen in der Frontalebene (um sagittale Bewegungsachse) – Anteriore und posteriore Rotationen: Drehbewegungen um die Längsachse der Klavikula (um frontale Bewegungsachse) – Etwa 20° (von insgesamt 60°) der Skapularotation findet im Akromioklavikulargelenk statt.
Segmentale Innervation	• Animal: C3 bis C6 • Vegetativ: Th3 bis Th6

Tab. 32 Eigenschaften des Sternoklavikulargelenks

Kapselzeichen	Maximales Bewegungsausmaß mit Schmerzen
Bewegungen	• Elevation: kranialer Winkel zw. Klavikula u. Sternum verringert sich • Depression: kranialer Winkel zw. Klavikula u. Sternum vergrößert sich • Protraktion: ventraler Winkel zw. Klavikula u. Sternum verringert sich • Retraktion: ventraler Winkel zw. Klavikula u. Sternum verringert vergrößert sich • Anteriore und posteriore Rotationen: Drehbewegungen um Längsachse Klavikula
Bewegungsausmaße	• Elevation u. Depression: 30°/0°/5° • Protraktion u. Retraktion: 30°/0°/30° • Anterior- u. Posteriorrotation: 30°/0°/30°
Arthrokinematik	• Elevation: Klavikula rollt nach kranial etwas medial u. gleitet nach kaudal etwas lateral • Depression: Klavikula rollt nach kaudal etwas lateral u. gleitet nach kranial etwas medial • Protraktion: Klavikula rollt u. gleitet nach ventral • Retraktion: Klavikula rollt u. gleitet nach dorsal • Anterior- und Posteriorrotation: Klavikula macht „Spin-Rotation" (um die eigene Achse)
Segmentale Innervation	• Animal: C5/C6 • Vegetativ: Th5/Th6

- *Lig. sternoclaviculare anterius* und posterius: zwischen Sternum und Klavikula
- *Lig. interclaviculare:* zwischen den medialen Enden beider Schlüsselbeine

Art. scapulothoracalis:

- Unechtes Gelenk bestehend aus *Fossa subscapularis, M. subscapularis, M. serratus anterior* und Thoraxwand
- Beteiligung bei etwa ⅓ der Abduktion oder Anteversion des Armes

Art. glenohumeralis (➤ Tab. 33):

- Besteht aus großem Gelenkkopf (*Caput humeri*) und kleinem Gelenkkopf (*Cavitas glenoidalis*)
- Nach oben wird Beweglichkeit v. Akromion begrenzt, das wie ein Dach über d. Schultergelenk liegt
- Rand d. Cavitas glenoidalis wird v. Gelenklippe (*Labrum glenoidale*) aus Faserknorpel umgeben → vergrößerte Kontaktfläche
- *Recessus axillaris:* erhöht Bewegungsfreiheit beim Heben des Armes

Tab. 33 Eigenschaften des Glenohumeralgelenks

Nullstellung	Arm hängt parallel zum Rumpf, wobei der Ellenbogen gestreckt ist u. der Daumen nach vorne zeigt.
Ruhestellung (M.L.P.P.)	Zwischen Abduktion 60° und Flexion 60°, Unterarm 30° flektiert
Verriegelte Stellung (C.P.P.)	Maximale Abduktion u. Exorotation
Kapselzeichen	Exorotation +++ > Abduktion ++ > Endorotation +
Bewegungsausmaße	• Abduktion/Adduktion: 90°/0°/0° • Anteversion/Retroversion: 80°/0°/40° • Exorotation/Endorotation: 60°/0°/100°
Arthrokinematik	• Abduktion: Caput humeri rollt nach kranial etwas medial u. gleitet nach kaudal etwas lateral • Anteversion: Caput humeri dreht um eine quer auf der Gelenkfläche stehende Bewegungsachse. Es macht eine „Spin"-Bewegung um seine eigene Achse. Dabei findet keine Rollbewegung statt • Retroversion: Caput humeri dreht um eine quer auf der Gelenkfläche stehende Bewegungsachse. Es macht eine „Spin"-Bewegung um seine eigene Achse. Es findet keine Rollbewegung statt • Exorotation: Caput humeri rollt nach dorsal etwas lateral und gleitet nach ventral etwas medial • Endorotation: Caput humeri rollt nach ventral etwas medial und gleitet nach dorsal etwas lateral
Segmentale Innervation	• Animal: C5/C6 • Vegetativ: Th5/Th6

- Lig. glenohumerale superius, inferius und medium
- Lig. coracohumerale: von Basis des Proc. coracoideus zu Tuberculum majus u. minus

Art. subacromialis:

- Unechtes Gelenk bestehend aus Proc. coracoideus, Akromion und Lig. coracoacromiale (Schulterdach) und Caput humeri mit Tuberculum majus
- Zwischen Humeruskopf und Schulterdach: Bursae subacromialis et deltoidea

Funktionen

Das Art. glenohumeralis ist das beweglichste Kugelgelenk im Körper.

Sicherung Schultergelenk:

- Sehne d. langen Bizepskopfs
- Bänder sind kaum beteiligt

- In Gelenkkapsel einstrahlende Sehnen d. Muskeln d. Schulter als sog. Rotatorenmanschette:
  - *M. teres minor*
  - *M. infraspinatus*
  - *M. supraspinatus*
  - *M. subscapularis*

Bewegungen:
- Innen-/Außenrotation
- Abduktion/Adduktion
- Anteversion/Retroversion
- *Zirkumduktion* (Kreisen d. Arms, Kombination aus allen anderen Bewegungen)

Wichtige Krankheiten

Das Schultergelenk kann auskugeln (*luxieren*). Bes. häufig nach unten (*Subluxation*), da hier eine Schwachstelle in d. Rotatorenmanschette ist.

MERKE
Vor dem Einrenken einer luxierten Schulter sollte man sich vergewissern, dass der *N. axillaris* (der unter dem Schultergelenk läuft) nicht beschädigt wurde. Dazu überprüft man die Sensibilität die Haut über dem *M. deltoideus.*

Segmentale Gliederung

Definition

Ein Segment umfasst alle Strukturen und Organe, die von einem Spinalnerven, einschließlich des zugehörigen vegetativen Nerven, innerviert werden. Die segmentale Gliederung richtet sich nach dem Foramen intervertebrale, aus dem der Spinalnerv entspringt, der das Segment versorgt.

Beteiligte Strukturen

Rückenmarkssegmente:
- 8 zervikale Segmente, (C1–C8), versorgen neben Atemmuskulatur insb. die oberen Extremitäten
- 12 thorakale Segmente, (Th1–Th 12), innervieren u. a. den größten Teil der Rumpfwand
- 5 lumbale Segmente (L1–L5)
- 5 sakrale Segmente (S1–S5), versorgen zusammen mit den lumbalen Segmenten die unteren Extremitäten, das äußere Genitale und den Anus
- 1–3 Steißbeinsegmente, die den Hautbereich über dem Steißbein versorgen

PNS:
- *Plexus brachialis,* C5–Th 1, für die obere Extremität
- *Plexus lumbosacralis,* Th 12–S4, für die untere Extremität

Muskulatur und Gelenke:
- Einteilung der Muskeln in Myotome, der Gelenkkapseln in Arthrotome
- Arthrotome stimmen meist mit Myotomen und Dermatomen der Region überein
- Muskeln, die hauptsächlich über ein Segment innerviert werde: Kennmuskeln

Haut:
- Segmentale sensible Innvervation der Haut: Dermatome

Skelett:
- Sklerotome (stimmen peripher häufig mit Ansatz der Kennmuskeln überein)

Innere Organe:
- Viszerosensible Fasern (C-Fasern) leiten Information der inneren Organe weiter
- Innervation beschränkt sich auf die Segmente C8-L2

Gefäße:
- Angiotome
- *A. carotis* und die *A. subclavia* bilden die oberen Quadranten, die *A. iliaca interna* und *externa* die unteren Quadranten.

Funktionen

Die segmentale Gliederung hat klinische Bedeutung. So tritt bei Herpes Zoster, der verursacht wird durch Varizella-Zoster-Viren, die in Hirn und Spinalganglien verbleiben, beispielsweise ein Hautbefall auf, der sich segmental im Dermatom äußert.

Spinalnerven

Definition

Spinalnerven (auch: Rückenmarksnerven) sind der Zusammenschluss von Nervenfasern, die als Vorder- und Hinterwurzel aus dem ➤ Rückenmark ziehen. Spinalnerven verlassen den Wirbelkanal durch die Zwischenwirbellöcher.

Beteiligte Strukturen

- Nervenfasern der Vorderwurzel (*Radix ventralis*):
  - Treten aus Rückenmarks-Vorderhorn aus
  - Leiten motorische Nervenimpulse
- Nervenfasern der Hinterwurzel (*Radix dorsalis*):
  - Treten ins Rückenmarks-Hinterhorn ein
  - Führen sensorische Nervenimpulse
  - Haben den Nervenzellkörper im Spinalganglion
  - Vereinigen sich zu einem Spinalnerv

Funktionen

- *Ramus ventralis:* Versorgung v. Haut u. tiefer Muskulatur d. Rückens
- *Ramus dorsalis:*
  - Aus den Brustsegmenten 2–11: gürtelförmige Versorgung v. Brustkorb u. Bauch
  - Sonst Bildung v. Nervengeflechten (*Plexus*) → Versorgung v. Haut u. Muskeln d. Extremitäten u. d. Kopfes
- Außerdem Äste zum autonomen Nervensystem

Wichtige Erkrankungen

Beim Bandscheibenvorfall kann Bandscheibe Druck auf Spinalnerv ausüben → Schmerzen u. Ausfallerscheinungen.

MERKE

Alarmsymptome für neurologischen Notfall bei Bandscheibenvorfall: zunehmende Lähmungen, Blasen- und Mastdarmstörungen.

Stoffwechsel und Ernährung

Definition

Die einzelnen Bestandteile der Nahrung sind *Nährstoffe, Mineral-* und *Ballaststoffe.* Zu den energieliefernden Nährstoffen zählen *Kohlenhydrate, Fette* und *Proteine.* Essenziell sind Nahrungsbestandteile dann, wenn sie dem Körper von außen zugeführt werden müssen, da er sie selbst nicht synthetisieren kann, z. B. Vitamin C.

Beteiligte Strukturen/Prozesse

Grundumsatz:
- Energiebedarf des ruhenden, entspannten und nüchternen Menschen bei normaler Körpertemperatur und bei gleichbleibender Umgebungstemperatur von 28 °C
- Hängt von Alter, Gewicht und Geschlecht ab

Leistungsumsatz:
- Durch Arbeitsleistung des Körpers verursachter, über dem Grundumsatz liegender Mehrverbrauch an Energie

Nährstoffbedarf:
- Menge eines Nährstoffes, die für den Erhalt aller Körperfunktionen und damit der Homöostase des Organismus benötigt wird
  - *Katabolismus* = Energie liefernde (abbauende) Stoffwechselprozesse
  - *Anabolismus* = Aufbauende Stoffwechselprozesse

Vitamine:
- Organische Verbindungen, die der menschliche Organismus nicht oder nur unzureichend selbst herstellen kann
- Fettlösliche: A, D, E, K
- Wasserlöslich: B-Vitamine und Vitamin C

Mineralstoffe (Elektrolyte):
- Essenzielle anorganische Substanzen, die zur Aufrechterhaltung der Gesundheit und der Leistungsfähigkeit des Organismus benötigt werden
- Mengen-/Spurenelemente

Ballaststoffe:
- Unverdauliche Nahrungsbestandteile
- Regen Darmperistaltik an
- Mangel kann zu Obstipation führen

MERKE

Wattsekunde, Joule, Kalorien:
- 1 Ws = 1 J
- 1000 J = 1 kJ = 0,239 kcal
- 1000 cal = 1 kcal = 4,18 kJ

Thorax – Knochen

Definition

Der Brustkorb (*Thorax*) umschließt die Brusthöhle, in der Lungen und Herz liegen, sowie den oberen Teil der Bauchhöhle.

Beteiligte Strukturen

(➢ Abb. 47)

Der Thorax ist ein querovaler Käfig mit einer Öffnung (*Apertur*) oben (eng) u. unten (weit) u. wird gebildet v.:

- 12 Brustwirbeln der ➢ Wirbelsäule
- Brustbein (*Sternum*):
  - 3 Abschnitte: *Manubrium sterni, Corpus sterni* u. *Proc. xiphoideus*
  - *Symphysis manubriosternalis:* Fuge zwischen Manubrium sterni und Corpus sterni
  - *Incisurae claviculares:* Gelenkflächen der Klavikula an Manubrium sterni

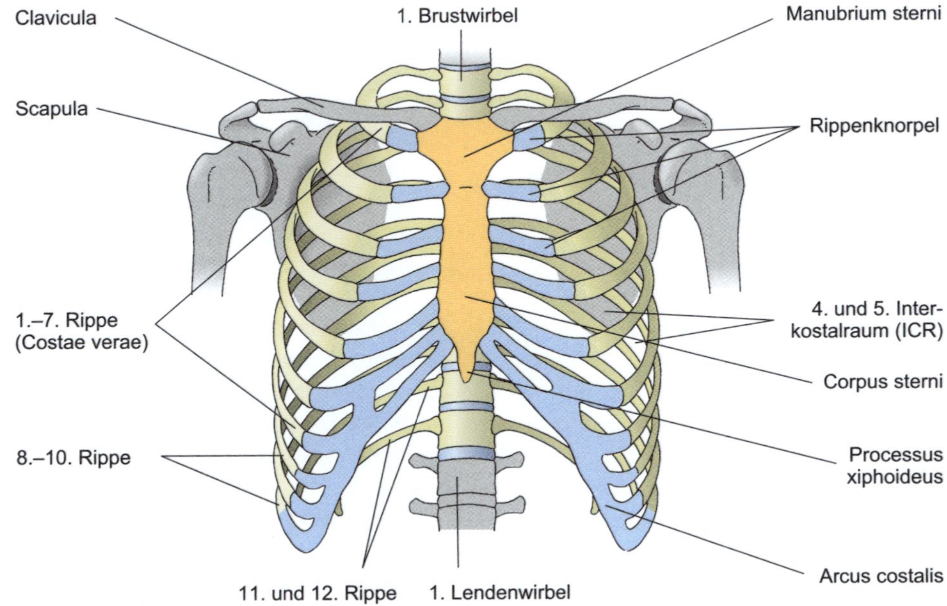

Abb. 47 Der Brustkorb von ventral [L190]

- 12 Rippenpaare (*Costae*): jede Rippe hat Rippenkopf (*Caput costae*) mit 2 geteilten Gelenkfacetten:
  - Bilden Gelenk mit Brustwirbeln
  - Durch Rippenknorpel mit Brustbein verbunden
  - Oberste 7 Paare: echte Rippen (*Costae verae*): direkt mit Brustbein verbunden
  - Rippen 8–10: Rippenknorpel strahlen in einen Knorpel ein → nur indirekt mit Brustbein verbunden; Knorpel bilden Rippenbogen (*Arcus costalis*)
  - Rippen 11 u. 12: enden frei; fließende Rippen (*Costae fluctuantes*)
  - Rippen 8–12: unechte Rippen (*Costae spuriae*)
  - Zwischenraum zwischen einzelnen Rippen: Interkostalraum (ICR)
- Gelenke und Ligamente
- Facettengelenke:
  - Verbindung des Procc. articulares inferiores des oberen und Procc. articulares superiores des darunter liegenden Wirbelkörpers
- Kostovertebral (zwischen Rippen und Wirbelkörper) - und Kostotransversalgelenke (zwischen Rippen und Procc. transversi):
  - *Lig. capitis costae radiatum:* Verstärkung der Gelenkkapsel zwischen Caput costae und Wirbelkörper
  - *Lig. capitis costae intraarticulare:* im Mittelteil des Caput costae, teil Gelenkraum in zwei Kammern
  - *Lig. costotransversarium:* überbrückt Zwischenraum zum Proc. transversus
  - Lig. costotransversarium laterale: verstärkt die Kapsel von Kostotransversalgelenk und Proc. transversus
  - Lig. costotransversarium superius: hängt Rippenhals am nächsthöheren Proc. transversus auf
- Sternokostalgelenke:
  - Synovialgelenke zwischen Sternum und Rippen
  - *Lig. sternocostale radiatum:* Verstärkung der Gelenkkapsel der kostosternalen Verbindung
  - *Lig. sternocostale intraarticulare:* zieht von Mitte der Rippe zum Sternum

Funktionen

Beweglichkeit d. Rippen → Brustkorb wird weiter u. enger → wichtig für ➤ Atmung.

Thorax – Muskulatur

Definition

Der *M. pectoralis major* und *M. pectoralis minor* gehören von ihrer Funktion in erster Linie zur Schultermuskulatur. Wichtig für die Bewegung des Brustkorbs und damit die Atmung sind v. a. die *M. intercostales externi, M. intercostales interni* und das Zwerchfell (*Diaphragma*).

Beteiligte Strukturen

Thoraxmuskulatur:
- *M. serratus posterior inferior*
- *M. serratus posterior superior*
- *M. transversus thoracis*
- *Mm. levator costarum*

M. intercostales:
- Fasern laufen entgegengesetzt
- *M. intercostales externi:* laufen v. hinten oben nach vorne unten
- *M. intercostales interni:* laufen v. hinten unten nach vorne oben
- *Mm. subcostales:* nur an Rippeninnenseite

Diaphragma:
- Muskelplatte, die 2 Kuppeln (rechts u. links) bildet; Sehnenscheibe als Zentrum (*Centrum tendineum*)
- 3 Teile die in das Centrum tendineum einstrahlen: *Pars sternalis* (ventraler Teil), *Pars costalis* (lateraler Teil) u. *Pars lumbalis* (dorsaler Teil)
- Muskelaussparung: *Lig. arcuatum mediale* (Durchgang für *M. psoas major*), Lig. arcuatum laterale (Durchgang für *M. quadratus lumborum*)
- Zw. Pars sternalis und Pars costalis: *Trigonum sternocostale*
- Zw. Pars costalis und Pars lumbalis: *Trigonum lumbocostale*
- *Lig. arcuatum medianum* bildet *Hiatus aorticus* (Durchgang für Aorta und Ductus thoracicus)
- *Hiatus oesophagus* (Durchgang für Ösophagus)
- *Foramen venae cavae* (Durchgang für Vena cava inferior u. Ast des rechten N. phrenicus)
- Verspannt zw. Brustbein, unteren 6 Rippenpaaren u. LWS
- Mit je einer Durchtrittsstelle für Speiseröhre, *Aorta* u. untere Hohlvene
- Trennt Brusthöhle u. Bauchraum

Funktionen

Aufgabe Brustmuskeln: Erweiterung Brustkorb → Atmung. Je nach eingesetzten Muskeln unterscheidet man:
- Bauchatmung (Zwerchfellatmung):
  - Einatmung: Zwerchfell kontrahiert sich → Kuppeln flachen ab → Brustraum wird weiter; außerdem drückt Zwerchfell Bauchorgane nach unten → Bauchdecke wölbt sich vor
  - Gilt als natürliche Form der Atmung

- Brustatmung :
  - Einatmung: äußere Zwischenrippenmuskeln heben die jeweils untere Rippe an → Brustkorb wird insgesamt weiter
  - Unterstützung Ausatmung: innere Zwischenrippenmuskeln senken Rippen ab → Brustkorb wird enger

Training – allgemeine Grundlagen

Definition

Körperliches Training ist ein planmäßig gesteuerter Prozess, bei dem entsprechend einer Zielvorstellung körperliche Leistungs- und Handlungsfähigkeiten beibehalten oder verbessert werden. Die *Leistungsfähigkeit* ist das Maß an Energie, das man pro Zeiteinheit pro energielieferndes System produzieren kann (Intensität). Die *Kapazität* beschreibt, wie lange die maximale Leistung erbracht werden kann (Umfang).

Beteiligte Prozesse

Man unterscheidet 5 Dimensionen: Kraft, Ausdauer, Schnelligkeit, Koordination und Mobilität.

Dosierungskomponenten von Trainingsreizen:

- *Reizqualität:* Art des Reizes
- *Reizintensität:* Stärke des Reizes (Leistungsfähigkeit/Power)
- *Reizdauer:* Dauer eine Einzelreizes oder Serie von Reizen
- *Reizdichte:* Zeitverhältnis zwischen Belastung und Ruhephase
- *Reizumfang:* Dauer und Anzahl der Reize während einer Therapieeinheit
- (Totale) *Reizfrequenz:* Zahl der Therapieeinheiten pro Tag/Woche

Trainingsprinzipien:

- *Overload:* relative Überbelastung muss erreicht werden
- *Variationsprinzip* (der senkende Mehrwert): Anwendung des immer gleichen Reizes verbessert auf Dauer die Leistung nicht → Reizart und -intensität sollten ständig variiert werden
- *Spezifität:*
  - von allgemeinen zu spezifischen Bewegungen
  - von aerob nach anaerob, von laktisch nach alaktisch
  - erst Kapazität, dann Vermögen: nachdem bestimmter Trainingsumfang erreicht wurde, erhöht man Geschwindigkeit o. Widerstand
- *Superkompensation:*
  - Folgen einem Trainingsreiz keine weiteren Reize, kehrt die Belastbarkeit eines Gewebes oder eines Organs wieder auf das Ausgangsniveau zurück
  - Zu lange Pausen zwischen den Reizen steigern nicht die Leistung – das Ausgangsniveau bleibt bestehen
  - Zu kurze Pausen zwischen den Reizen mindern die Leistung, da sich das Organ bzw. das Gewebe noch nicht ausreichend erholt hat

Organsysteme:

- Neuromuskulär-arthrogenes System: mechanische Anteile des Bewegungsapparates (Skelett, Muskel, deren Steuerungssystem und Gelenke) → neuromuskulär-anthrogener Effekt

- Kardiozirkulatorisch-respiratorisches System: vegetative Versorgung des Bewegungsapparates (Ernährung, Sauerstoffversorgung, Temperaturregulierung der arbeitenden Gewebe) durch das Herz-Kreislauf-System in Zusammenarbeit mit der Lunge metabolischer Effekt

MERKE

Energie (E) ist das Produkt von Intensität (F), Dauer (d) und Geschwindigkeit (s): $E = F \times d\ s$

Training – Ausdauertraining

Definition

Ausdauertraining trainiert die Muskulatur und das Herz-Kreislauf-System, mit dem Ziel, die Fähigkeit zu verbessern, lang angehaltene oder über längere Zeit wiederholte muskuläre Anspannungen aufrechtzuerhalten.

Beteiligte Prozesse

Ausdauertraining wirkt auf den Phosphatstoffwechsel und auf die energieverarbeitenden Organellen der Muskeln sowie auf das Herz-Kreislauf-System als Transportsystem.

Formen der Ausdauerleistung:

- *Aerobe Leistung:* körperliche Arbeit, deren Energie über O_2-Verbrauch gewonnen wird
- *Anaerobe Leistung:* körperliche Arbeit, bei nicht ausreichender Sauerstoffversorgung (erst alaktisch dann laktisch)
- *Lokale Ausdauer:* weniger als 1/7 der gesamten Skelettmuskulatur beteiligt
  - Lokale aerobe dynamische Ausdauer: Bewegung kleiner bis mittelgroßer Muskelgruppen über längere Zeit; Muskelspannung unter 20–30 % der maximal statischen Kraft
  - Lokale aerobe statische Ausdauer: statische Muskelkontraktionen unter 15 % der maximalen statischen Kraft
  - Lokale anaerobe dynamische Ausdauer: Kontraktionen kleiner bis mittelgroßer Muskelgruppen gegen einen hohen Widerstand über einen längeren Zeitraum bzw. dynamische Kontraktionen, bei denen > 50 % der maximalen statischen Kraft beansprucht werden
  - Lokale anaerobe statische Ausdauer: kleine Muskelgruppen, die ein Gewicht mit mehr als 15 % der maximalen statischen Kraft fixieren
- *Allgemeine Ausdauer:* mehr als ⅙ bis ⅐ der gesamten Skelettmuskulatur beteiligt
  - Bestimmt v. a. durch Leistungsfähigkeit von Herz, Kreislauf, Atmungssystem und Muskelstoffwechsel
  - Kriterium: maximale Sauerstoffaufnahmekapazität (VO_2max)

Anpassungserscheinungen des Nervensystems:

- Intensives Dauertraining verändert d. prozentuale Zusammensetzung der verschiedenen Muskelfasertypen im Muskel: Schnelle Fasertypen werden zunehmend durch langsame ersetzt
- Regelmäßiges, langfristig ausgeübtes Ausdauertraining senkt Blutdruck, vermehrt periphere Kapillarisation (→ verkürzt Diffusionswege zu den Zielzellen) und bewirkt eine Hypertrophie der Herzmuskulatur (→ größere Herz-Pumpleistung)
- Dauertraining steigert d. Insulinsensibilität der Körperzellen (→ Senkung des Blutzuckerspiegels)

- Die Fettverbrennung ist bei Trainierten aufgrund d. höheren Zahl an Mitochondrien höher als bei Untrainierten
- Das Lungengewebe selbst wird nicht wesentlich durch Ausdauertraining verändert; Einfluss auf Atemfunktion hängt v. A. mit veränderter Atemtechnik sowie vergrößertem Lungenvolumen und Hypertrophie der Atemmuskulatur zusammen

PT-PRAXIS

Ausdauertraining ist angezeigt bei chronisch obstruktiver Atemwegserkrankung (COPD), um die Atemnot zu verringern und die Belastungstoleranz zu erhöhen. Das Intervalltraining stellt gute Therapiemöglichkeit dar, weil in den Pausen überflüssiges CO_2 wieder abgebaut werden kann.

Training – Ermüdung und Erholung

Definition

Koordinationstraining, Mobilitätsverbesserung sowie die verschiedenen Belastungsformen wie Krafttraining, Ausdauertraining und Schnelligkeitstraining können Ursache für typische Ermüdungserscheinungen sein. Die Ermüdung der verschiedenen Organe wirkt sich unterschiedlich aus. Ein Trainingsreiz ist dann optimal, wenn die Ermüdung richtig eingeschätzt wird und geeignete Ruhepausen (➤ Tab. 34) zur Erholung eingelegt werden können.

Beteiligte Strukturen

Ermüdungsgefühle können zentral oder peripher bedingt sein.

- Zentrale Ermüdung:
  - *Neuromuskuläre* Übertragung (herabgesetzte Acetylcholin-Synthese; Cholinesterase-Hypo- oder Hyperproduktion; herabgesetzte Sensibilität der Muskelfasermembran für Acetylcholin; Herabsetzung des Membranpotenzials durch Ansammlung von Kalium; Kalzium Retention im sarkoplasmatischen Retikulum)
  - Dysfunktion des Gehirns mit herabgesetzter Rekrutierung der Motoreinheiten

Tab. 34 Minimale und maximale Erholungszeit nach maximaler Anstrengung

Erschöpfter Energievorrat und Abfallstoffe	Notwendige Erholungszeit	
	Minimal	Maximal
Muskelphosphate (ATP+CP), die nach etwa 12–18 Sekunden verbraucht sind	2 Minuten	3–5 Minuten
Sauerstoffmangel (alaktisch), nach relativ kurz andauernder Arbeit, noch bevor Milchsäure gebildet wird	3 Minuten	5 Minuten
Muskelmyoglobin	1 Minute	2 Minuten
Milchsäure aus Muskulatur und Blut	30 Minuten–1 Stunde	1–2 Stunden
Sauerstoffmangel (laktisch), nach relativ kurz andauernder Arbeit	30 Minuten	1 Stunde
Muskelglykogen nach intermittierender Belastung	5 Stunden	24 Stunden
Muskelglykogen nach lang andauernder Arbeit	10 Stunden	48 Stunden

- Periphere Ermüdung:
  - Mangelhafte Fähigkeit zur Produktion von Energievorräten sowie Fähigkeit Energie rasch bereitzustellen; keine ausreichende Sauerstoffversorgung und mangelhafte Beseitigung von Abbauprodukten (wie Laktat und H+ Ionen)

Ermüdungserscheinungen treten an verschiedenen anatomischen Strukturen auf.

- Muskuläre Ermüdung:
  - Ungenügende Sauerstoffzufuhr, Erschöpfung der Glykogenreserven und/oder ein Anstieg der Laktatkonzentration, der H+-Ionen und der freien Phosphate → Übersäuerung des Muskels
  - Ermüdung des Muskels schützt vor zu starker Übersäuerung
- Ermüdungserscheinungen von Knochen, Gelenkkapseln, Ligamenten und Sehnen:
  - Knochenermüdung kann zu Ermüdungsfraktur führen (z. B. Marschfraktur der Metatarsalia)
  - Ermüdungserscheinung an Sehnen: Repetitive Strain Injuries (RSI)

Training – Koordination und Schnelligkeit

Definition

Koordinationstraining trainiert die Sensorik und Motorik mit dem Ziel, das Zusammenspiel der Muskeln so ökonomisch, schnell und zielgerichtet wie möglich zu gestalten. *Schnelligkeitstraining* trainiert die Muskulatur und das Nervensystem, wobei das Überwinden von Widerständen in kürzester Zeit im Vordergrund steht. Schnelligkeit hängt in erster Linie von guter intra- und intermuskulärer Koordination ab und ist daher integrierter Teil des Koordinationstrainings.

Beteiligte Prozesse

Aspekte des *Koordinationstrainings:*
- Lenkungsvermögen: Fähigkeit, Bewegung entsprechend der Bewegungsvorstellung umzusetzen
- Reaktionsvermögen: Fähigkeit, schnelle motorische Reaktion auf sensorischen Reiz folgen zu lassen
- Orientierungsvermögen: Fähigkeit, sich unabhängig von eigener Position im Raum zu orientieren
- Bewegungsgefühl: Fähigkeit, Ablauf der eigenen Bewegung zu registrieren
- Kombinationsvermögen: Fähigkeit, bekannte Bewegungsabläufe mit neuen zusammenzufügen
- Antizipierungsvermögen: Fähigkeit, eine bestimmte Reaktion vorauszuahnen
- Analyse eines Bewegungsablaufes: Möglichkeit, essenzielle Aspekte einer Bewegung schnell zu verstehen
- Motorische Gedächtnis: Einprägen von Bewegungsabläufen um sie jederzeit reproduzieren zu können

Anpassungserscheinungen des Nervensystems:
- Modell der hierarchischen Niveaus:
  - Archi-Niveau: ältestes Niveau, v. a. zuständig für Reflexverarbeitung
  - Paleo-Niveau: zuständig für Automatisierung von Bewegungen, Haltungsregulation, Ausdruck von Emotionen und die affektiven Anteile der Sensorik
  - Neo-Niveau: steuert kognitive Funktionen wie den Intellekt, die Sprache oder bewusste und gezielte Aktionen

Training und Plastizität des Nervensystems:
- Motorische Lernprozesse werden immer von strukturellen und neurologischen Veränderungen begleitet. Dendriten besitzen die Eigenschaft, sich stark an die jeweiligen Lernerfordernisse anzupassen.
- Für Abstimmung der unterschiedlichen motorischen Zentren benötigt Organismus

ständig Informationen über Ablauf einer Bewegung: Feedback-Systeme (Rückkopplungssysteme).

Schnelligkeit:

- Die Kontraktionsgeschwindigkeit und Kraft der Typ-II-Muskelfasern ist am größten. Eine gute Maximalkraft ist wesentliche Voraussetzung für Schnellkraft gegen hohe Widerstände bei niedrigen Bewegungsgeschwindigkeiten.
- Beim therapeutischen Stabilitätstraining werden die Prinzipien des phasischen Schnellkrafttrainings angewendet.

Training – Krafttraining

Definition

Unter *Krafttraining* versteht man das Trainieren der Muskulatur, wobei das Überwinden hoher Widerstände im Vordergrund steht.

Beteiligte Prozesse

Muskelkraft wird unterteilt in:

- Maximalkraft (absolute Kraft): Bewältigung eines großen Widerstandes über kurzen Zeitraum
- Dauerkraft: Bewältigung geringer Widerstände über längeren Zeitraum
- Schnellkraft: Bewältigung geringer Widerstände über kurzen Zeitraum

Formen der Kontraktionen – mechanische Aspekte:

- Dynamische Kontraktion wird unterteilt in:
  - Konzentrisch: aufgewendete Kraft ist größer als einwirkende Kraft oder
  - Exzentrisch: einwirkende Kraft ist größer als die aufgewendete Kraft
- Statische Kontraktion: aufgewendete Kraft ist gleich der einwirkenden Kraft
- Pre-stretch: Anspannung, nachdem eine exzentrische Vorspannung aufgebaut wurde
- Plyometrie: ähnlich wie Pre-strech, aber Vorspannung und Anspannung laufen innerhalb Bruchteils einer Sekunde ab → „Aufprallen"

Formen der Kontraktionen – physiologische Aspekte:

- *Isotonisch:* Muskelspannung bleibt gleich, Muskellänge ändert sich
- *Isometrisch:* Muskelspannung ändert sich, Muskellänge bleibt gleich
- *Auxotonisch:* Mischform (häufig bei natürlichen Bewegungen), bei der sowohl Muskelspannung zunimmt als auch Muskellänge abnimmt

Formen des Krafttrainings:

- Statisches Krafttraining: Übungen, bei denen Widerstände ausgeübt, die Gelenke aber nicht bewegt werden
- Dynamisches Krafttraining: Übungen, bei denen Widerstände ausgeübt und die Gelenke bewegt werden
- Plyometrisches Training:
  - Training schneller Explosivkraft (z. B. bei Rehabilitation von Kampfsport- und Leichtathletikdisziplinen)
  - Hohe Belastung, hohe Beteiligung des ZNS: „Dehnungs-Verkürzungs-Zyklus" (DZV)
- Ballistisches Training:
  - Maximal konzentrische Beschleunigung
  - Strebt keine schnelle Vorbewegung an, aber vor allem eine Beschleunigung während der ganzen konzentrischen Kontraktion

Anpassungserscheinungen des Nervensystems:

- 1. Stadium (ersten 8 Wochen): Kraftzunahme beruht auf Veränderungen der inter- u. intramuskulären Koordination

- 2. Stadium: Hypertrophie der Muskulatur; Myofibrillen nehmen in Anzahl und Querschnitt zu
- Dynamische Belastungen der Knochen stimulieren die Prozesse der Knochenneubildung besser als statische Belastungen
- Je höher die Intensität der Belastung ist, umso mehr wird die Knochenneubildung stimuliert.
- Kurze und eher geringe Belastungen wirken sich positiv auf Gelenkknorpel aus

Training – Leistungsdiagnostik

Definition

Leistungsdiagnostik beschreibt das möglichst objektive Erkennen und Benennen einer funktionellen Leistungsfähigkeit von Geweben, Organen und Organsystemen. Die angewandten diagnostischen Methoden sind Grundlage für die Diagnosestellung und Erfolgskontrolle von Training oder Therapie.

Beteiligte Prozesse

Erfassen der Leistungsfähigkeit des Nervensystems:

- Elektrodiagnostik: EMG o. Muskelreaktion auf faradische und galvanische Ströme
- Funktionelle motorische Tests: z. B. Koordinations- und Gleichgewichtstests

Erfassen der muskulären Leistungsfähigkeit:

- Erfassung der statischen Kraft: z. B. Griffstärke- *Dynamometer*
- Erfassung der isokinetischen Kraft anhand von *isokinetischen Apparaten*
- Dynamische Muskelfunktion: z. B. manuelle *Muskelfunktionsprüfung* (MFP)

Erfassen der Leistungsfähigkeit des Herz-Kreislauf-Systems:

- Wird über Messung der Ausdauerleistungsfähigkeit bestimmt
- Belastungs- oder Langzeit-*EKG*
- Treppensteigtests, Stufentests oder Lauftests (Cooper-Test, 6-Minuten-Gehtest o. Shuttle-Walk-Test/Shuttle-Run-Test)
- Standardisierte apparative Verfahren: *Fahrradergometrie* und *Laufbandtests*

Blut- und Stoffwechselparameter während/nach körperlicher Anstrengung:

- Laktatkonzentration: *aerobe Schwelle* (maximales Leistungsniveau, das ausschließlich mit einer aeroben Absicherung zustande kommt) und *anaerobe Schwelle* (maximale Leistungsniveau, bei dem gleichgewichtig ein aerober und anaerober Stoffwechsel zustande kommt)
- Säuren-Basen-Status: Milchsäureansammlung kann zu metabolischer Azidose führen
- Blutgaswerte: O_2- Sättigung im venösen Mischblut nimmt ab
- Anstieg des Hämatokritwert durch gesteigerte Wasserabgabe
- Blutkonzentration von freien Fettsäuren und Glyzerol steigt
- Erhöhung von Elektrolyten und organischen Substanzen im Blut
- Anstieg der Stresshormone (z. B. Adrenalin u. ACTH)

Erfassen der Leistungsfähigkeit der Lunge:

- Spirometrie: *Peak-Flow-Meter* (misst Einsekundenkapazität) und *Spirometer* (Volumen der Luft, die ein- und ausgeatmet wird)
- Funktionelle Tests und Erhebungsinstrumente:
  - *Visuelle Analog-Skala* (VAS)/*Numeric Pain Rating Scale* (NPRS): Schmerzskala

- *Borg-Skala/Rating of Perceived Exertion* (RPE) Skala: Einschätzung der subjektiven Anspannung
- *Berg-Balance Skala:* funktionelles Gleichgewicht

MERKE

Die Karvonen-Formel kann angewendet werden, um die optimale Herzfrequenz für ein Training zu berechnen:

$$Hf_{Training} = Hf_{Ruhe} + X\% \times (Hf_{max} - Hf_{Ruhe})$$

X = Prozentsatz, der die Intensität des Trainings bestimmt.

Training – Mobilitätsverbesserung

Definition

Unter *Mobilitätsverbesserung* versteht man das Beseitigen von Mobilitätseinschränkungen und -beschränkungen durch Training und Therapie. Ziel ist es, Körperstrukturen (wieder) freier beweglich und somit für ihren physiologischen Gebrauch einsatzfähig zu machen.

Beteiligte Prozesse

Zwei Strukturen sind v. a. wichtig für Mobilität: Muskulatur und Gelenkkapseln.

Phasen der Muskelverkürzung: Muskelverkürzung verläuft phasenhaft (Phase I: Tonussteigerung, Phase II, morphologische Veränderung).

- Veränderung im kontraktilen Teil:
  - Phase I: Aktivitätssteigerung im motorischen Vorderhorn nach dem Size principle
  - Phase II: Zunahme der Typ-IIa-Fasern (Mischform) auf Kosten der Typ-I-Fasern (tonisch) Muskelfaserverkürzung aufgrund einer Abnahme der in Serie geschalteten Sarkomere.
- Veränderung im nicht-kontraktilen Teil:
  - Phase I: chemische Veränderungen der Matrix
  - Phase II: Kollagenfasern passen sich morphologisch an und bilden Querverbindungen
- Dehntechniken während Phase I: tonussenkende Maßnahmen, wobei Verbindungen zwischen Aktin und Myosin gelöst werden
  - Konzentration auf betreffende Muskulatur und bewusstes Loslassen
  - Prinzip der reziproken Inhibition (*Sherrington I*): Antagonist entspannt, wenn Agonist kontrahiert
  - Prinzip der postisometrischen Entspannung (*Sherrington II*): Agonist entspannt leichter, nachdem er isometrisch gegen einen Widerstand kontrahiert hat
- Dehntechniken während Phase II: Aktin und Myosin so weit auseinanderziehen, dass Reiz zur Produktion neuer Sarkomere gesetzt wird
  - 1. Stufe: anhaltende Zugbelastung → Defekte in Brückenbindungen und Wasserentzug der Matrix
  - 2. Stufe: Überschreiten der Elastizitätsgrenze: Brückenverbindungen zwischen Fibrillen und später zwischen Kollagenfasern reißen

Mobilisierung von Gelenken:

- Nach Kapselverletzungen richten sich neu gebildete Kollagenfasern unter einer Zugbelastung in der Zugrichtung aus. Um einer ungeordneten Ausrichtung der Kollagenfasern

vorzubeugen → so früh wie möglich Gelenkmobilisation
- Gelenkbewegungen sind notwendiges Stimulans für Chondrozyten im Knorpel → Fehlen sie, verliert der Knorpel einen Teil seiner wasserbindenden Kapazität

PT-PRAXIS

Vorsicht bei Muskeldehnung: Bei zu energischer Dehnung des Bindegewebes kann die Muskelfaser so weit gespannt werden, dass sich Aktin und Myosin zu wenig überlappen. Dadurch entsteht ein vergrößertes Bewegungsausmaß → erhöhte Verletzungsanfälligkeit der Muskeln.

Verdauung – Aufnahme der Nährstoffe

Definition

Die mit der Nahrung aufgenommenen Nährstoffe werden größtenteils im Dünndarm in Blut und Lymphe aufgenommen (*resorbiert*) (➢ Magen-Darm-Trakt – Dünndarm).

Beteiligte Strukturen

Dünndarmzotten:

- Extrem große Oberfläche durch Mikrovilli-Besatz d. *Enterozyten*
- Pro Zotte eine Blut- u. eine Lymphkapillare
- In Zellmembran d. Enterozyten: Transporter u. Kanäle für Nährstoffe, Elektrolyte u. Wasser

Parietalzellen d. Magens produzieren Intrinsic-Faktor, ohne den Vitamin B_{12} nicht aufgenommen werden kann (➢ Magen-Darm-Trakt – Magen).

Funktionsmechanismen

Kohlenhydratverdauung:

- Vielfachzucker (*Polysaccharide*) wie z. B. Stärke: viele Zuckermoleküle hängen wie eine Kette aneinander; *Disaccharide* mit 2 Zuckermolekülen: Milchzucker (*Laktose*), Rohr-, Rübenzuker (*Saccharose*)
- Stärkeabbau:
  - α-Amylase (Ptyalin) in Speichel: Polysaccharide → Dextrine
  - Im Magen wird α-Amylase durch sauren Magensaft inaktiviert
  - α-Amylasen aus Pankreas und Glukosidasen aus Dünndarmschleimhaut → Maltose, Isomaltose und Glukose
  - Maltasen und Isomaltasen: Maltose und Isomaltose → Glukose (Einfachzucker)
  - Saccharasen und Laktasen: Sacharose und Laktose → Galaktose, Glukose und Fruktose
  - Galaktose u. Glukose werden über Co-Transporter zusammen mit Na+ in Enterozyten aufgenommen

Eiweißverdauung:

- Eiweiße = Proteine = Aminosäureketten
- V. a. als Di- u. Tripeptide
- Dipeptidasen in Mikrovilli spalten Dipeptide in Aminosäuren
- Aminosäuren u. Kohlenhydrate gelangen ins Pfortaderblut u. mit Pfortader in Leber

Fettverdauung:

- Pankreaslipase: Triglyzeride → Monoglyzeride + freie Fettsäuren
- Mizellen gelangen in Kontakt mit Enterozyten → Fettsäuren, Monoglyzeride, Cholesterin u. fettlösliche Vitamine werden durch Membran aufgenommen
- Kurzkettige Fettsäuren gelangen ins Blut
- Langkettige Fettsäuren u. Monoglyzeride werden in Zelle wieder zu Triglyzeriden

zusammengebaut u. mit Proteinen verpackt → Fett-Protein-Kugeln: Chylomikronen
- Chylomikronen gelangen ins Lymphsystem u. über den *Ductus thoracicus* im rechten Venenwinkel in Blutbahn

Resorption v. Wasser u. Elektrolyten:
- Resorption v. a. im Jejunum
- Elektrolyte (Natrium, Kalium, Magnesium, Chlorid) werden teils aktiv, teils passiv aufgenommen
- Wasser folgt osmotisch nach

Resorption v. Vitaminen:
- Fettlösliche Vitamine nur über Mizellenbildung in Gegenwart anderer Fette resorbierbar direkt durch Zellmembran
- Wasserlösliche Vitamine: passive Diffusion
- Vitamin B_{12} kann nur in Anwesenheit v. Intrinsic-Faktor resorbiert werden

Wärmeregulation

Definition

Die Wärmeregulation sorgt für die Beibehaltung einer Körperkerntemperatur von ca. 37 °C. Dabei überwiegt je nach Umgebungstemperatur u. Stoffwechsellage Wärmeerzeugung oder Wärmeabgabe.

Beteiligte Prozesse

Regulation:
- Thermosensoren (kalt u. warm) in Haut, inneren Organen u. Rückenmark
- Übergeordnetes Zentrum: Hypothalamus

Wärmeproduktion:
- Muskeln
- Innere Organe
- Braunes Fettgewebe

Wärmeabgabe:
- V. a. Haut (Schweißdrüsen)

Funktionsmechanismen

Wärmeerzeugung:
- Wärme fällt bei Stoffwechselprozessen an
- Zittern, sonst. Muskelbewegung → erhöhter Stoffwechsel im Muskel → Wärme
- Bei Kälte eingeschränkte Hautdurchblutung; hält Wärmeenergie im Körperkern

Wärmeabgabe durch:
- *Konvektion* (an bewegtes Medium; Luftstrom an der Hautoberfläche)
- Wärmeleitung (Wärmetransport durch ruhende Stoffe)
- Wärmestrahlung (Radiation, elektromagn. Strahlung)
- V. a. Verdunstung (von Schweiß)
- Bei Wärme verstärkte Hautdurchblutung

Koordination im ZNS:
- Regulationszentrum im Hypothalamus hat Sollwert „gespeichert"
- Bei Abweichung vom Sollwert wird gegengesteuert

Wichtige Erkrankungen

Im Rahmen v. Immunprozessen kann der Sollwert im Hypothalamus verstellt werden → Temperaturerhöhung (37,5–38 °C: *subfebrile* Temperatur; ab 38 °C: Fieber).

MERKE

Temperaturen über ca. 42,5 °C sind mit dem Leben nicht vereinbar (Eiweißdenaturierung beginnt ab 41,5 °C). Unterkühlung ist ab 30 °C lebensgefährlich.

Wirbelkörper

Definition

Die Wirbelkörper (*Vertebrae*) sind die knöchernen Elemente der Wirbelsäule. Sie unterscheiden sich in ihrem Aussehen je nach ihrer Position in der Wirbelsäule.

Beteiligte Strukturen

(➤ Abb. 48)
Grundelemente der Wirbel:

- Wirbelkörper (*Corpus vertebrae*)
- Dornfortsatz (*Proc. spinosus*)
- Querfortsätze (*Procc. transversi*); tragen bei Brustwirbeln Gelenkflächen für Rippen, bei Lendenwirbeln nur noch rudimentär vorhanden, stattdessen dort Rippenfortsätze
- Gelenkfortsätze (*Procc. articulares*) → obere u. untere Gelenkfortsätze mit benachbarten Wirbeln
- Wirbelbogen (*Arcus vertebrae*)

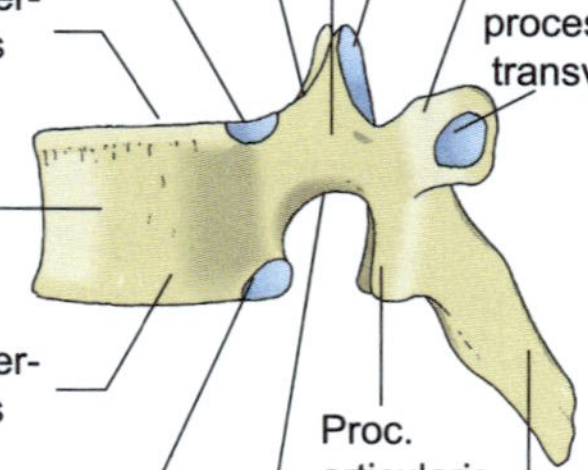

Abb. 48 Aufbau eines Wirbelkörpers am Beispiel des 5. Brustwirbels [L190]

- *Foramen vertebrae:* bilden Canalis vertebralis

Die beiden ersten Wirbel, *Atlas* u. *Axis*, unterscheiden sich v. d. anderen:

- Atlas: knöcherner Ring, der mit seinen seitl. Abschnitten (*Massae laterales*) im oberen Kopfgelenk (*Atlantookzipitalgelenk*) auf Schädelbasis trifft
- Axis: alle Grundelemente eines Wirbels, aber zusätzlicher Knochenzahn (*Dens axis*), dessen Gelenk mit Atlas (unteres Kopfgelenk, *Atlantoaxialgelenk*) das Seitwärtsdrehen des Kopfes erlaubt

Funktionen

Obere u. untere Einschnitte d. Wirbelbögen bilden *Foramina intervertebralia*, aus ihnen treten ➤ Spinalnerven aus.

Wirbelsäule – allgemeine Grundlagen

Definition

Die (*Columna vertebralis*) ist die bewegliche Längsachse des Skeletts. Sie besteht aus 24 ➤ Wirbeln und den dazwischen liegenden Bandscheiben (Disken).

Beteiligte Strukturen

Die Wirbelsäule lässt sich in 5 Teile untergliedern:

- Zervikale Wirbelsäule/Halswirbelsäule (HWS; 7 Wirbel; abgekürzt C1–C7)
- Thorakale Wirbelsäule/Brustwirbelsäule (BWS; 12 Wirbel; abgekürzt Th1–Th12)
- Lumbale Wirbelsäule/Lendenwirbelsäule (LWS; 5 Wirbel; abgekürzt L1–L5)
- Kreuzbein (*Os sacrum;* 5 Wirbel zu einem Knochen verwachsen)
- Steißbein (*Os coccygis;* 4 verkümmerte Wirbel)

Krümmungen: Die Wirbelsäule ist doppel-S-förmig gekrümmt. Vorwölbungen (*Lordosen*) in HWS u. LWS; Krümmungen nach hinten (*Kyphosen*) in BWS u. Os sacrum
Kreislauf:

- Segmentale Abzweigungen der ventrolateral liegenden Aorta, die weitere kleinere Abzweigungen in Corpus vertebralis abgeben:
  - *A. equatorialis*
  - *A. periostalis*
- A. canalis vertebralis anterior u. A. canalis vertebralis posterior ziehen horizontal an der Innenseite des Vertebralkanals
- Venenplexus ventral und dorsal verbinden sich durch Foramina intervertebrale

Funktionen

- Hauptachse des Skeletts, große Beweglichkeit um 3 Achsen (horizontal, frontal, vertikal)
- Doppel-S-Form verleiht große Stabilität → Belastung wird gleichmäßig verteilt
- BWS ist durch Gelenke mit Rippen verbunden → Beweglichkeit des Brustkorbs bei Atemexkursionen

Wichtige Erkrankungen

- Rückenschmerzen verschiedenster Ursache sind Volkskrankheit Nummer 1.
- Verkrümmung der Wirbelsäule zur Seite heißt *Skoliose.*

MERKE

Die physiotherapeutische Befunderhebung beginnt im Beckenbereich, der als Basis des Körperstammes betrachtet wird. Kaudale anatomische Eigenschaften, Variationen oder Abweichungen haben direkte mechanische Folgen für kranial gelegenen Strukturen und ihre Funktionen.

BESONDERE INFORMATIONEN

Die Wirbelsäule von Neugeborenen ist gerade. *Lordosen* und *Kyphosen* bilden sich erst bis zum Schulalter heraus.

PT-PRAXIS

Rückenschule dient der Vorbeugung von Wirbelsäulenbeschwerden. Präventiv wirkt viel Bewegung bei Kindern sowie die Vermeidung von Fehlbelastung (z. B. richtiges Hebeverhalten).

Wirbelsäule – Gelenke

Definition

Bei den Zwischenwirbelgelenken oder Facettengelenken (*Art. intervertebralis/Art. zygapophysialis*) handelt es sich um kleine Synovialgelenke. Sie bilden zusammen mit den Bandscheiben und Ligamenten eine funktionelle Einheit.

Aufbau

Art. intevertebralis:

- Auf Höhe der Procc. transversi entspringt dem Arcus vertebrae auf beiden Seiten ein Proc. articularis superior und inferior
- Es artikulieren die Gelenkflächen der Procc. articulares des jeweils kranialen mit denen des kaudalen Wirbels
- Die Membrana synovialis hat meniskoide *Plicae synovialis*
- Foramen intervertebrale wird gebildet von
  - Incisura vertebralis inferior
  - Incisura vertebralis superior

Bandscheiben (*Disken*):

- Liegen zwischen den Wirbelkörpern der Hals-, Brust- und Lendenwirbelsäule sowie zwischen L5 und Kreuzbein
- Bestehen aus:
  - *Nucleus pulposus:* Gallertkern
  - *Anulus fibrosus:* Mehrschichtiger Außenring bestehend aus Faserknorpel (innen) und kollagenen Fasern (außen)

Ligamente:

- Über gesamte Länge der Wirbelsäule verlaufend:
  - *Lig. longitudinale anterius:* ventral von Korpusmitte und Diskus zur nächsten Korpusmitte
  - *Lig. longitudinale posterius:* im Wirbelkanal dorsal der Wirbelköper
- Segmental verlaufend:
  - *Lig. flavum:* zwischen benachbarten Arcus vertebrae
  - *Lig. interspinale:* zwischen den benachbarten Procc. spinosi
  - *Lig. supraspinale:* dorsal zwischen benachbarten Spitzen der Procc- spinosi (zervikal: Lig. nuchae)
  - *Lig. intertransversarium:* zwischen den benachbarten Procc. transversi

Funktion

- Art. intervertebralis:
  - Bewegungsführung
  - Konvergenz und Divergenz
  - Extension der Wirbelkörper (Procc. spinosi nähern sich) → Konvergenzbewegung (Ineinandergleiten)
  - Flexion der Wirbelkörper (Procc. spinosi entfernen sich) → Divergenzbewegung (Auseinandergleiten)
- Diskus: Wirken wie Stoßdämpfer bei Kompressionsbelastungen (Nucleus pulposus) und Dehnspannung (Anulus fibrosus)
- Ligamente: Knochen-Ligament-Hemmung: beschränkt das Bewegungsausmaß der Intervertebralgelenke

BESONDERE INFORMATION

Bewegungssegment nach Junghans

- Funktionale Einheit: setzt sich aus zwei angrenzenden Wirbeln (Abb. 49), der verbindenden Bandscheibe und den Wirbelgelenken mit Muskel- und Bandapparat
- Bewegungssegment ist Teil des neurologischen Segments

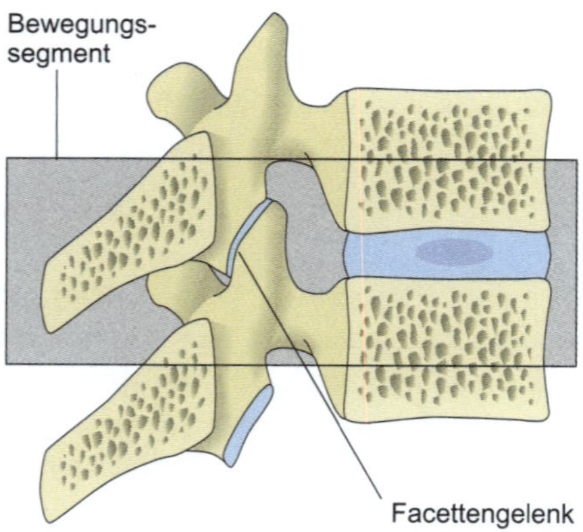

Abb. 49 Das Bewegungssegment mit Facettengelenk [L190]

Wichtige Erkrankungen

Der Nucleus pulposus kann sich durch eine Schwachstelle in seinem Fasermantel nach außen verlagern (*Diskusprotrusion*) oder sogar austreten (*Diskusprolaps*). Wenn das Nukleusmaterial im Spinalkanal nicht mehr mit dem Discus verbunden ist, dann spricht man von einem *Sequester.*

PT-PRAXIS

ISG Bewegung und Diagnostik

Unterschiedliche Provokationstests können prüfen, ob Nutation oder Kontranutation schmerzhaft ist (z. B. Thigh-thrust-Test).

Zelle – Grundlagen und Membran

Definition

Eine Zelle ist die kleinste, für sich allein überlebensfähige Bau- u. Funktionseinheit des Organismus. Die Zellen des Körpers unterscheiden sich in ihrem Aussehen u. in ihrer Ausstattung mit Proteinen, haben aber alle das gleiche Genom u. den gleichen Grundbauplan mit einer Membran, einem Kern u. verschiedenen Organellen (➢ Zellen – Organellen).

Beteiligte Strukturen

Jede Zelle ist umgeben v. einer Zellmembran, die *Zytoplasma* (Flüssigkeit im Zellinneren) im *intrazellulären* Raum vom Zelläußeren (*extrazellulärer* Raum) trennt.

Aufbau Membran:

- Verformbare Hülle aus Fetten (*Membranlipiden*)
- Eingelagerte Membranproteinen
- Ca. 10 nm dick
- Doppelschicht aus Phospho- u. Glykolipiden
- Membranlipide haben *hydrophilen* (Wasser anziehenden) Kopf u. *hydrophoben* (Wasser abstoßenden)
- Schwanz → Membranlipide ordnen sich so zur Doppelschicht an, dass die Schichtung Kopf-Schwanz-Schwanz-Kopf ist
- Zusätzlich kommt Cholesterin vor
- Membranproteine liegen Membran an, sind tw. in ihr versenkt od. durchdringen sie ganz (periphere, integrale u. Transmembran-Proteine)
- Lipide u. Proteine sind auf Membran beweglich → Membran ist eine Art flüssige Wand
- Glykolipide u. viele Proteine tragen antennenförmige Zuckerketten → Zelle ist v. Saum aus Zuckermolekülen umgeben (*Glykokalix*)
- Die Membranen, die Zellorganellen umgeben, sind nach gleichem Prinzip aufgebaut

Zytosol:

- Zytosol = Zytoplasma – Zellorganellen
- Haupts. Wasser
- Rest: Proteine, Elektrolyte, Kohlenhydrate, Fette

Erbinformation liegt auf Chromosomen verteilt im Kern (*Nucleus*):

- Beim Menschen 46 Chromosomen (22 Paare Autosomen u. 2 Geschlechtschromosomen – XX bei der Frau, XY beim Mann)
- Chromosome bestehen aus einem langen DNA-Faden, der auf spezielle Proteine (*Histone*) aufgewickelt ist

Funktionen

- Zellen spezialisieren sich auf best. Aufgaben (funktionale Differenzierung); Zellen gleicher Differenzierung, die zusammen liegen, bilden Gewebe
- Im Zytosol spielen sich die meisten Stoffwechselprozesse ab

Membran:

- Ist nicht für alle Stoffe gleich gut durchlässig (selektive Permeabilität, Semipermeabilität)

- Gut durchlässig für fettlösliche (*lipophile*) Stoffe u. Gase
- Schlecht durchlässig für Wasser, wasserlösliche (*hydrophile*) u. geladene Stoffe

• Spezielle Transmembranproteine (Transporter, Kanäle) transportieren nicht membrangängige Stoffe aktiv od. passiv durch Membran

• *Glykokalix:* mechanischer u. chemischer Schutz d. Zelle

Wichtige Erkrankungen

Alle Krankheiten beruhen letzten Endes auf Zerstörung v. Zellen od. ihrer Fehlfunktion.

MERKE

Alle Zellen d. Körpers sind aus einer einzigen Zelle (befruchtete Eizelle) hervorgegangen.

BESONDERE INFORMATION

Der menschliche Körper besteht aus 100 000 000 000 000 = 10^{14} Zellen.

Zelle – Organellen

Definition

Jede Zelle besitzt abgetrennt Reaktionsräume, die *Organellen* (➤ Abb. 50).

Beteiligte Strukturen

Kern (*Nucleus*):

- 2 Membranen (Kernhülle) mit Poren (Kernporen)
- Gesamter Inhalt Kerninnenraum = *Karyoplasma*
- Enthält DNA auf Chromosomen
- Enthält Kernkörperchen (*Nucleoli*)

Mitochondrien:

- Länglich oval, mit 2 Membranen
- Innere Membran umgibt Matrixraum
- Innere Membran hat Auffaltungen, die man als *Cristae* bezeichnet
- Haben eigene DNA, die in Ringform vorliegt

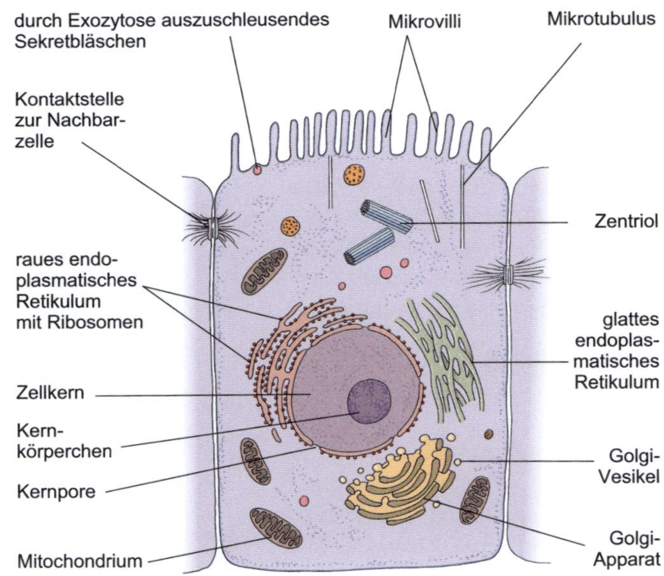

Abb. 50 Schnitt durch eine Zelle [L190]

Ribosomen:
- Kleine Organellen aus RNA (ribosomale RNA, rRNA)
- Bestehen aus 2 Untereinheiten
- Hängen oft kettenförmig als *Polysome* aneinander

Endoplasmatisches Retikulum (ER):
- Verzweigtes Hohlraumsystem, Membran geht kontinuierlich in äußere Kernmembran über
- Raues ER: mit Ribosomen besetzt
- Glattes ER: ohne Ribosomen

Golgi-Apparat:
- Stapel aus 5–10 dicht gestapelten, pfannenkuchenförmigen Membransäcken
- Ein Stapel: *Diktyosom;* alle Stapel einer Zelle: Golgi-Apparat

Lysosomen u. *Peroxysomen:*
- V. Membran umgebene Bläschen

Funktionen

Kern:
- DNA wird zu mRNA umgeschrieben
- An Nukleoli wird rRNA gebildet u. zu Ribosomen-Untereinheiten geformt

Mitochondrien:
- An Innenmembran sitzen Enzyme d. Atmungskette, die ATP (Energieträger) herstellen

Ribosomen:
- Lesen u. dekodieren mRNA
- Setzen nach Bauplan d. mRNA Aminosäuren zu Proteinen zusammen

Endoplasmatisches Retikulum (ER):
- Glattes ER: Lipidsynthese (Membranlipide!)
- Rauhes ER: Proteinsynthese

Golgi-Apparat:
- Proteine kommen vom ER
- Proteine wandern v. Membransäckchen zu Membransäckchen, werden nach Bestimmungsort sortiert u. verändert
- Auf ER gegenüberliegender Golgi-Seite verlassen Proteine Golgi in Vesikel verpackt

Lysosomen bauen Material v. innerhalb u. außerhalb d. Zelle ab.

Peroxysomen entgiften Stoffe aus Zellstoffwechsel.

Besondere Information

Man nimmt an, dass Mitochondrien ursprünglich Bakterien waren, die in Einzellern in Symbiose lebten. Alle Mitochondrien stammen v. Mitochondrien d. Eizelle ab → mitochondriale DNA wird nur v. Mutter vererbt.

Zellteilung

Definition

Neue Körperzellen entstehen ausschließlich durch Teilung bereits vorhandener Zellen. Die *Mitose* ist die häufigste Art der Zellteilung. Hierbei teilt sich die Mutterzelle in zwei erbgleiche Tochterzellen. Die Erbsubstanz der Mutterzelle, also die in den Chromosomen enthaltene DNA, muss zuvor verdoppelt werden (Replikation). Die *Meiose* beschreibt die Teilung der Geschlechtszellen während der Keimzellbildung (➢ Keimzellen).

Funktionsmechanismus

Haploider Chromosomensatz: 23 Chromosomen

Diploider Chromosomensatz: 46 Chromosomen (mit *homologen* Chromosomenpaaren)

Phasen der Mitose:

- *Prophase:* spiralisieren der Chromosomen, Zentriolenpaare wandern zu gegenüberliegenden Zellpolen → Mitosespindel; Auflösung der Kernhülle
- *Metaphase:* Chromatiden ordnen sich in der Äquatorialebene an
- *Anaphase:* Trennung der identischen (doppelten) Chromatiden → einfache Chromosomen
- *Telophase:* neue Kernhülle; Mitosespindel verschwindet
- Zeitraum zwischen zwei Zellteilungen – *Interphase;* kann unterteilt werden in:
  - *G1-Phase:* Wachstumsphase (viel ➢ Proteinsynthese)
  - *S-Phase:* Synthese-Phase (Verdopplung der DNA; Bildung von Chromatiden)
  - *G2-Phase:* postsynthetische Wachstumsphase

Phasen der Meiose:

- *1. Reifeteilung:* Reduktionsteilung; homologe Chromosomenpaar werden voneinander getrennt → der diploide Chromosomensatz wird auf einen haploiden reduziert
- *2. Reifeteilung:* entspricht einer normalen mitotischen Teilung – allerdings mit haploidem Chromosomensatz

An Überkreuzungsstellen zweier Chromatiden: *Chiasmata;* hier können Bruchstücke v. väterlicher und mütterlicher Chromosomen vertauscht werden (*Crossing-over*), was *Rekombination* zur Folge hat.

Besondere Information

Menschen mit mehr als zwei Chromosomensätzen (Polyploidie) sind nicht lebensfähig.

Register

A
ABCD-Regel, Haut 138
Abwehr
- Erreger 1
- Organe 5
- Zellen 6
Achse 8
Adenohypophyse 163
Adipositas 104
Adoleszenz 11
Akromioklavikulargelenk 266
Aktivimmunisierung 2
Alkalose 49
Altersabschnitte, Kinder 11
Altersweitsichtigkeit 23
Androgene 159
Aneurysma 13
Angina pectoris 55, 146
Angiotom 270
Antidiurese 240
Antikörper 3
Apoplex 12
Arachnoidea 153
Arm
- Gelenk 63
- Knochen 60
Arterien
- Extremität, untere 83
- Kopf 12
- Rumpf 13
Arteriosklerose 55, 146
Asthma bronchiale 17
Atemgastransport 49
Atemhilfsmuskulatur 15
Atemmechanik 15
Atemminutenvolumen 19
Atemmuskulatur 15
Atmung
- Atemantrieb 14
- Atemmechanik 15
- Gasaustausch 18
- Ventilation 19
Auge
- Augapfel 21
- Muskulatur 23
Ausdauerleistung, Formen 279
AV-Knoten 143
Azidose 49

B
Basalganglien 106
Bauchatmung 275
Bauchmuskulatur 27
Bauchspeicheldrüse, endokrine Funktion 24
Becken
- Gelenke und Bänder 30
- Knochen 32
- Muskulatur 34
- Nerven und Gefäße 38
Beckenboden 34
Beckenbodenmuskeln 37
Bindegewebe 39, 41
Bindegewebsfasern 43
Biomechanik
- angewandte 44
- Grundbegriffe 44
- Parameter 46
Bizeps 68
Blut
- Atemgastransport 49
- gelöste Bestandteile 54
- Grundlagen 48
Blutbildung 51
Blutdruck 151
Blutgefäße 55
Blutgerinnung 52
Blutkreislauf 55
Blutplasma 48
Blutstillung 52
Body-Mass-Index (BMI) 104
Bruch 29
Brücke 109
Brust, Brusthöhle 57
Brustatmung 276
B-Zelle 6

C
Chemorezeptor 14
Chemotaxis 3
Coxarthrose 185

D
Diabetes insipidus 241
Diabetes mellitus 24
Diaphragma 37, 275
Diarthrose 115
Diastole 148

Diffusion 18
Discus 120
Diurese 240
Drüsen
- Grundlagen 58
- Typen 58
Dura mater 153
Dynament-Modell 42
Dyspnoe 18

E
Eierstock 126
Eigelenk 117
Eileiter 126
Eiweißverdauung 291
Eizellen 172
Ellenbogengelenk
- Bestandteile 63
- Muskeln 70
Entwicklung, kindliche
- Faszien 176
- Grundlagen 174
- körperliche 175
- Wahrnehmung 175
- ZNS 175
Epiphyse 114
Epiphysenfuge 183
Epithelien
- Einteilung 59
- Funktion 59
Erektion 123
Ermüdung
- periphere 282
- zentrale 281
Ernährung 272
Erythropoese 48, 51
Erythropoetin 51
Erythrozyt 48
Exspiration 15
Extensor 92
Extremität, obere
- Armgelenk 63
- Armknochen 60
- Gefäße 62
- Hand- und Fingergelenke 64
- Nerven 79
- Oberarmmuskulatur 68
- Unterarmmuskulatur 71
Extremität, untere
- Fußknochen 86
- Fußmuskulatur 98
- Gefäße 83
- Knochen 88
- Nerven 101
- Oberschenkelmuskulatur 92
- Sprunggelenk 81
- Unterschenkelmuskulatur 95

F
Facettengelenke 297
Fasern, Typen 43
Fazialparese 128
Felderhaut 137
Femur 88
Fettgewebe 104
Fettleibigkeit 104
Fettverdauung 291
Fibula 90
Finger
- Gelenk 64
- Glieder 66
Flexor 92
Fraktur 180
Fuß
- Knochen 86
- Muskulatur 98

G
Gallenblase 190
Gallenwege 190
Gasaustauch 18
Gebärmutter 125
Gebiss 105
Geflechtknochen 180
Gehirn
- Basalganglien 106
- Großhirn 107
- Hirnstamm 109
- Kleinhirn 111
- Zwischenhirn 114
Gelenke
- Erkrankungen 116
- Grundlagen 115
- Hilfseinrichtungen 120
- Typen 117
Gerinnung 52
Geruchssinn 121
Geschlechtsorgane
- männliche 122
- weibliche 125
- weiblicher Zyklus 127
Gesicht, Muskeln 128
Gestagene 159
Gewebe 129
Glaukom 22
Glenohumeralgelenk 268
Glomerulum 237
Glukagon 24

Gonarthrose 85
Granulozyt 6
Großhirn
- Leistungen 112
- Strukturen 107
Grüner Star 22

H

Hals
- Muskulatur 131
- Nerven und Gefäße 135
Hämoglobin 48
Hämostase 52
Hand
- Handwurzelknochen 66
- Knochen 66
- Muskulatur 75
Harnblase 136
Harninkontinenz 177
Harnkontinenz 177
Harnleiter 136
Harnwege, ableitende 136
Haut
- ABCD-Regel 138
- Aufbau 137
- Hautanhangsgebilde 139
- Sinnesrezeptoren 140
Hernie 29
Herz
- Aufbau 141
- Erregungsbildung 143
- Kammer 142
- Klappen 142
- Koronargefäß 146
- Lage 147
- Muskulatur 145
- Pumpfunktion 148
- Wand 145
Herzinfarkt 55
Herzinsuffizienz 147
Herzkranzgefäß 146
Herz-Kreislauf-System
- Aufbau 55
- Blutdruck 151
Herzmuskelzellen 218
Herzzeitvolumen 151
Hirnhälften 113
Hirnhäute 153
Hirnnerven
- Grundlagen 154
- I–III 155
- IV–VI 156
- VII–IX 157
- X–XII 158
Hirnnervenkerne 109
Hirnstamm 109
His-Bündel 143
Hoden 123
Hodensack 122
Hohlfuß 87
Homöostase 167
Hormone
- Grundlagen 161
- Hypophysenhormone 163
- Schilddrüse und Nebenschilddrüse 165
- Sexualhormone 159
Hüfte
- Muskulatur 34
- Strukturen 30
Hüftgelenkdysplasie 31
Humerus 60
Hyperglykämie 24
Hyperthyreose 166
Hypertonus 152
Hyperventilation 50
Hypoglykämie 24
Hypophysenhormone 163
Hypothalamus 163
Hypothyreose 166
Hypotonus 152

I

Iliosakralgelenk 30
Impotenz 124
Infektion, nosokomiale 2
Injektion, intramuskuläre 38
Inspiration 15
Insulin 24
Integrationstherapie, sensomotorische 176

K

Kapillaren 168
kardiovaskuläres System 150
Karies 105
Karpaltunnelsyndrom 75
Kaumuskulatur 169
Kehlkopf 173
Keimzellen
- männliche 171
- weibliche 172
Kiefer 169
Klappe
- Insuffizienz 142
- Stenose 142
Kleinhirn 111
Kleinkindalter 11
Klitoris 126
Knickfuß 87

Kniegelenk 84
Knochen
- Aufbau 178
- Feinbau 180
- Knochenbildung 182
Knochenmark
- Blutbildung 51
- Grundlagen 184
Knorpel 185
Kohlenhydratverdauung 291
Kompartmentsyndrom 97
Komplementaktivierung 3
Komplementsystem 3
Kontinenz, Harnkontinenz 177
Koordinationstraining 283
Koronare Herzkrankheit (KHK) 146
Koronargefäß 146
Körperhöhlen 9
Kostovertebralgelenk 274
Krafttraining
- Definition 285
- Formen 285
Kreislauf
- großer 150
- kleiner 150
Kugelgelenk 117

L
Lagebezeichnung 8
Larynx 173
Leber
- Feinbau 188
- Gallenwege 190
- Lage und Aufbau 186
Leistenhaut 137
Leistungsdiagnostik 287
Leukopenie 7
Leukopoese 51
Leukozyt 48
Leukozyten 6
Leukozytose 7
Liquorraum 192
Lunge 18
- Aufbau und Strukturen 193
- Blutversorgung 194
- Luftwege 195
Luxation 80
Lymphe 200
Lymphknotenschwellungen 201
Lymphödem 200
Lymphsystem
- Lymphgefäße 200
- Lymphknoten 201
Lysozym 3

M
Magen 210
Magen-Darm-Trakt
- Dickdarm 204
- Gefäßverhältnisse 208
- Grundlagen 202
- Magen 210
- Rektum 212
- Speiseröhre 214
Makrophage 6
Mechanorezeptor 14, 140
Mediastinum 57
Medulla oblongata 109
Meiose 303
Meissner-Tastkörperchen 140
Menarche 127
Meningen 153
Meningitis 153
Meniskus 84, 120
Menopause 127
Menstruation 127
Miktion 177
Milchgebiss 105
Milieu, inneres 167
Milz 224
Mitose 303
Mittelhandknochen 66
Mittelhirn 109
Mobilitätsverbesserung 289
Morbus Parkinson 106
Mukoviszidose 59
Mund-/Rachenraum 213
Muskulatur
- antebrachiodigitale 74
- Auge 23
- Daumen 77
- Diaphragma 37
- femurotibiale 95
- Finger 78
- Fuß 98
- Gesicht 128
- Großzehenmuskeln 100
- Hals 131
- Hand 75
- Herz 145
- Herzmuskel 218
- Hüft-Kniemuskeln 93
- humerodigitale 73
- humerokarpale 72
- humeroradiale 70
- humeroulnare 70
- Kaumuskulatur 169
- Kleinfinger 77

- Knie-Fußmuskeln 95
- Oberarm 68
- Oberschenkel 92
- pelvifemorale 35
- quergestreifte 219
- radioulnare 70
- Rückenmuskulatur 252
- Rumpfwand 198
- sakrofemorale 36
- Schulter 262
- skapulohumerale 263
- skapuloradiale 69
- skapulothorakale 262
- skapuloulnare 69
- Skelettmuskulatur 222
- spinofemorale 35
- Steuerung 222
- subokzipitale 133
- temporomandibuläre 170
- thorakohumerale 264–265
- Thorax 275
- Unterarm 71
- Unterschenkel 95
- Unterschenkel-Fußmuskeln 96
- Unterschenkel-Zehenmuskeln 97
- Wirbelsäule, autochthone 198
- Zehenmuskeln, kurze 99

Myokard 218

N

Nase, Geruchssinn 121
Nebenhoden 123
Nebennieren 226
Nebenschilddrüse, Hormone 165
Neglect-Phänomen 12
Nerven
- Hirn 154
- Spinalnerven 271

Nervensystem
- Aufbau 229
- autonomes 233
- Erregungsübertragung 231
- Grundlagen 228

Nervenzellen 225
Netzhaut 22
Neurohypophyse 163
Neutral-Null-Methode 119
Niere
- Grundlagen 235
- Nierenkörperchen 237
- Wasser- und Elektrolythaushalt 240

Nierenbecken 136
Nierenkelche 136

O

Oberarm
- Gefäße 62
- Muskulatur 68
- Nerven 79

Oberschenkel
- Knochen 88
- Muskulatur 92
- Nerven 101

Ödem 168
Ohr
- Aufbau 242
- Gleichgewichtssinn 243

Ohr, Gleichgewichtssinn 44
Opsonierung 3
Organ 129
Os 178
Ösophagus 214
Ossifikation 182
Osteoblasten 180
Osteoklasten 180
Osteoporose 179
Östrogene 159

P

Pankreas 24
Pankreatitis 26
Parenchym 129
Partialdruck 18
Passivimmunisierung 2
Patella 89
Pelvis 32
Penis 122
Perfusion 18
Pfortadersystem 208
pH-Wert 49
Physiotherapie nach Vojta 176
Pia mater 153
Pille 160
Plasmozytom 4
Plattfuß 87
Pleurahöhle 57
Plyometrie 285
Pneumothorax 17
Presbyopie 23
Progesteron 159
Propriozeption 245
Prostata 123
Proteine 246
Proteinsynthese 246
Pubertät 11
Pupille 22
Purkinje-Fasern 143

R

Radius 60
Reflexe
- frühkindliche 249
- Grundlagen 247
Rektum 212
Reservevolumen 19
Residualkapazität 19
Richtungsbezeichnung 8
Rückenmark 250
Rückenmarksnerven 271
Rückenmarkssegment 270
Rückenmuskulatur 252
Rumpfwandmuskulatur 28

S

Samenleiter 123
Sattelgelenk 117
Säuglingsalter 11
Säure-Basen-Haushalt 49, 240
Schädel
- Fontanellen 256
- Knochen 254
- Schädelbasis 257
- Schädelnähte 256
Schamlippen 125
Scharniergelenk 117
Scheide 125
Schilddrüse
- Hormone 165
- Überfunktion 166
- Unterfunktion 166
Schlaganfall 12
Schleimbeutel 120
Schmerz 259
Schnelligkeitstraining 283
Schulkindalter 11
Schultergürtel
- Knochen 260
- Mukulatur 262
- Schultergelenk 266
Segment 270
Sehnenscheidenentzündung 71
Sehnenverletzungen 42
Serum 48
Sexualhormone 159
Sinusknoten 143
Sklerotom 270
Spannungspneumothorax 57
Spermatogenese 171
Spermien 171
Spinalnerven 271
Spinnwebenhaut 153
Splen 224
Spreizfuß 87
Sprunggelenk 81
Stammzellen 51
Standing-Rotation-Test 12
Sternoklavikulargelenk 267
Sternokostalgelenke 274
Stimmband 173
Stoffwechsel 272
Struma 166
Substanz
- graue 251
- weiße 251
Symphyse 30
Synarthrose 115
Syndesmose 116
Synovialgelenke 297
Systole 148

T

Talgdrüsen 58
Tawara-Schenkel 143
Tendovaginitis 71
Tensegrity-Modell 42
Thorax
- Knochen 273
- Muskulatur 275
Thrombophlebitis 55
Thrombose 53
Thrombozyt 48
Tibia 90
Totalkapazität 19
Trachea 173
Training, körperliches
- Ausdauertraining 279
- Erholung 281
- Ermüdung 281
- Grundlagen 277
- Koordination 283
- Krafttraining 285
- Leistungsdiagnostik 287
- Mobilitätsverbesserung 289
Trigeminusneuralgie 156
Trizeps 68
T-Zelle 7

U

Ulna 60
Unterarm
- Gefäße 62
- Muskulatur 71
- Nerven 79
Unterschenkel
- Gefäße 83
- Knochen 88
- Muskulatur 95
- Nerven 101
Uterus 126

V
Vagina 126
Varizen 83
Vasokonstriktion 52
Venen
- Bauchraum 208
- Extremität, untere 83
- Kopf 293
- oberflächliche 251
- tiefe 251
Ventilation 18
Verdauung 291
Vitalkapazität 19
Vorhof 142
Vulva 126

W
Wärmeregulation 293
Wasser- und Elektrolythaushalt 240
Wimpern 22
Wirbelkörper 294
Wirbelsäule
- Gelenke 297
- Grundlagen 295
- lumbale 197
Wundheilung 139

Z
Zähne 105
Zelle
- Grundlagen 299
- Organellen 301
Zellteilung 303
Zuckerkrankheit 24
Zwischenhirn 114
Zyklus, weiblicher 127
Zytokine 3